Werden, wer ich bin

Springer Nature More Media App

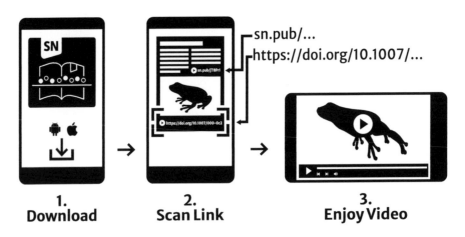

sn.pub/...
https://doi.org/10.1007/...

1.
Download

2.
Scan Link

3.
Enjoy Video

Support: customerservice@springernature.com

Cornelia Wrzus

Werden, wer ich bin

Psychologisches Wissen zur Persönlichkeitsentwicklung

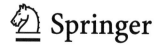 Springer

Cornelia Wrzus
Psychologisches Institut, Abteilung für Psychchologische Alternsforschung
Heidelberg University
Heidelberg, Deutschland

Die Online-Version des Buches enthält digitales Zusatzmaterial, das berechtigten Nutzern durch Anklicken der mit einem „Playbutton" versehenen Abbildungen zur Verfügung steht. Alternativ kann dieses Zusatzmaterial von Lesern des gedruckten Buches mittels der kostenlosen Springer Nature „More Media" App angesehen werden. Die App ist in den relevanten App-Stores erhältlich und ermöglicht es, das entsprechend gekennzeichnete Zusatzmaterial mit einem mobilen Endgerät zu öffnen.

ISBN 978-3-662-65182-7   ISBN 978-3-662-65183-4   (eBook)
https://doi.org/10.1007/978-3-662-65183-4

Die Deutsche Nationalbibliothek verzeichnet diese Publikation in der Deutschen National bibliografie; detaillierte bibliografische Daten sind im Internet über http://dnb.d-nb.de abrufbar.

© lassedesignen / Adobe Stock / freepik.com

Grafiken: Norman Schaar www.abasys.de

Planung / Lektorat: Monika Radecki

Springer ist ein Imprint der eingetragenen Gesellschaft Springer-Verlag GmbH, DE und ist ein Teil von Springer Nature.
Die Anschrift der Gesellschaft ist: Heidelberger Platz 3, 14197 Berlin, Germany

Vorwort

Warum haben Sie dieses Buch gegriffen? Vielleicht, weil Sie oder Menschen in Ihrem Umfeld bestimmte Eigenschaften haben, die sie gern ändern würden? Vielleicht, weil es Ihnen jemand geschenkt hat mit dem Hinweis, dass Sie „an sich arbeiten sollen" – ich hoffe nicht und empfehle Ihnen das Kap. 12. Vielleicht aber auch einfach, weil Sie sich dafür interessieren, wie sich Menschen, Sie selbst und Ihre Mitmenschen, im Laufe ihres Lebens ändern und warum das jeweils so unterschiedlich verläuft – wenn Sie das besser verstehen möchten, geht es Ihnen wie mir.

Worum geht es in dem Buch?
Mit diesem Buch versuche ich den momentanen Stand der Forschung zur Persönlichkeitsentwicklung der letzten beiden Jahrzehnte wiederzugeben. Es hat sich viel getan und gerade in der heutigen Zeit ist Persönlichkeitsentwicklung ein aktuelles Thema in der Gesellschaft und ein viel beforschtes Wissenschaftsgebiet. Dabei beschäftigte dieses Thema auch schon antike griechische Philosophen, wie ich in Kap. 2 darstelle – und vermutlich auch andere Menschen davor.

Ich möchte in diesem Buch möglichst viele Themen aus diesem spannenden Forschungsfeld vorstellen, u.a. Einflüsse von Veranlagung und Erziehung, die Rolle von Lebensereignissen und sozialen Beziehungen und auch willentliche Persönlichkeitsveränderung durch Coaching oder Therapie. Damit das Buch trotzdem einen handhabbaren Umfang behält, musste ich in der Auswahl der Studien selektiv sein – Fachkolleginnen und –kollegen mögen mir das nachsehen – und manche Themen kürzer behandeln, als sie es vielleicht verdienen. Dennoch habe ich darauf Wert gelegt, eine Vielfalt an (sich zum Teil widersprechenden) Stimmen zu Wort kommen zu lassen.

Widersprechende Befunde sind bei einem solch komplexen Thema wie Persönlichkeitsentwicklung zu erwarten und befördern letztendlich den Wissenszuwachs. Wenn ich bestimmte Befunde und Bereiche darstelle, dann spiegelt es den momentanen Wissensstand wieder. Es kann gut sein, dass die nächsten Jahre und Jahrzehnte manche Erkenntnisse korrigieren und Fragen beantworten, die momentan offen sind, z.B. zu (epi-)genetischen Prozessen.

Das Buch verwendet Beispiele aus Biografien und Praxistipps als auflockernde Elemente. Ich ziehe die Beispiele aus Biografien, welche ich begeistert und in für Sie vielleicht erschreckender Bandbreite der porträtierten Personen lese. Dabei habe ich beispielsweise eine biografische Ähnlichkeit zwischen Barack Obama und Robbie Williams entdeckt – mehr dazu in Kap. 7 „Wer verändert uns am meisten?". Immer bin ich angetrieben von der Frage: Wie ist dieser Mensch zu dem Menschen geworden, der er ist bzw. war. Manchmal wird deutlich, dass Autobiografien ebenso Romane und ihre Erzähler keine unvoreingenommenen Berichterstatter sind. Biografien offenbaren auch die Schwächen und die Entwicklungen, die nicht nur angenehm, dafür aber menschlich und umso lesenswerter und nachdenkenswerter sind.

Die Praxistipps sollen Sie anregen, die im Buch besprochenen Themen in Ihrem eigenen Alltag und in Ihrer Umgebung zu entdecken. Sie zielen nicht darauf ab, Ihnen Tipps an die Hand zu geben, wie Sie sich oder andere Menschen ändern können. Vielmehr bitte ich Sie, sich selbst oder andere Menschen zu beobachten oder an frühere Beobachtungen zu denken. Seien Sie dabei auch ein wenig skeptisch mit Ihren eigenen Einschätzungen. Menschen sind relativ schlechte Augenzeugen, vor allem bei so heiklen Angelegenheiten wie der eigenen Person.

Warum habe ich dieses Buch geschrieben?
Ich habe dieses Buch geschrieben, weil es wunderbare Forschung in diesem Bereich gibt und ich diese mit möglichst vielen interessierten Menschen teilen möchte. Unter anderem mit zwei ganz besonderen Frauen, meiner Mutter und meiner Schwiegermutter, die mit meinen englischsprachigen Publikationen mit latenten Wachstumsmodellen und ähnlichen wenig alltagsnahen Zahlen zurecht nur wenig anfangen können. Meine Fachkolleginnen und -kollegen sehen mir höflich nach, wenn ich hier im lockeren Ton über unsere Forschung spreche und manche Details in der Fachliteratur belasse. Aktuell werden psychologische Forschungsergebnisse fast ausschließlich in englischer Fachsprache veröffentlicht, dabei sollten sie vielen Interessierten zugänglich sein. Deswegen sind auch die Abbildungen mit einem Augenzwinkern gestaltet. Das Buch soll Ihnen bei aller Ernsthaftigkeit der Themen durch seine Form Spaß machen – wir lernen am besten, wenn wir Freude daran haben.

Gelernt habe ich in den letzten Jahren sehr viel, von den Wissenschaftlerinnen und Wissenschaftlern, die mit ihrer Forschung zu diesem Buch
beigetragen haben, von meinem Team und den Studierenden in den Lehrver-
anstaltungen, die mich mit anderen Sichtweisen immer wieder zum Nachdenken bringen, und besonders von meinen Liebsten, die mein Leben so
reich machen. Sie alle tragen tagtäglich zu meiner Persönlichkeitsentwicklung
bei – ihnen gebührt das Lob für meine angenehmen Eigenschaften, während
allein ich für meine Spleens haftbar bin.

Noch ein Wort zur Sprache

Deutsche Wissenschaftsliteratur war oft sehr trocken und kompliziert geschrieben. Meine Lehrbücher im Studium Anfang der 2000er-Jahre waren
dafür Paradebeispiele mit hunderten von Seiten Fließtext ohne eine einzige
Abbildung oder Beispiele. Man bekam den Eindruck, dass die Autoren kompliziert geschrieben haben, um jeden Vorwurf der Trivialität zu vermeiden.
Gemäß des Mottos: „Es muss auch etwas kompliziert sein, sonst wirkt es
nicht wie richtige Wissenschaft". Das hat sich zum Glück geändert. Auch ich
nutze einen lebhaften Schreibstil – das ist meine Art, die ich hier auskoste. Ich
hege die Hoffnung, Sie möglichst lang, vielleicht sogar bis zum Ende des Buches für diese Themen zu begeistern.

In Bezug auf geschlechtsbezogene Formulierungen nutze ich weitestgehend
gemäß Duden neutrale Formen und habe in diesem Buch auf Doppelpunkt,
Sternchen und Unterstriche der Lesbarkeit zuliebe verzichtet. Unsere Sprache
ist im Wandel und in ein paar Jahren würde der Text vielleicht anders geschrieben. Lesende sind bitte nachsichtig mit mir, falls sich doch irgendwo
eine Formulierung eingeschlichen hat, die ihnen widerstrebt.

Der lockere Ton erweckt hoffentlich nicht den Eindruck, dass alles sowieso
klar, d.h. trivial wäre. Oftmals gibt es gegenteilige Befunde, die die Selbstver-
ständlichkeit der Ergebnisse widerlegen. Außerdem ist der Eindruck, das Ergebnis wäre komplett erwartbar gewesen, ein verbreitetes menschliches Phä-
nomen. Die Psychologie hat dafür sogar einen schicken Namen: „hindsight
bias" – Rückschaufehler. Wenn Ihr Lieblingsfußball-Club oder die National-
mannschaft ein wichtiges Spiel verliert, dann wissen wir NACH dem Ende
des Spiels, dass es so hatte kommen müssen: zwei wichtige Spieler waren
krank, der Trainer macht sowieso gerade alles falsch und die gegnerische
Mannschaft ist im Moment extrem stark. VOR dem Spiel wären Sie vermutlich jedoch sicher gewesen, dass „Ihre Mannschaft" gewinnt.

Hinterher sind wir also immer schlauer und denken zudem, dass wir es
auch schon vorher waren. Es wäre mir eine große Freude, wenn Sie am Ende
des Buches mehr darüber wissen, wie und wodurch sich Eigenschaften im

Inhaltsverzeichnis

1

Über welche Eigenschaften reden wir hier?

Was Sie erwartet

Dieses Kapitel stellt vor, was mit den Begriffen *Persönlichkeit* und *Persönlichkeitsentwicklung* gemeint ist. Die beiden Hauptteile erklären die zentralen Persönlichkeitseigenschaften, die im Buch behandelt werden: Offenheit für Neues, Gewissenhaftigkeit, Extraversion, Verträglichkeit, Emotionale Stabilität sowie Selbstwert. Abschließend wird die Auswahl der Eigenschaften begründet und ein Ausblick auf weitere Aspekte von Persönlichkeitsentwicklung gegeben.

Persönlichkeitsentwicklung. Das Wort birgt viel Interpretationsspielraum, weswegen es sinnvoll ist, zu klären, was eigentlich gemeint ist. Außerdem lieben Psychologen Definitionen, Juristen oft auch – Rückschlüsse, ob damit die Gemeinsamkeiten zwischen Psychologen und Juristen schon erschöpft sind, überlasse ich Ihnen. Definitionen bzw. Begriffsklärungen sind auch durchaus sinnvoll, um zu klären, worüber man eigentlich spricht. Das vermindert Missverständnisse.

Ergänzende Information Die elektronische Version dieses Kapitels enthält Zusatzmaterial, auf das über folgenden Link zugegriffen werden kann [https://doi.org/10.1007/978-3-662-65183-4_1]. Die Videos lassen sich durch Anklicken des DOI Links in der Legende einer entsprechenden Abbildung abspielen, oder indem Sie diesen Link mit der SN More Media App scannen.

© Springer-Verlag GmbH Deutschland, ein Teil von Springer Nature 2022
C. Wrzus, *Werden, wer ich bin*, https://doi.org/10.1007/978-3-662-65183-4_1

Persönlichkeit meint nicht *Charisma*, im Sinne von „Barack Obama ist eine beeindruckende Persönlichkeit." Dementsprechend bedeutet Persönlichkeitsentwicklung nicht, wie man zu einer charismatischen Person wird. Vielmehr versteht man in der Psychologie unter Persönlichkeit die Gesamtheit von Eigenschaften. Eigenschaften wiederum werden als Regelmäßigkeiten im Denken, Fühlen und Verhalten definiert. Dass bestimmte Verhaltensweisen oder Gefühle regelmäßig auftreten müssen, bevor man von einer Eigenschaft spricht, ist sinnvoll, um Eigenschaften von kurzlebigen Zuständen wie momentanen Gefühlen abzugrenzen. Gut gelaunt oder motiviert zu sein ist ein Zustand; erst die Regelmäßigkeit oft gut gelaunt zu sein oder häufig motiviert Projekte zu verfolgen, macht es zu einer Eigenschaft, in der sich Menschen unterscheiden.

Regelmäßigkeiten im Denken, Fühlen und Verhalten – ist das dann nicht eigentlich alles? Unordentlich, freundlich, engstirnig, egoistisch, dominant, neugierig, kreativ, fleißig, gesprächig … Um die Vielfalt an möglichen Eigenschaften zu verdeutlichen, zeigt die folgende Wortwolke Adjektive, mit denen Menschen sich selbst oder andere beschreiben (Abb. 1.1).

Diese Wörter stellen nur einen Bruchteil dessen dar, was die deutsche und andere Sprachen an Wörtern kennen, um Menschen in ihren Eigenschaften zu beschreiben. Wie kann man bei der Menge jemals systematisieren, welche Wörter redundant sind und wie viele einzelne Eigenschaften sich dahinter verbergen? Vor genau dem gleichen Problem standen Psychologen auch vor einigen Jahrzehnten und hatten eine, wie ich finde, schlaue Lösung.

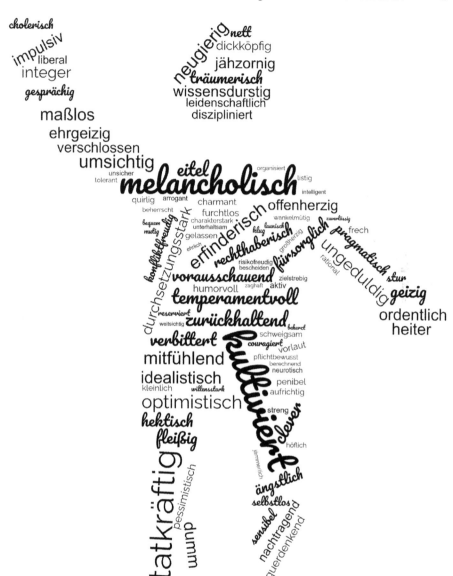

Abb. 1.1 Typische Adjektive zur Beschreibung von Eigenschaften einer Person

1.1 Löwen gehören nicht zu den Big Five der Psychologie

Auch die Psychologie hat ihre „Big Five". Darunter sind keine Elefanten, Löwen, oder Nashörner – aber es war auch eine Jagd.

Wenn man Menschen danach fragen würde, was relevante Eigenschaften von Personen sind, würden die Meisten vermutlich eine lange Liste erstellen. Vielleicht würden Manche nachfragen, ob es um Ehepartner, Freunde oder Nachbarn geht und dabei unterschiedliche Eigenschaften nennen. Sicher gäbe es Überschneidungen in den genannten Eigenschaften wie beispielsweise *ehrlich*. Sicher ist auch, dass sich die Zahl der genannten Eigenschaften stark unterscheiden würde und damit offen wäre, was denn eigentlich die richtige Anzahl wäre.

In der Antike galten tapfer, gerecht, klug und besonnen als Tugenden und demnach zentrale Eigenschaften. Im Christentum kamen auch selbstbeherrscht oder fromm, später gütig, fleißig, demütig und keusch hinzu. Mit Beginn der modernen Psychologie Anfang des 20. Jahrhunderts (siehe auch Kap. 2) wurden immer mehr Begriffe als wichtige Eigenschaften definiert sowie Fragebögen und Tests entworfen, um sie zu messen. Die Vielzahl an Eigenschaften und Messverfahren wurde so unübersichtlich, dass sich psychologische Pioniere in den 1930er-Jahren gewissermaßen auf die Jagd nach den zentralen Eigenschaften machten. Felix Baumgarten begann in Deutsch, und Gordon Allport in Englisch, Eigenschaften zu systematisieren. Ihre überzeugende Annahme: Alle Eigenschaften, die für Menschen wichtig sind, um sich selbst oder andere Menschen zu beschreiben, sollten sich als Wörter in der Sprache niedergeschlagen bzw. abgelagert haben, wie Sediment am Meeresboden – weswegen man von der *Sedimentationshypothese* spricht [1]. Oder anders ausgedrückt, dass wir Wörter wie *ehrlich* oder *verschlagen* in unserer Sprache haben, liegt daran, dass es für Menschen wichtig war, diese Merkmale zu kommunizieren.

Dementsprechend suchten Baumgarten und Allport in deutschen bzw. englischsprachigen Wörterbüchern alle Adjektive heraus, die zur Beschreibung von Personen geeignet waren. Das waren je nach Wörterbuch 18.000–35.000 Wörter (in Zeiten ohne Computer!). Aus diesen Wortlisten wurden Synonyme entfernt und die verbleibenden Hunderte von Adjektiven wurden Personen zur Bewertung von sich selbst oder einer bekannten Person vorgelegt. Aufgrund dieser Einschätzungen bestimmter Personen wurden die Adjektivlisten durch mathematische Analysen, sog. Faktoranalysen, weiter zusammengefasst. Faktoranalysen „suchen" anhand von Ähnlichkeiten (streng genommen anhand von Zusammenhängen) zwischen Adjektiven nach zugrunde liegenden Faktoren, die die Adjektive bündeln. Anders gesagt, wenn Wörter wie *ehrlich, aufrichtig* und *redlich* für verschiedene Personen ähnlich eingeschätzt werden, dann ergibt eine Faktorenanalyse, dass diese Adjektive zu einem Faktor zusammengehören. Wenn z. B. eine Person, die sowohl als wenig ehrlich eingeschätzt wird, ebenso als wenig aufrichtig und wenig redlich gesehen wird, während andere Personen als eher ehrlich, aufrichtig und redlich beurteilt werden, dann gehören diese Adjektive einer Eigenschaftsgruppe, einem Persönlichkeitsfaktor an. Das Ergebnis der Eigenschaftsjagd waren die Big Five der Psychologie [2]: Offenheit für Neues, Gewissenhaftigkeit, Extraversion, Verträglichkeit und Emotionale Stabilität (auch Neurotizismus oder Negative Emotionalität genannt, Abb. 1.2). In englischer Sprache kürzen sie sich zum leichter merkbaren OCEAN ab: openmindedness, conscientiousness, extraversion, agreeablenss, neuroticisim.

Wenn ich meinen Studierenden die Big Five erkläre, nutze ich häufig prominente Personen als eingängige Beispiele. Meist Woody Allen für Neurotizismus; Eddie Murphy für Extraversion, Leonardo da Vinci für Offenheit für

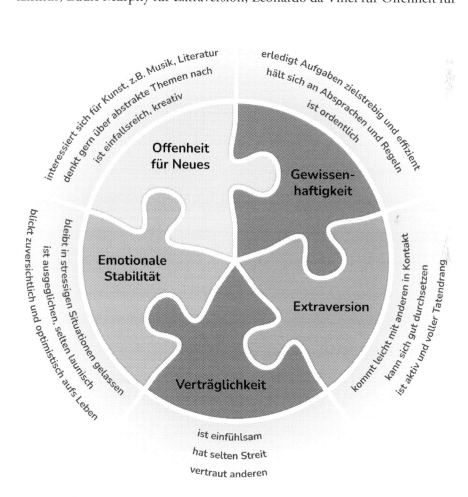

Abb. 1.2 Übersicht über die Big Five Eigenschaften und dazugehöriger Verhaltensbeispiele [3]

Neues, Lisa von den Comic-Simpsons für Gewissenhaftigkeit und verschiedene Despoten eignen sich als Beispiel für niedrige Verträglichkeit. Eddie Murphy musste ich aus Mangel an Bekanntheit zuletzt mit Taylor Swift ersetzen.

> **Praxistipp**
>
> *Versuchen Sie doch bei Gelegenheit bei Personen im Freundeskreis oder auf Arbeit genauer hinzuschauen und festzustellen, wie stark Verträglichkeit oder Offenheit für Neues ausgeprägt sind. Wie eingangs erwähnt, geben wiederholte Verhaltensmuster besser Aufschluss als einmaliges untypisches Verhalten, also z. B. oft hilfsbereit zu sein, oft Konflikte zu schlichten (höhere Werte in Verträglichkeit); oft bei Bekanntem zu bleiben, technischen oder gesellschaftlichen Neuerungen skeptisch gegenüber zu stehen (geringe Offenheit für Neues, stärkerer Konservativismus).*
>
> *Diese kurze Anregung für Ihren Alltag finden Sie auch als Podcast zu diesem Kapitel (Abb. 1.3)*

 Tipp für den Alltag - 01

Abb. 1.3 Tipp für den Alltag (▶ https://doi.org/10.1007/000-7cm)

1.2 Selbstwertgefühl

Eine weitere wichtige Eigenschaft, in der sich Menschen unterscheiden, ist der Selbstwert. Im Alltagsgebrauch spricht man oft von Selbstbewusstsein oder Selbstvertrauen: „Er/sie ist ganz schön selbstbewusst" oder „Dem neuen Kollegen fehlt es an Selbstvertrauen." Die Psychologie definiert Selbstwert als bewusste oder unbewusste Bewertung der eigenen Person. Natürlich trifft das nicht auf alle Aspekte einer Person gleichermaßen zu. Man kann bestimmte Dinge an sich selbst gut finden, z. B. gut mit Menschen umgehen zu können, und andere Dinge weniger mögen, z. B. mit der eigenen Fitness unzufrieden zu sein. Nichtsdestotrotz haben die meisten Menschen eine grundlegende Einstellung zu sich selbst und diese unterscheidet sich relativ stabil zwischen Personen. Ohne zu viel vorweg zu nehmen: Dass es Unterschiede zwischen Menschen im Selbstwert gibt, schließt nicht aus, dass im Laufe des Erwachsenenalters der Selbstwert vieler Personen zunimmt und bis ins höhere Erwachsenenalter auf einem hohen Niveau bleibt (Siehe Kap. 5). Auf Gründe für diese Veränderungen sowie für Unterschiede zwischen Personen gehen die Kap. 6, 7, und 8 ein.

1.3 Aber Menschen sind doch viel mehr als Big Five und Selbstbewusstsein

In der Psychologie ist es eine Errungenschaft nach Jahrzehnten von Diskussionen, ob es 12, 16, 35 oder 51 Basiseigenschaften gibt [1], sich auf fünf Eigenschaften, die Big Five, geeinigt zu haben. Wissenschaftsinterna, ob es doch sechs Eigenschaftsbereiche sind oder man mit den zwei großen Bereichen „interpersonelle Wärme" und „Kompetenz" auskommt, lasse ich außen vor. Ehestreitigkeiten trägt man ja auch nicht nach draußen. Die Big Five haben sich im Großen und Ganzen als sehr nützlich erwiesen, weil sie zu einem gewissen Grad relevante Konsequenzen vorhersagen können: Beispielsweise haben Personen mit höheren Werten in Gewissenhaftigkeit im Durchschnitt mehr Erfolg im Beruf sowie einen besseren Gesundheitszustand, und emotional stabilere und verträglichere Personen haben ein geringeres Scheidungsrisiko [4, 5]. Auch finden sich diese fünf Eigenschaften in vielen Ländern und Kulturen, was bedeutet, dass sie auch jenseits der westlichen Industrienationen nützlich sind, um Menschen in ihren Eigenschaften zu beschreiben [6, 7].

Nichtsdestotrotz werden Sie jetzt vielleicht einwenden, ob es nicht ein bisschen zu kurz fasst, Menschen auf nur fünf Eigenschaften und ihr Ausmaß an Selbstbewusstsein reduzieren zu wollen. Ja und nein.

Beispiel

Ruth Bader-Ginsburgh war erst die zweite Frau am obersten Gerichtshof der USA und füllte diese Rolle von 1993 bis zu ihrem Tod 2020 mit 87 Jahren aus. In den zahlreichen Biografien und Dokumentationen über sie wird sie als loyal, willensstark, warmherzig, diplomatisch, aufgeschlossen, sanft, durchsetzungsstark, reflektiert, gründlich, kulturell interessiert, zielstrebig und exzeptionell klug beschrieben – sie wurde als eine von neun Frauen unter über 500 Männern zum Jura-Studium in Harvard zugelassen und hat als Jahrgangsbeste an der Columbia Universität abgeschlossen. Ihre facettenreiche Persönlichkeit ließe sich noch viel ausführlicher beschreiben und wird in den Biografien und Filmen gut (be-)greifbar. Ein Aspekt ist aus Persönlichkeitspsychologischer Sicht besonders interessant und verdeutlicht ihren vielseitigen Charakter: Sie wird oft als warmherziger, sanfter Mensch mit leiser Stimme beschrieben und hat gleichzeitig in ihrer Funktion als Richterin so häufig Meinungsverschiedenheiten zwischen den Richtern in den Urteilen angesprochen, dass ihr Ausspruch „I dissent" („Ich widerspreche") zum geflügelten Wort wurde und sie in Anlehnung an den Rapper Notorius B.I.G. den Spitznamen „Notorious RBG" bekam.

Nein, es fasst nicht zu kurz, weil sich sehr viele Eigenschaften, z. B. konservativ, mutig, intellektuell, hilfsbereit, durchsetzungsstark, cholerisch, vorausschauend, unordentlich usw. den Big Five zuordnen lassen. Auch ist es erstaunlich, dass die Big Five-Eigenschaften, die man leicht mit Hilfe von 2- bis 10-minütigen Fragebögen messen kann, viele konkrete Verhaltensweisen vorhersagen [8]. Beispielsweise zeigten mehrere Studien, dass man anhand von im Fragebogen gemessenen Werten in Extraversion vorhersagen kann, wie viel jemand pro Tag spricht [9]. Sicher wäre die Vorhersage noch besser, wenn man Personen nach ihrer Gesprächigkeit gefragt und dann mit dem gemessenen Verhalten in Zusammenhang gebracht hätte. Es wäre aber auch trivial gewesen und dieser Gesprächigkeits-Fragebogen hätte nicht gleichzeitig noch vorhersagen können, dass stärker extrovertierte Personen im Durchschnitt glücklicher und zufriedener sind [4].

Es wäre dennoch zu kurzgefasst, wenn man sagen würde, dass Menschen anhand der Big Five und des Selbstwerts erschöpfend beschrieben sind. Es gibt weitere wichtige Eigenschaften wie Werte, Kreativität, Intelligenz, Ziele und Motive: Spornt es Sie an Einfluss zu haben? Treiben Sie Erfolg und gute Leistungen an oder wollen Sie sich vor allem zu Anderen zugehörig fühlen? Wenn sich Menschen beispielsweise politisch oder im Verein engagieren, dann kann das aus unterschiedlichen Gründen: d. h. Motiven passieren: um Einfluss zu haben, um etwas zu erreichen und Erfolg zu haben, um zur Gemeinschaft zu gehören und anderen zu helfen – oder von allem ein bisschen. Sie sehen, regelmäßige Verhaltensmuster, die Big Five Eigenschaften, sind nicht das Einzige worin sich Menschen in ihrer Persönlichkeit unterscheiden. Gleichwohl bleibt anzumerken, dass konsistente Zusammenhänge zwischen Big Five Eigenschaften und Zielen, Werten und Motiven bestehen [10, 11]: Menschen, die eher gewissenhaft sind, wertschätzen Leistung bei sich und anderen auch höher (im Vgl. zu Macht) und sie sind auch stärker dadurch motiviert, gute Leistungen zu erreichen. Verträglichere Menschen sind stärker durch soziale Beziehungen und Zugehörigkeit motiviert und ihnen ist Macht weniger wichtig [10, 11]. Der Fokus liegt in diesem Buch auf den Big Five Eigenschaften und Selbstwert, weil dazu die meisten Forschungserkenntnisse existieren, wie und wodurch sich diese Eigenschaften im Laufe des Erwachsenenlebens entwickeln.

> **Fazit**
>
> *Nach Jahrzehntelanger Forschung hat sich in der Psychologie ein gewisser Konsens eingestellt, dass man viele Verhaltensweisen unter den Big Five zusammenfassen kann. Darunter versteht man die Eigenschaften Offenheit für Neues, Gewissenhaftigkeit, Extraversion, Verträglichkeit und Emotionale Stabilität. Die Big Five werden wertfrei verstanden–ob es besser ist, wenn jemand eher planend und gründlich oder spontan und nicht zu akribisch ist, hängt auch von der jeweiligen Situation ab. Der Selbstwert hingegen stellt eine (Be-)Wertung der Person selbst dar, d. h. wie positiv sie sich selbst gegenüber eingestellt ist. Darüber hinaus gibt es weitere Eigenschaftsbereiche wie Werte, Ziele, Motive, Kreativität und Intelligenz. Abgesehen von Intelligenz bzw. geistigen Fähigkeiten, ist die Forschung zu Veränderungen von Eigenschaften über die Erwachsenenlebensspanne noch recht am Anfang. Deswegen fokussiert dieses Buch auf die Entwicklung der Big Five und des Selbstwerts, weil für diese beiden Bereiche bereits viele gesicherte Befunde vorliegen.*

Literatur

1. John, O. P., & Srivastava, S. (1999). The Big Five trait taxonomy: History, measurement, and theoretical perspectives. In L. A. Pervin & O. P. John (Hrsg.), *Handbook of personality: Theory and research* (2. Aufl., Bd. 2, S. 102–138). The Guilford Press.
2. Asendorpf, J. (2019). *Persönlichkeit: Was uns ausmacht und warum*. Springer.

3. Soto, C. J., & John, O. P. (2017). The next Big Five Inventory (BFI-2): Developing and assessing a hierarchical model with 15 facets to enhance bandwidth, fidelity, and predictive power. *Journal of Personality and Social Psychology, 113*(1), 117–143. https://doi.org/10.1037/pspp0000096

4. Ozer, D. J., & Benet-Martinez, V. (2006). Personality and the prediction of consequential outcomes. *Annual Review of Psychology, 57*, 401–421.

5. Roberts, B. W., Kuncel, N. R., Shiner, R., Caspi, A., & Goldberg, L. R. (2007). The power of personality: The comparative validity of personality traits, socioeconomic status, and cognitive ability for predicting important life outcomes. *Perspectives on Psychological Science, 2*, 313–345. https://doi.org/10.1111/j.1745-6916.2007.00047.x

6. McCrae, R. R., Costa, P. T., Terracciano, A., Parker, W. D., Mills, C. J., De Fruyt, F., & Mervielde, I. (2002). Personality trait development from age 12 to age 18: Longitudinal, cross-sectional, and cross-cultural analyses. *Journal of Personality and Social Psychology, 83*, 1456–1468.

7. Schmitt, D. P., Allik, J., McCrae, R. R., & Benet-Martínez, V. (2007). The geographic distribution of Big Five personality traits: Patterns and profiles of human self-description across 56 nations. *Journal of Cross-Cultural Psychology, 38*(2), 173–212.

8. Hampson, S. E. (2012). Personality processes: Mechanisms by which personality traits „get outside the skin". *Annual Review of Psychology, 63*, 315–339. https://doi.org/10.1146/annurev-psych-120710-100419

9. Mehl, M. R., Gosling, S. D., & Pennebaker, J. W. (2006). Personality in its natural habitat: Manifestations and implicit folk theories of personality in daily life. *Journal of Personality and Social Psychology, 90*, 862–877. https://doi.org/10.1037/0022-3514.90.5.862

10. Parks-Leduc, L., Feldman, G., & Bardi, A. (2014). Personality traits and personal values: A meta-analysis. *Personality and Social Psychology Review.* https://doi.org/10.1177/1088868314538548

11. Roberts, B. W., O'Donnell, M., & Robins, R. W. (2004). Goal and personality trait development in emerging adulthood. *Journal of Personality and Social Psychology, 87*(4), 541–550.

2

Was die Griechen schon wussten und Psychologen später vergessen haben

Was Sie erwartet

In diesem Kapitel erfolgt ein kurzer Exkurs in die Geschichte der Forschung zur Persönlichkeitsentwicklung. Es beginnt mit philosophischen Schriften der Antike, gefolgt von den Anfängen der Psychologie als Wissenschaft und der Forschung zu Persönlichkeit und Persönlichkeitsentwicklung im 20. Jahrhundert. Das Kapitel beendet den geschichtlichen Überblick an der Jahrtausendwende, weil die Forschung zur Persönlichkeitsentwicklung danach stark zugenommen hat und in den weiteren Kapiteln des Buches dargestellt wird.

Die Zeit der griechischen Philosophen Sokrates, Platon oder Aristoteles liegt bekanntlich eine Weile zurück. In meiner Vorstellung ist das eine komplett andere Welt – ohne Industrialisierung, Internationalisierung und Internet. Umso mehr erstaunt es mich jedes Mal, bei diesen Philosophen zu lesen, dass sie sich mit ähnlichen Fragen herumgeschlagen haben wie wir aktuell: Was macht ein glückliches Leben aus? Wie erkennt man die Wahrheit? Was sind gerechte Gesellschaften? Auch indische, chinesische und andere Gelehrte sind dabei ähnlichen Fragen nachgegangen [1].

Ergänzende Information Die elektronische Version dieses Kapitels enthält Zusatzmaterial, auf das über folgenden Link zugegriffen werden kann [https://doi.org/10.1007/978-3-662-65183-4_2]. Die Videos lassen sich durch Anklicken des DOI Links in der Legende einer entsprechenden Abbildung abspielen, oder indem Sie diesen Link mit der SN More Media App scannen.

Erstaunlich ist nicht so sehr, dass sich die Menschen diese Fragen gestellt haben, überraschend ist vielmehr, dass uns die Antworten heutzutage so wenig bekannt sind oder sie uns nicht überzeugen und wir deshalb weiter fragen. Zu ersterem soll dieses Kapitel weiterhelfen, und einige Antworten in Bezug auf das Weiterfragen heutzutage folgen in den nächsten Kapiteln.

Ich weiß nicht, wie sehr Sie sich für Geschichte interessieren. In der Schule war es kein Lieblingsfach von mir, weil man so viele Jahreszahlen auswendig lernen musste. Dabei ist Geschichte inhärent interessant, wenn man sie chronologisch betrachtet: Man versteht Ereignisse und Haltungen oftmals besser, wenn man weiß, was vorher passiert ist. Beispielsweise kann man den „American Spirit" der starken individuellen Freiheit und Verantwortlichkeit meines Erachtens besser nachvollziehen, wenn man weiß, aus welchen Gründen Menschen aus Europa nach Amerika ausgewandert sind.

Ähnlich verhält es sich mit der Forschung und dem Wissen zur Persönlichkeitsentwicklung. Seit gut 20 Jahren wird das Thema Persönlichkeitsentwicklung in der Psychologie stark beforscht und manchmal wird so getan, als gäbe es erst seitdem Forschung dazu. Diese Fehlannahme will ich hier korrigieren. Gleichzeitig kann ich verstehen, wenn Sie das weniger interessiert. Daher halte ich es kurz und verspreche, dass ich am Ende keine Jahreszahlen abfrage. Sie dürfen das Kapitel selbstverständlich auch überspringen.

2.1 Was die Griechen vor mehr als 2000 Jahren über Persönlichkeitsentwicklung dachten

Aristoteles, Platon, Sokrates – ist Ihnen bekannt, dass die drei Philosophen chronologisch geordnet dem Alphabet folgen, je weiter wir zurückgehen? Aristoteles war der Schüler von Platon, der wiederum von Sokrates lernte. Am deutlichsten äußerten sich Sokrates und Aristoteles zum Thema Persönlichkeitsentwicklung. Sokrates' Grundüberzeugung war, dass Selbsterkenntnis zentral für jeden Menschen ist. Das meint nicht nur die Erkenntnis der eigenen Unvollkommenheit und Sterblichkeit, wie es der Spruch „Erkenne dich selbst" mahnt, um vor Anmaßung und Überheblichkeit zu warnen [2]. Vielmehr geht es um die Kenntnis des eigenen Charakters und ob dieser und das eigene Verhalten dem moralisch richtigen Handeln entsprechen [3]. Oftmals ist das noch nicht der Fall und daher sollte jeder Mensch sein Leben lang danach streben, sich weiterzuentwickeln und sich beständig zu hinterfragen [3].

Sokrates' erklärtes Ziel ist, wenn man so will, die „normative Persönlichkeitsentwicklung", auch wenn er statt von Persönlichkeit von Seele spricht. Nach Möglichkeit sollen alle Menschen gut, wahrhaftig und gerecht werden. So beschreibt er sein Anliegen: „… solange ich noch atme und es vermag, werde ich nicht aufhören, nach Weisheit zu suchen und euch zu ermahnen … für deine Seele … sorgst du nicht? … Denn nichts anderes tue ich, als das ich umhergehe, um Jung und Alt unter euch zu überreden, ja nicht für den Leib und für das Vermögen zuvor noch überall so sehr zu sorgen als für die Seele, dass diese aufs beste gedeihe …" [4].

Während Sokrates von einer allgemeinen, d. h. normativen Persönlichkeitsentwicklung ausgeht, könnte man Aristoteles als einen der ersten Differenzialpsychologen bezeichnen, der die Unterschiede zwischen Menschen und die unterschiedlichen Möglichkeiten berücksichtigte. Unter Berücksichtigung dieser unterschiedlichen Anlagen und Möglichkeiten soll der Mensch danach streben, sich selbst zu verwirklichen: „Werde, wer du bist" [5]. Aristoteles geht gar so weit festzuhalten, dass Menschen immanent danach streben, sich selbst zu verwirklichen. Damit spricht er zentrale Aspekte an, die auch in der modernen Forschung zur Persönlichkeitsentwicklung weiterhin relevant sind: Menschen besitzen unterschiedliche Anlagen und Präferenzen, sie streben (oftmals) danach sich weiterzuentwickeln und ihre Präferenzen und Anlagen im Rahmen des Möglichen (d. h., den sie umgebenden sozialen und materiellen Bedingungen) auszuleben. Damit das möglich ist, muss jeder Einzelne sich und die umgebenden Bedingungen, im weiteren Sinn die Welt, erkennen [3]. Auch hier ist also (Selbst-)Erkenntnis zentral für das menschliche Leben.

2.2 Die Anfänge der modernen Psychologie der Persönlichkeitsentwicklung – Sigmund Freud, Alfred Adler und C.G. Jung

Die „Eltern" der Psychologie sind die Philosophie und die Medizin. Wie auch schon antike Philosophen hinterfragten Philosophen des 18. und 19. Jahrhunderts was menschliches Glück bedeutet, wie (rational) Entscheidungen getroffen werden und was Menschen in einer bestimmten Art und Weise handeln lässt – aus heutiger Sicht ebenfalls psychologische Fragen. Gleichzeitig beschäftigen sich Mediziner wie Ernst Heinrich Weber, Gustav Theodor

Fechner und Wilhelm Wundt mit Sinneswahrnehmungen, d. h. wie Menschen Töne, Licht, Berührungen u. ä. wahrnehmen und unterscheiden [6, 7] – auch das sind nach wie vor zentrale psychologische Fragen. Die „Elternschaft" von Philosophie und Medizin wird beispielsweise auch darin deutlich, dass Wilhelm Wundt, Mediziner mit humanistischer Bildung, zunächst die Zeitschrift „Philosophische Studien" herausgab, um psychologische Fragen zu diskutieren. 1879 gründete er in Leipzig ein erstes experimentelles Labor zur Erforschung des menschlichen Bewusstseins und versuchte damit die Fragestellungen und betrachteten Phänomene zu objektivieren [6, 7]. Diese „Elternschaft" von Philosophie und Medizin findet sich auch bei Sigmund Freud, welcher sich der Frage zuwandte, wie Persönlichkeitseigenschaften und –störungen entstehen. Man kann also sagen, er betrieb Forschung zur Persönlichkeitsentwicklung, wenngleich mit gänzlich anderen Methoden als heutzutage üblich.

Sigmund Freud ist hauptsächlich für seine Arbeiten zur Psychoanalyse, dem Unbewussten sowie Träumen bekannt. Darüber hinaus formulierte er Annahmen, wie sich Charakterzüge im Kindesalter durch das Bewältigen oder Verbleiben in Phasen [z. B. orale Phase, 8] entwickeln und bis in das Erwachsenenalter erhalten bleiben. Bedenken muss man dabei, dass er diese Annahmen aufgrund von Beobachtungen und Gesprächen mit Patienten, d. h. Erwachsenen mit psychischen Auffälligkeiten traf. Daraus lässt sich schwer schlussfolgern, dass sich Charakterzüge genauso bei Erwachsenen ohne psychische Auffälligkeiten entwickeln. Auch widerlegt die moderne psychologische Forschung den Einfluss frühkindlicher Phasen wie von Freud postuliert auf die Persönlichkeitsentwicklung. Dennoch bleibt Freuds Persönlichkeitsmodell, welches von bewusst zugänglichen und wenig bis gar nicht bewusst zugänglichen Aspekten von Eigenschaften ausgeht, für die psychologische Forschung relevant und hat auch nachfolgende Forscher, wie Carl Gustav Jung beeinflusst.

Carl Gustav Jung war 19 Jahre jünger als Freud und wurde von Freud Anfang des 20. Jahrhunderts in dessen Wiener Kreis der Psychoanalytiker aufgenommen, wo Jung und Freud (und andere) in regem Austausch standen [6]. Dementsprechend finden sich auch in Jungs Arbeiten viele Bezüge zum Unbewussten. Jung beschäftigte sich intensiv mit Persönlichkeitseigenschaften: Er beschrieb Extraversion-Introversion als Reaktionsweise gegenüber der Umwelt und kreuzte die Eigenschaft mit psychischen Prozessen wie Denken und Fühlen zu Persönlichkeitstypen: der extrovertierte Fühltyp, der introvertierte Denktyp etc [6]. Ähnlich wie bereits die griechischen Philosophen, welche Phlegmatiker, Choleriker, Melancholiker und Sanguiniker unterschieden und in Zusammenhang mit der körperlichen Konstitution brachten [8], sah auch Jung Persönlichkeitstypen als physisch basiert und damit stabil an. Persönlichkeitsentwicklung im Erwachsenenalter spielte in dieser Vorstellung von Persönlichkeit keine Rolle.

Auch Alfred Adler, ebenfalls Teil des Wiener Kreises, beschäftigte die Frage, wie sich bestimmte Eigenschaften ausbilden. Seine Antworten bezogen sich wie bei Freud auf das Kindesalter, hier allerdings auf die Erziehung, den Einfluss von Geschwistern sowie Lebensumständen [6]. Seine Sicht auf die Persönlichkeitsentwicklung war möglicherweise davon geprägt, dass er in der Erziehungsberatung tätig war [6]. Und auch hier muss man beachten, dass damit nur ein kleiner Ausschnitt der (Wiener) Bevölkerung abgedeckt war – Personen, die Probleme in der Erziehung bzw. Entwicklungsauffälligkeiten ihrer Kinder beobachteten. Dieser Rückgriff auf klinische Stichproben, wie man heutzutage sagen würde, muss beachtet werden, wenn man das Wissen zur Persönlichkeit(sentwicklung) zu jener Zeit betrachtet. Es ist, als ob man Beobachtungen der Umwelt nur nachts anstellt. Damit gelangt man zu anderen Schlussfolgerungen über die Welt als wenn man sie zu unterschiedlichen Tageszeiten beobachtet.

Das Wissen zu Persönlichkeitseigenschaften und -entwicklung Anfang des 20. Jahrhunderts war also von der Überzeugung geprägt, dass Eigenschaften u. a. aus der körperlichen Beschaffenheit resultieren und ggf. durch schädliche Einflüsse während der Kindheit geformt werden. Auf der anderen Seite betrieben sowohl Freud, Adler als auch Jung Psychotherapie, daher mussten sie davon ausgehen, dass Veränderungen zumindest im Verhalten auch im Erwachsenenalter möglich sind. In späteren Kapiteln werde ich darauf eingehen, dass Änderungen im Verhalten und Erleben einen Teil von Persönlichkeitsentwicklung ausmachen und zudem notwendige Bedingung für die Änderung der Selbstsicht (d. h. „Welche Eigenschaften habe ich?") sind.

Eine kurze Übersicht über die Chronologie finden Sie in Abb. 2.1.

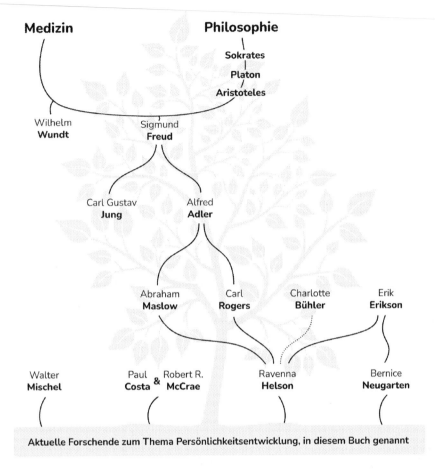

Abb. 2.1 Eine kurze, unvollständige Geschichte zur Forschung der Persönlichkeitsentwicklung

2.3   Humanistische Psychologie – Charlotte Bühler, Carl R. Rogers, Abraham Maslow

Lange Zeit lebte die Psychologie von starken Gegensätzen. Beispielsweise gingen „Behavioristen" davon aus, dass Menschen als nahezu „leeres Blatt" mit lediglich ein paar Instinkten geboren und durch Umwelteinflüsse zu guten oder schlechten Menschen geformt werden. Im Kontrast dazu nahmen humanistische Psychologen an, dass Menschen mit Anlagen, sozusagen als bereits z. T. beschriebenes Blatt geboren werden, und dieser Text bzw. diese Anlagen größtenteils gut sind. Carl R. Rogers und Abraham Maslow zählen dabei zu den bekanntesten Vertretern der humanistischen Psychologie.

Rogers und Maslow haben Anfang der 1930 Jahre beide eine Zeitlang an der Columbia Universität in New York geforscht, die zu der Zeit die Hochburg des Behaviorismus war. Vermutlich haben sie sich knapp verpasst, obwohl sie den selben Mentor hatten: Rogers hat 1931 bei Thorndike promoviert, ab 1934 arbeitete Maslow, bereits promoviert, bei Thorndike [6]. Zu der Zeit arbeitete Charlotte Bühler, die bereits 1917 in „Denkpsychologie" promoviert hat, mit ihrem Mann Karl Bühler intensiv daran, das psychologische Institut in Wien durch Zusammenarbeit von Forschung und Gesellschaft zu etablieren [6]. Alle drei Personen, Bühler, Maslow und Rogers waren zentrale Vordenker auf dem Gebiet der Persönlichkeitsentwicklung im Erwachsenenalter.

Charlotte Bühler hat sich zunächst mit der Entwicklung von Kindern und Jugendlichen befasst, bevor sie den gesamten Lebensverlauf zum Gegenstand ihrer Forschung machte. Ihre Analysen von Biografien bekannter Personen (u. a. Liszt, Wilhelm von Humboldt) und Personen der Normalbevölkerung boten Einblicke sowohl in normative, d. h. typische Entwicklungsverläufe, als auch individuelle Unterschiede. Ihre Überlegungen zu beschleunigten (sog. Kurzleben wie von Mendelssohn-Bartholdy [9], heutzutage z. B. Amy Whinehouse) sowie verzögerten Lebensläufen (z. B. Autoren, die erst spät ihre Hauptschaffensphase haben, z. B. Immanuel Kant, Ingrid Noll) haben nach wie vor großen intellektuellen Reiz und können als Vorläufer der Forschung zu differenzieller Persönlichkeitsentwicklungsverläufen betrachtet werden.

> **Praxistipp**
>
> *Wenn Sie sich für Biografien interessieren, dann versuchen Sie Bücher von Charlotte Bühler zu finden. In „Der menschliche Lebenslauf als Psychologisches Problem" analysieren Charlotte Bühler und Kollegen Dutzende Lebensläufe von bekannten Personen und Menschen aus der Normalbevölkerung. Neben den interessanten Einblicken in die Leben z. B. des Philosophen Emanuel Kant, des Komponisten Franz Liszt, und der Schauspielerin Karolin Bauer verdeutlicht das Buch die Unterschiedlichkeit von Lebensläufen. Vielleicht erkennen Sie die beschriebenen unterschiedlichen Lebensgeschwindigkeiten auch in Ihrem Bekanntenkreis. Zu berücksichtigen sind wie immer die Zeit und gesellschaftlichen Umstände aus denen die Bücher stammen.*
>
> *Diese kurze Anregung für Ihren Alltag finden Sie auch als Podcast zu diesem Kapitel (Abb. 2.2)*

Tipp für den Alltag - 02

Abb. 2.2 Tipp für den Alltag (▶ https://doi.org/10.1007/000-7cn)

Abraham Maslow ist in der Psychologie hauptsächlich dafür bekannt, dass er Grundbedürfnisse der Menschen systematisierte und zueinander in Bezug setzte. So ging Maslow davon aus, dass Menschen sich erst dann dem Bedürfnis nach Selbstverwirklichung zuwenden können, wenn andere grundlegendere Bedürfnisse wie Nahrung, Sicherheit, soziale Bindungen, Erfolg und Anerkennung befriedigt sind [8]. Da jedoch viele Menschen den Großteil ihrer Zeit damit beschäftigt sind, diesen Grundbedürfnissen nachzukommen, haben sie wenig bis keine Gelegenheit, nach Selbstverwirklichung zu streben [6]. Im Gegensatz dazu vertrat Rogers die Position, dass alle Menschen auch unter den widrigsten Bedingungen danach streben, ihr Potenzial zu verwirklichen [6]. Seine Überzeugung fußte auf der Arbeit mit psychiatrischen Patienten, die er mittels personenzentrierter Gesprächstherapie behandelte und dabei oft immensen Willen zur Weiterentwicklung beobachtete.

Das heißt, in den 1930er bis 1950er-Jahren gab es Psychologen, die begannen Persönlichkeitseigenschaften und deren Veränderungen sowie Stabilität im Lauf des Erwachsenenalters zu messen [10, 11]. Die größten Auseinandersetzungen gab es darum, ob sich die menschliche Persönlichkeit anhand von 3, 5, 10 oder 16 Eigenschaften beschreiben lassen und diese Eigenschaften erlernt oder angeboren sind [10–12]. Allerdings stellte niemand wirklich in Frage, dass es so etwas wie Persönlichkeitseigenschaften gibt – bis Kritik von Mischel und Kollegen zur Debatte führte, ob so etwas wie stabile Eigenschaften überhaupt existieren.

Beispiel

In den anderen Kapiteln wird immer eine Person im Beispiel beschrieben. In diesem Kapitel müssen zwei Wissenschaftler, Gordon Allport und Ravenna Helson genannt werden, da beide großen Einfluss auf die Forschung zur Persönlichkeitsentwicklung hatten und gleichzeitig an ihren Biografien deutlich wird, wie eng ein Forscherleben mit dem Inhalt der Forschung verknüpft ist. Gordon Allport (1897–1967) wurde als jüngstes von vier Geschwistern in einer Kleinstadt im mittleren Westen der USA geboren. Seine Eltern, ein Landarzt und eine Lehrerin legten durch ihre Erziehung den Grundstein für seine humanistische Haltung, die sich in seinem späteren Schaffen wiederfand. Obwohl Gordon Allport als schüchternes, zurückhaltendes Kind beschrieben wird, hat er später die psychologische

Forschung deutlich geprägt, indem er die Disziplin der Persönlichkeitspsychologie mitbegründet hat. Vielleicht haben seine Forschungs- und Lehraufenthalte in der Türkei, Deutschland und Großbritannien dazu beigetragen.

Ravenna Helson (1925–2020) studierte Psychologie in ihrer Heimatstadt Austin (USA) zu einer Zeit, als Frauen in den USA zwar zunehmend häufiger höhere Bildung anstrebten, aber immer noch die Ausnahme an vielen Universitäten darstellten. Als sie nach ihrer Promotion 1957 an die Universität Berkeley kam, war sie einige Zeit die einzige Frau im Psychologischen Institut. In Berkeley hat sie die Mills Längsschnittstudie zu Lebensverläufen von Frauen begründet, welche die Entwicklung von Absolventinnen des Mills College in den Jahren 1958 und 1960 über die nächsten 50 Jahre weiterverfolgt hat. Daraus ist eine einmalige Studie zur Persönlichkeitsentwicklung entstanden, die über 100 Artikel zu unterschiedlichsten Bereichen wie Kreativität, Beruf, Familienleben hervorgebracht und Dutzende Wissenschaftler und Wissenschaftlerinnen in ihrer Forschung beeinflusst hat. Im Nachruf auf Ravenna Helson [13] wird neben ihrem unermüdlichem Forschergeist besonders ihre besondere Hingabe bei der Betreuung und Weiterentwicklung des wissenschaftlichen Nachwuchsen betont.

2.4 Gibt es Persönlichkeitseigenschaften? – Walter Mischel, Paul T. Costa, Robert R. McCrae, Ravenna Helson

Mit dem Wissen zu den Forschungsarbeiten von Bühler, Allport und Rogers mutet es seltsam an, dass Psychologen in den 1960 Jahren diskutierten, ob Eigenschaften als Erklärung von Verhalten geeignet seien [14]. Ihrer Meinung nach würden Gefühle und Verhalten hauptsächlich durch situative Einflüsse und personenspezifische Reaktionsmuster hervorgerufen [14]. Beispielsweise würden alle Menschen in bestimmten Situationen ängstlich reagieren, unabhängig von angeblichen Eigenschaften. Ebenso seien auch sehr extravertierte Personen sowohl gesprächig als auch ruhig, in Abhängigkeit von der jeweiligen Situation und daher könne so etwas wie eine stabile Eigenschaft Extraversion nicht existieren. Diese fundamentale Kritik an Persönlichkeitseigenschaften führte dazu, dass die Persönlichkeitsforschung während der zweiten Hälfte des 20. Jahrhunderts damit beschäftigt war, die zeitliche und situationsübergreifende Stabilität von Eigenschaften sowie den Nutzen von Persönlichkeitsfragebögen zu prüfen. Man wollte quasi beweisen, dass stabile Eigenschaften existieren, auch wenn sich Personen selbstverständlich in unterschiedlichen Situationen angepasst verhalten. Auf Außenstehende wirkt diese Erkenntnis trivial, hat aber ganze Forscherleben beschäftigt.

Aufgrund der Debatte, ob Persönlichkeitseigenschaften überdauernde, stabile Personenmerkmale sind, die man zuverlässig mit Fragebögen messen kann, war die Veränderbarkeit und Entwicklung von Persönlichkeit aus dem Blick geraten. Manche gingen zwischenzeitlich soweit zu behaupten, dass Eigenschaften im Erwachsenenalter „wie in Stein gemeißelt" feststehen [15]. Die Stabilität und Universalität von Eigenschaften über Länder unterschiedlicher Kulturen hinweg war lange Zeit die vorherrschende Position [16].

Parallel dazu fand Forschung zur Entwicklung von Eigenschaften über die Lebensspanne statt [11, 17, 18], die größere Beachtung fand als deren Ergebnisse in Meta-Analysen (d. h., Zusammenfassung vieler Studien) zusammengeführt wurden. Roberts und Kollegen [19, 20] integrierten Daten aus 152 bzw. 92 Längsschnittstudien zur Stabilität und Veränderung von Persönlichkeitseigenschaften wie den Big Five traits. Sie und weitere Studien zeigten, dass Persönlichkeitsunterschiede zwischen Personen nach dem Kindes- und Jugendalter sich zunehmend stabilisieren und zusätzlich durchschnittliche Veränderungen in verschiedenen Eigenschaften stattfinden, die man als zunehmende Persönlichkeitsreife bezeichnen kann (siehe Kap. 5): Die Unterschiede zwischen Personen, dass manche Menschen beispielsweise chaotischer und unzuverlässiger sind als andere, bleiben größtenteils bestehen, auch wenn im Durchschnitt die meisten Menschen im Erwachsenenalter zuverlässiger werden. Das bedeutet, auch eine recht chaotische und unzuverlässige Person wird für ihre Verhältnisse über die Jahre schon etwas verlässlicher, dabei ist sie nach wie vor chaotischer als andere sehr gründliche Personen.

Die dritte Meta-Analyse, von Lodi-Smith und Roberts [21], untersuchte, inwieweit Persönlichkeitsreife mit der Übernahme von persönlicher und gesellschaftlicher Verantwortung z. B. in Beruf zusammenhängen und bezog 94 Studien ein. Kurz gefasst zeigte diese Meta-Analyse, dass Menschen, die in Familie, Beruf, oder Gesellschaft involviert sind und Verantwortung übernehmen, gewissenhafter, emotional stabiler, und verträglicher sind. Damit war noch nicht geklärt, ob die höhere Persönlichkeitsreife Ursache oder Folge ist, aber die Studie war Grundlage für etliche weitere Studien, die die Richtung der Effekte untersuchten. Aus meiner Sicht lösten diese Meta-Analysen eine Hochkonjunktur in der Forschung zu Persönlichkeitsentwicklung aus (Abb. 2.3) und verhalfen „nebenbei" früheren Arbeiten z. B. von Ravenna Helson zu neuem Interesse, sowie mir und anderen zu einem Platz und Ressourcen in der Wissenschaftslandschaft.

Die nachfolgenden Kapitel beziehen sich auf die Erkenntnisse aus Studien, die größtenteils nach dem Jahr 2000 durchgeführt wurden. Dabei ist das Interesse am Thema Persönlichkeitsentwicklung besonders in den letzten zehn Jahren gestiegen und hat aus meiner Sicht kumulativ zu neuen Erkenntnissen über die Richtung, das Ausmaß, die Einflussfaktoren sowie Prozesse von Persönlichkeitsentwicklung beigetragen.

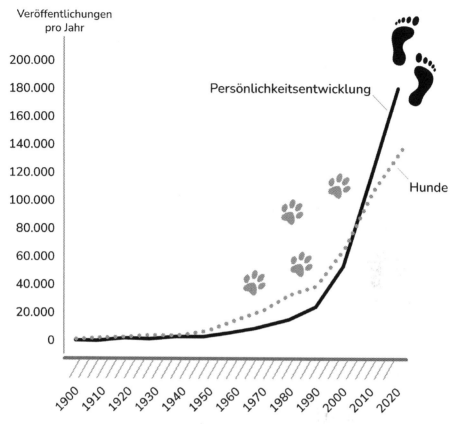

Abb. 2.3 Anstieg an Publikationen zum Thema Persönlichkeitsentwicklung (personality development) sowie im Vergleich für das Stichwort Hunde (dogs) über die letzten 120 Jahre. Obwohl in allen Disziplinen die Publikationszahlen steigen, sieht man durch den Vergleich den vermehrten Anstieg nach 2000 und 2006 als die Meta-Analysen erschienen sind

Fazit

Wenn Studierende und Wissenschaffende sich heutzutage mit dem Thema Persönlichkeitsentwicklung beschäftigen, erhalten sie schnell den Eindruck, dass das ein neues Thema ist, welches nach der Debatte in den 1970–2000 Jahren über die Stabilität und Bedeutung von Persönlichkeitseigenschaften aufgekommen ist. Tatsächlich zeigt sich, dass Menschen sich fortwährend mit Fragen zur Persönlichkeitsentwicklung beschäftigt haben – von antiken Philosophen bis hin zu den Pionieren der Psychologie Anfang des 20. Jahrhunderts. Die Fragen, wie sehr sich Menschen auch im Erwachsenenalter verändern und was die Richtung bzw. das Ziel der Entwicklung sein soll, dominieren dabei. Unbestritten ist die Tatsache, dass sich die Methoden auf diese Fragen Antworten zu finden, über die Zeit verändert haben. Gleichzeitig verdeutlicht der histori-

sche Rückblick, dass jegliche wissenschaftliche Erkenntnis immer ein Kind ihrer Zeit ist. Zum einen hat der Zeitgeist einen Einfluss darauf, wie die Psychologie ihre Forschungsthemen angeht und interpretiert. Zum anderen ist jede wissenschaftliche Erkenntnis eine Momentaufnahme und kann von darauffolgenden Ergebnissen verändert oder abgelöst werden. Das sieht man rückblickend sehr gut und vergisst es sehr leicht bei der Betrachtung der aktuellen Forschung. In diesem Sinn, sehen wir dieses Buch als Momentaufnahme und hoffen wir, dass sich in 30 Jahren nicht zu viele Schlussfolgerungen als Irrtum herausgestellt haben werden.

Literatur

1. Jaspers, K. (1957/2007). *Die großen Philosophen* (Bd. 1). Hohe.
2. https://de.wikipedia.org/wiki/Gnothi_seauton. Zugegriffen am 20.06.2022
3. Weischedel, W. (1975/2018). *Die philosophische Hintertreppe. Die großen Philosophen in Alltag und Denken*. dtv.
4. Schleiermacher, F. (2016). *Platon: Die großen Dialoge* (S. 20). Anaconda.
5. Weischedel, W. (1975/2018). *Die philosophische Hintertreppe. Die großen Philosophen in Alltag und Denken* (S. 60). dtv.
6. Lück, H. E. (2016). *Die psychologische Hintertreppe. Die bedeutenden Psychologinnen und Psychologen in Leben und Werk*. Herder.
7. Reuter, H. (2014). *Geschichte der Psychologie*. Hogrefe.
8. Neyer, F. J., & Asendorpf, J. B. (2016). *Persönlichkeitspsychologie*. Springer.
9. Bühler, C. (1932/1959). *Der menschliche Lebenslauf als Psychologisches Problem* (S. 115ff und 132ff). Hogrefe.
10. Allport, G. (1961). *Pattern and growth of personality* (S. 105–138). Holt, Rinehart, & Winston.
11. Neugarten Neugarten, B. L. (1964). Personality types in an aged population. In B. L. Neugarten (Hrsg.), *Personality in middle and late life*. Atherton Press.
12. John, O. P., & Srivastava, S. (1999). The Big Five trait taxonomy: History, measurement, and theoretical perspectives. In L. A. Pervin & O. P. John (Hrsg.), *Handbook of personality: Theory and research* (2. Aufl., Bd. 2, S. 102–138). The Guilford Press.
13. https://spsp.org/awards/heritage-wall-of-fame/helson. Zugegriffen am 31.03.2022
14. Mischel, W. (1973). Toward a cognitive social learning reconceptualization of personality. *Psychological Review, 80*, 252–283.
15. Costa, P. T., & McCrae, R. R. (1988). Personality in adulthood: A six-year longitudinal study of self-reports and spouse ratings on the NEO Personality Inventory. *Journal of Personality and Social Psychology, 54*, 853–863. https://doi.org/10.1037/0022-3514.54.5.853

16. McCrae, R. R., & Terracciano, A. (2005). Universal features of personality traits from the observer's perspective: Data from 50 cultures. *Journal of Personality and Social Psychology, 88*(3), 547–561. https://doi.org/10.1037/0022-3514.88.3.547

17. Caspi, A. (1987). Personality in the life course. *Journal of Personality and Social Psychology, 53*, 1203–1213.

18. Helson, R., Jones, C., & Kwan, V. S. Y. (2002). Personality change over 40 years of adulthood: Hierarchical linear modeling analyses of two longitudinal samples. *Journal of Personality and Social Psychology, 83*(3), 752–766. https://doi.org/1 0.1037//0022-3514.83.3.752

19. Roberts, B. W., & DelVecchio, W. F. (2000). The rank-order consistency of personality traits from childhood to old age: A quantitative review of longitudinal studies. *Psychological Bulletin, 126*, 3–25.

20. Roberts, B. W., Walton, K. E., & Viechtbauer, W. (2006). Patterns of mean-level change in personality traits across the life course: A meta-analysis of longitudinal studies. *Psychological Bulletin, 132*, 1–25.

21. Lodi-Smith, J., & Roberts, B. W. (2007). Social investment and personality: A meta-analysis of the relationship of personality traits to investment in work, family, religion, and volunteerism. *Personality and Social Psychology Review, 11*(1), 1–19.

3

Warum es manchmal hilfreich ist, schüchtern oder unordentlich zu sein

Was Sie erwartet

Dieses Kapitel beleuchtet die Adaptivität oder Nützlichkeit von unterschiedlichen Eigenschaftsausprägungen. Am Anfang des Kapitels werden die Big Five Eigenschaften charakterisiert. Die jeweiligen Vorteile von höheren oder niedrigeren Ausprägungen dieser Eigenschaften werden vor dem Hintergrund der Evolutionspsychologie dargestellt. Des Weiteren behandelt das Kapitel mehrere Erklärungen, warum es weiterhin große Variation in Eigenschaftsausprägungen gibt. Zuletzt geht das Kapitel auf gesellschaftlichen Druck als weiteren Faktor in der Adaptivität und Passung von Eigenschaften ein.

Wenn man Darwin fragen könnte, was Menschen und Finken gemeinsam haben, was würde er antworten? Darwin erkannte im Gegensatz zum damaligen Zeitgeist, dass beide bzw. alle Spezies körperliche Merkmale entwickelt haben, die in einer bestimmten Umwelt einen evolutionären Vorteil geboten haben. Bei den Finken war es beispielsweise die Schnabelform [1], bei Menschen der aufrechte Gang, das im Vergleich zum Körpergewicht große und komplexe Gehirn und vieles mehr wie die Evolutionsbiologie zu berichten weiß.

Ergänzende Information Die elektronische Version dieses Kapitels enthält Zusatzmaterial, auf das über folgenden Link zugegriffen werden kann [https://doi.org/10.1007/978-3-662-65183-4_3]. Die Videos lassen sich durch Anklicken des DOI Links in der Legende einer entsprechenden Abbildung abspielen, oder indem Sie diesen Link mit der SN More Media App scannen.

Als ich im Studium mit Evolutions**psychologie** in Berührung kam, hat mich der Gedanke, dass auch menschliche Eigenschaften und Verhaltensweisen einen evolutionären Vorteil haben, extrem fasziniert. Und ich meine dabei nicht, ob und falls ja, warum Frauen schlechter einparken können als Männer [2] ... Welchen Vorteil hat es, seinen Geschwistern eher und mehr zu helfen als den Cousins? Wieso haben auch Mitteleuropäer Angst vor Spinnen, obwohl die meisten mitteleuropäischen Exemplare harmlos sind – die Spinnen sind gemeint. Für diese Verhaltensweisen gibt es mittlerweile sehr plausible Erklärungen. Wenn man Geschwistern hilft, unterstützt man indirekt auch etwas den Fortbestand der eigenen Gene, die man ja mit den Geschwistern teilt und diese wiederum teilweise an ihre Kinder weitergeben. Vor mitteleuropäischen Spinnen Angst zu haben, ist ein Überbleibsel aus Zeiten mit gefährlicheren Spinnen und schlechter ärztlicher Versorgung – und auch heute noch bei Reisen nach Australien, Heimat der Trichternetzspinne, oder in andere Länder hilfreich.

Evolutionär-begründete Erklärungen von heutigen Verhaltensweisen haben den gewichtigen Nachteil, dass keiner der heutigen Wissenschaffenden die Entstehung der Verhaltensweisen direkt beobachtet hat. Daher wären auch alternative Erklärungen denkbar, z. B., dass Erziehung für das Verhalten verantwortlich ist. Menschen könnten beispielsweise Geschwister stärker unterstützen, weil ihre Eltern es ihnen so beigebracht haben oder weil sie mit ihnen meist mehr Zeit verbringen als mit Cousins. Ebenso könnte die Angst vor Spinnen gelernt sein, weil man oft eine Ähnlichkeit zwischen Eltern und Kindern findet: Kinder mit ausgeprägter Angst vor Spinnen und anderen Tieren haben eher auch Eltern mit Ängsten bzw. Phobien vor Tieren [3]. Zwillings- und Adoptionsstudien sowie Vergleiche mit Affen haben dabei geholfen, Argumente für die evolutionspsychologischen Erklärungen zu sammeln. So zeigt sich beispielsweise, dass Geschwister einander umso mehr helfen, je mehr sie genetisch verwandt sind [4]. Stiefgeschwister helfen sich (im Durchschnitt) weniger als Halbgeschwister, diese wiederum weniger als Geschwister oder Zwillinge. Dass die Unterschiede zwischen den Geschwistern auf Unterschiede im Alter zurückzuführen sind, lässt sich dabei durch clevere Studiendesigns wie den Vergleich von eineiigen, zweieiigen und „sozialen" Zwillingen, d. h. gleichaltrigen Stiefgeschwistern, berücksichtigen [5].

Die Annahmen, dass Ängste vor Spinnen, Schlangen und anderen Tieren nicht ausschließlich erlernt sind, sondern auch biologisch veranlagt und damit evolutionär entstanden sind, konnte durch folgende Studien gestützt werden:

Kinder und Affen lernen Ängste auch darüber, andere Menschen bzw. Affen dabei zu beobachten, wie sie Angst vor Tieren, in dem Fall Schlangen haben. Allerdings werden Ängste vor ungefährlichen Objekten, im Experiment waren das Blumen, nicht gelernt, egal wie ängstlich die (Affen-)Mutter darauf reagierte [6].

Viele menschliche Eigenschaften besonders in Bezug auf Sozialverhalten, Ernährung und den Umgang mit Gefahr lassen sich also über einen Vorteil für die Menschen erklären, die die eigenschaftsrelevanten Gene (genauer Genausprägungen) besitzen. Allerdings fängt es an schwierig zu werden, wenn wir uns fragen, warum es Unterschiede zwischen Menschen gibt. Warum haben nicht alle Menschen Angst vor Schlangen, Spinnen oder Hunden? Warum helfen nicht alle Menschen bedingungslos ihren engsten Verwandten?

3.1 Vom Vorteil nicht jeden Busch für einen Säbelzahntiger zu halten und nicht jede Beere zu kosten

Wie im ersten Kapitel beschrieben, lassen sich menschliche Eigenschaften bzw. Verhaltensweisen fünf übergeordneten Bereichen von Eigenschaften zuordnen: Extraversion, Offenheit, Neurotizismus, Gewissenhaftigkeit und Verträglichkeit. Wissenschaffende fragen nun zum einen, welche Umstände und Anforderungen der (prähistorischen) Umwelt dazu beigetragen haben, dass sich diese Eigenschaften entwickeln – sie gehen sozusagen auf Ursachensuche. Andere Wissenschaftler argumentieren, dass man von den Anforderungen oder Problemen ausgehen (siehe Abb. 3.1) und daraus ableiten muss, welche Eigenschaften beim Lösen dieser „Probleme" helfen [7, 8]. Beide Vorgehensweisen haben ihre Berechtigung und ergänzen sich sogar – mir gefällt nur die Ursachensuche etwas besser und deswegen nehme ich Sie auf diese Suche mit.

Extraversion: Pablo Picassos Kinder
Pablo Picasso ist weltberühmt für seine Kunst; gleichzeitig ist er auch bekannt dafür, dass er gern unter Menschen, d. h. eher extravertiert war und viele Liebesbeziehungen hatte, die zu immerhin vier Kindern von drei Frauen führten. Extraversion beschreibt die Tendenz gern mit anderen Menschen Kontakt zu haben und eher durchsetzungsstark zu sein. Nun zeigen Studien, dass

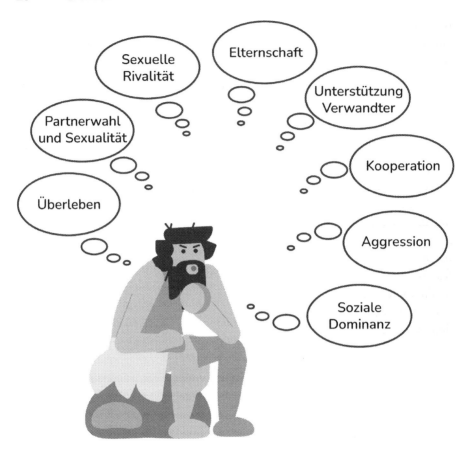

Abb. 3.1 Evolutionäre „Probleme", die man lösen muss, damit die eigenen Gene nicht aussterben, durch eigenes Überleben und Weitergeben der Gene an die nächsten Generationen [7]. Erstellt unter Verwendung von Adobe Stock, @Siberian Art

extravertierte Männer eine etwas größere Anzahl an Kindern und Enkelkindern haben [9]. Die selbe Studie zeigte keine bedeutsamen Unterschiede in der Anzahl der Kinder zwischen extravertierten und wenig extravertierten Frauen. Der Zusammenhang zwischen Extraversion und Kinderzahl war in früheren Zeiten sicher noch stärker, als die Anzahl an Kindern zwischen keinem und sechs und mehr Kindern variierte. Heutzutage bekommen die meisten Menschen 1–2 Kinder [9] und dementsprechend ist der Unterschied in der Kinderzahl zwischen sehr extravertierten und wenig extravertierten Männern klein. Erklärt wird der Effekt dadurch, dass extravertierte Männer leichter mit Frauen in Kontakt kommen, häufiger unverbindlichen sexuellen Kontakt haben (aus dem schon mal ein Kind entstehen kann) und dominanteres Auftreten ebenfalls mit „Reproduktionserfolg" bei Primaten im Zusammenhang steht [10]. Allerdings ist die direkte „Reproduktion" also das Zeugen von Nachwuchs nur EIN evolutionäres Problem. Erst einmal muss man überleben, bevor man Nachwuchs zeugen kann, und dabei helfen die anderen Eigenschaften.

Offenheit für Neues: Edisons Neugier

Thomas Edison hat mit seinen Mitarbeitern in dutzenden Lebensbereichen, wie Elektrizität, Kommunikation, Verkehr, Dinge erfunden, über tausend Patente angemeldet [11], und gilt daher als Inbegriff eines kreativen Erfinders, der nach neuen Lösungen sucht. Offenheit als Eigenschaft meint für neue Ideen, Dinge und Lösungen offen zu sein, Gegenden und Umstände zu explorieren und auszuprobieren. Der Gegenpol dazu ist Konservatismus oder das Beibehalten von bislang Bewährtem und Werten. Je nach Umweltbedingungen kann Offenheit vorteilhaft oder nachteilig sein. Neue Gegenden oder Nahrung (prähistorisch Beeren oder Pflanzen) zu erkunden, war vermutlich schnell nachteilig für das eigene Überleben, wenn es sich um gefährliche Gegenden oder giftige Nahrung handelte. Wenn jedoch Nahrung knapp ist und der Hungertod droht, dann ist es vorteilhaft sich auf die Suche nach besseren Gegenden oder alternativen Nahrungsquellen zu machen, oder auszuprobieren. Wie gesagt, weder ich noch andere Forschende waren dabei als prähistorische Menschen anfingen, Fleisch zu braten und Wurzeln zu kochen – vermutlich waren es jedoch Gruppen mit zumindest einigen Neugierigen, die eher neue Nahrungsquellen probierten und daher dem Hungertod entgingen. Gut war es trotzdem, wenn Neugier bzw. Offenheit mit einer gewissen Vorsicht einherging.

Emotionale Stabilität: Hätte Woody Allen in der Steinzeit überlebt?

Wenn man an Woody Allen denkt, fällt einem sofort sein besorgtes, neurotisches Verhalten ein. Basierend auf dem deutschen Titel einer seiner Filme hat sich dafür sprichwörtlich der Begriff „Stadtneurotiker" verfestigt. Neurotizismus bezieht sich darauf leicht und daher oft Ängste, Sorgen, Stress und allgemein negative Emotionen zu erleben. Diese werden häufig durch Ereignisse oder Einflüsse aus der Umwelt ausgelöst, müssen jedoch nicht objektiv bedrohlich sein. Stärker neurotische Menschen tendieren dazu, mehrdeutige oder neutrale Informationen auch eher als negativ oder bedrohlich zu interpretieren [12, 13]. In einer unsicheren Umgebung mit dem sprichwörtlichen Säbelzahntiger oder Schlangen im Gebüsch kann eine höhere Aufmerksamkeit und Wachsamkeit überlebenswichtig sein – eine Verhaltensweise, die man auch bei anderen Lebewesen findet, im speziellen Fluchttieren wie Hasen, Guppys, u. a. [10]. Im nächsten Abschnitt komme ich darauf zurück, dass es nachteilig sein kann, wenn man sich ständig um zu Vieles Sorgen macht – sprichwörtlich hinter jedem Busch einen Säbelzahntiger vermutet. Aber zunächst kann man festhalten, dass man länger überlebt, wenn man vorsichtig ist. Allein ist das jedoch trotzdem relativ schwer.

Verträglichkeit: Kooperation ist für den Einzelnen ebenso w(r)ichtig, wie für die ganze Gruppe

Verträglichkeit beschreibt hauptsächlich interpersonelles Verhalten, also den Umgang mit anderen Menschen. Verträglichere Menschen vertrauen, verzeihen und helfen anderen eher. Diese Eigenschaften waren sicher bereits für prähistorische Menschen hilfreich, um zu kooperieren. Während man mit einfachen Waffen wie Speeren oder Fallen ein großes Tier allein kaum erlegt, klappt das als Gruppe schon besser – allerdings muss man sich darauf verlassen können, dass hinterher gerecht geteilt wird. Auch nachdem Menschen sesshaft geworden waren, war Kooperation und Handel weiterhin vorteilhaft. Trotzdem musste auch hier sichergestellt werden, dass geleistete Hilfe gerecht „rückvergütet" wurde – entweder durch fairen Tausch oder spätere Hilfe, wenn man sie benötigte [14]. Wenn nun kooperatives Verhalten unter Nicht-Verwandten evolutionär adaptiv war, könnte man sich fragen, warum dann nicht „alle Menschen nett und hilfsbereit" sind. Die Antwort liegt leider auf der Hand – für den Fall, dass man nicht erwischt wird, hat betrügerisches Verhalten den Vorteil, dass man Nutzen ohne Kosten hat: wenn man z. B. Hilfe oder die Hälfte des erbeuteten Fleisches erhält ohne sich beim nächsten Mal zu revanchieren. Unser Zusammenleben in überschaubaren Gruppen sorgt(e) aus evolutionärer Sicht dafür, dass Betrug nicht überhandnimmt, da unehrliche Personen nicht mehr als Kooperations- oder Handelspartner berücksichtigt werden [15].

Gewissenhaftigkeit: Erst die Arbeiten, dann das Vergnügen

Ohne zu plakativ klingen zu wollen, besteht das (Über-)Leben aus reichlich Arbeit. Zunächst einmal muss man Nahrung finden, sei es im Wald, im eigenen Garten oder im Supermarkt. Um Essen aus dem eigenen Garten oder vom Feld zu ernten, muss viel Arbeit in den Anbau investiert werden. Gleichermaßen müssen die meisten Menschen heutzutage irgendeine Form von bezahlter Arbeit verrichten, um Geld für die Lebensmittel aus dem Supermarkt zu haben. Dabei hilft Gewissenhaftigkeit als Eigenschaft das Überleben zu sichern. Gewissenhaftere Menschen sind meist fleißiger, gründlicher, planen langfristig und schieben eher kurzfristiges Vergnügen zu Gunsten von langfristigen Zielen auf [16]. Heutige Studien zeigen, dass Menschen beruflich erfolgreicher und gesünder sind, je stärker diese Verhaltensweisen ausgeprägt sind [16]. Und vermutlich waren Planung und Fleiß auch in früheren Generationen von Vorteil, um Ressourcen zum (Über-)Leben zu erlangen. Vereinfacht ausgedrückt war es sicher besser, Holz und Nahrung zu sammeln bevor es ausging.

Beispiel

Vielleicht haben Sie die Biografie von Steve Jobs gelesen oder den Film gesehen. Da ich keine Produkte aus der mit ihm verbundenen Firma besitze, schreibe ich hier ohne Interessenskonflikt. Sein Lebensweg ist beeindruckend und gleichzeitig von einigen Höhen und Tiefen geprägt. Wenn ich die Gelegenheit gehabt hätte, mit ihm zu arbeiten, wäre ich aufgrund der in der Biografie beschriebenen Verhaltensweisen ziemlich hin und her gerissen gewesen. Verschiedene Ereignisse, die in der Biografie beschrieben sind, vermitteln den Eindruck, dass Steve Jobs niedrige Ausprägungen in Verträglichkeit sowie sehr hohe Ausprägungen in Gewissenhaftigkeit hatte bis hin zum Perfektionismus. In der Biografie liest man, dass diese Eigenschaften es einigen Personen in seinem Umfeld schwer gemacht haben. Gleichzeitig haben diese Eigenschaften wohl deutlich dazu beigetragen, dass die Produkte so kompromisslos optimiert und damit so erfolgreich wurden. Seine Person verdeutlich für mich in besonderer Weise, dass bestimmte Eigenschaften, besonders wenn sie stark ausgeprägt sind, in vielen Fällen sowohl sichtbare Vorteile als auch Nachteile mit sich bringen – in jeweils unterschiedlichen Bereichen.

Ist Selbstvertrauen auch von evolutionärem Vorteil?

Wenn wir von der Annahme ausgehen, dass auch Eigenschaften durch Evolution entstanden sind (und weiter entstehen), stellt sich die Frage, welchen Nutzen ein hohes oder niedriges Selbstwertgefühl, allgemeinsprachlich Selbstvertrauen, haben könnte. Wissenschaftler vertreten mit der Soziometer-These die Annahme, dass das Selbstwertgefühl als Indikator für die Zugehörigkeit und Anerkennung in einer Gruppe dient – sozusagen als soziales Thermometer, daher der Name Sozio-Meter [17]. Menschen, die von einer Gruppe wertgeschätzt werden und die einen hohen Status in der Gruppe innehaben, haben ein hohes Selbstwertgefühl. Auf der anderen Seite führen geringer Status und sozialer Ausschluss, z. B. in einer Schulklasse unbeliebt zu sein, zu niedrigem Selbstwertgefühl [17, 18]. Basierend auf diesen Annahmen achten Menschen darauf, wie sie in ihre soziale Gruppe (Freundeskreis, Arbeitsabteilung, Verein, etc.) integriert sind und ob sie Ansehen genießen. Falls nicht, versuchen sie die Integration in die Gruppe zu verbessern, um einem vollständigen Ausschluss vorzubeugen. Anthropologen sind sich einig, dass ein Ausschluss aus der Gruppe bzw. dem Stamm in der Savanne oder anderen prähistorischen Lebensräumen oftmals zum Tod geführt hat (siehe Abschnitt Kooperation ist wichtig für das Überleben). Aber auch heutzutage haben sozial isolierte Menschen geringer Überlebenschancen. So zeigten Studien, dass Personen ohne enge Kontaktperson ein höheres Risiko haben früher zu sterben als sozial gut eingebundene Personen [19].

3.2 Optimale Ausprägungen? Oder warum gibt es unterschiedliche Ausprägungen von adaptiven Eigenschaften?

Höhere Ausprägungen in Verträglichkeit, Emotionale Stabilität, Gewissenhaftigkeit, und Extraversion haben sich für viele Lebensbereiche als vorteilhaft erwiesen [20, 21]: Beispielsweise haben verträgliche, emotional stabile Menschen bessere Beziehungen – sowohl zu Freunden und zur Familie als auch zum Partner. Als Konsequenz ist das Scheidungsrisiko niedriger, je verträglicher und emotional stabiler Menschen sind. Extravertierte Menschen kommen leichter mit anderen Personen in Kontakt, haben größere Freundeskreise und allgemein ein höheres Wohlbefinden.

Zudem haben gewissenhafte, verträgliche, extravertierte und emotional stabile Menschen eine etwas höhere Lebenserwartung [20, 21]. Das liegt zum Teil daran, dass gewissenhaftere Menschen regelmäßiger Sport treiben, Vorsorgeuntersuchungen wahrnehmen, seltener rauchen und sich gesünder ernähren [16, 21]. Verträglichere Menschen haben positivere Beziehungen und weniger Konflikte mit anderen Menschen als unverträgliche Personen, was ebenfalls gesundheitsförderlich ist. Die größeren sozialen Netze von extravertierter Personen bieten Unterstützung bei Krisen und Notfällen. Und je emotional stabiler Personen sind, desto besser können sie mit Stress umgehen, was ebenfalls gut für ein langes Leben ist. Interessant ist, dass die Effekte von Persönlichkeitseigenschaften auf die Lebenserwartung stärker sind als die des sozioökonomischen Status, d. h. der sozialen Schicht [21]. Und das obwohl soziale Schicht als wichtiger Faktor für die Lebenserwartung und Gesundheit anerkannt ist. Wenn also höhere Werte in Emotionaler Stabilität, Gewissenhaftigkeit, Verträglichkeit und Extraversion mit positiven Konsequenzen für Gesundheit, soziale Beziehungen und Wohlbefinden verbunden sind, im evolutionären Sinn „adaptiv sind", warum verfügen dann nicht alle Menschen über hohe Ausprägungen in diesen Eigenschaften?

Drei Gründe erklären, warum es Unterschiede zwischen Menschen in eigentlich adaptiven, d. h. nützlichen Eigenschaften gibt: (1) Eigenschaftsausprägungen sind multikausal, (2) zu hohe Werte sind oftmals nachteilig, und (3) die Adaptivität bzw. der Nutzen der Eigenschaft ist abhängig vom Kontext bzw. den Umweltbedingungen.

Eigenschaftsausprägungen sind multikausal

Jegliche Phänomene, die durch viele Ursachen beeinflusst werden, variieren sehr stark und zeigen meist eine annähernde Normalverteilung – extrem niedrige oder extrem hohe Ausprägungen kommen selten vor, durchschnittliche Ausprägungen kommen am häufigsten vor (Abb. 3.2). Das trifft auf die Höchsttemperatur eines Ortes zu einer bestimmten Jahreszeit, auf die Körpergröße von Menschen und auf die Big Five Eigenschaften in einer hinreichend großen Stichprobe zu.

Eigenschaften wie Extraversion oder Offenheit für Neues werden durch viele Tausend Gene beeinflusst [22]. Ebenso führt nicht einzelner Umwelteinfluss, z. B. ein einzelner Moment in der Erziehung durch Eltern oder Lehrer,

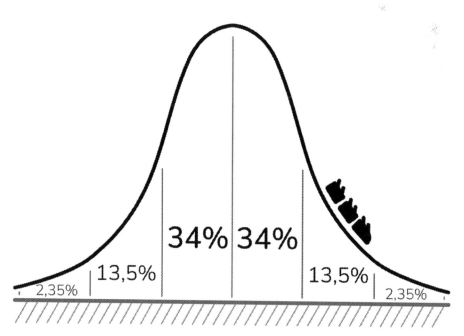

Abb. 3.2 Normalverteilung mit Häufigkeiten von mittleren und extremen Werten

zu einer bestimmten Ausprägung von Eigenschaften, sondern über die Jahre summiert sich der Einfluss vieler (hundert-)tausend Situationen. Vereinfacht kann man sich das so vorstellen: Kinder erben verschiedene Genausprägungen von ihren Eltern, die mit Extraversion im Zusammenhang stehen; manche der Anlagen würden zu hohen Ausprägungen der Eigenschaft führen, andere zu niedrigen Ausprägungen. Ebenso würden manche Umwelteinflüsse Extraversion eher verstärken (z. B. wenn Eltern viel positiven Kontakt mit anderen Kindern ermöglichen), während andere Einflüsse, z. B. wenig oder negative Erfahrungen mit anderen, Extraversion eher verringern. Die Summe dieser unzähligen Einflüsse bestimmt das Ausmaß an Extraversion. Und da extreme Einflüsse alle in die gleiche Richtung gehen müssten, um besonders hohe oder besonders niedrige Eigenschaftsausprägungen hervorzubringen, sind diese extremen Ausprägungen selten und mittlere Ausprägungen häufiger. Ungefähr so als würden Sie eine zufällige Auswahl aus Bechern mit unterschiedlich kaltem, warmen und heißem Wasser zusammenschütten: meist heben sich kaltes und heißes Wasser auf und sie erhalten unterschiedlich lauwarmes Wasser. Nur wenn zufällig ausschließlich Becher mit kaltem oder ausschließlich heißem Wasser gewählt und zusammengeschüttet werden, erhält man sehr kaltes oder sehr heißes Wasser – aber das ist eben sehr selten.

Zu extreme Werte sind oftmals nachteilig

Auch wenn es prinzipiell vorteilhaft ist, gewissenhaft, verträglich, extravertiert oder emotional stabil zu sein, können Extremausprägungen in beiden Richtungen Nachteile in unterschiedlichen Bereichen haben (Abb. 3.3). Und sobald extreme Ausprägungen einer Eigenschaft in einem Bereich deutliche Nachteile haben und sich damit auf das Überleben oder die Wahrscheinlichkeit Kinder zu bekommen auswirken, unterliegen diese Ausprägungen größerem Selektionsdruck, d. h. können schlechter in die nachfolgenden Generationen kommen und werden ggf. ausselektiert. Niedrige Werte in Emotionaler Stabilität (d. h., Neurotizismus hoch) stehen oft mit Angststörungen und einem höheren Risiko an Depressionen zu erkranken im Zusammenhang. Zu hohe Emotionale Stabilität, d. h. wenn jemanden nichts mehr aus der Ruhe bringt oder stresst, führt möglicherweise dazu, dass man Gefahren übersieht oder zu spät reagiert. Sehr niedrige Werte in Verträglichkeit gehen mit einem erhöhten Risiko für kardiovaskuläre Erkrankungen z. B. einem Herzinfarkt einher. Möglicherweise gibt es oft Konflikte mit anderen, man misstraut ihnen und schlägt hilfreiche Unterstützung aus. Zu verträgliche und vertrauensvolle Menschen laufen auf der anderen Seite Gefahr, häufig getäuscht und ausgenutzt zu werden, was die ihnen zur Verfügung stehenden Ressourcen schmälert. Und während niedrige Werte in Gewissenhaftigkeit nachteilig für das Erledigen von Arbeiten und damit Schul- und Berufserfolg sind, können zu hohe Werte zu zwanghaftem Verhalten führen, welches ebenfalls nachteilig ist, weil Aufgaben nie bzw. spät erledigt und spontane Gelegenheiten verpasst werden [10]. Weitere Beispiele finden Sie in Abb. 3.3.

Alles in allem zeigt das, dass Extremausprägungen in Eigenschaften oftmals nachteilig und dementsprechend einem hohen Selektionsdruck ausgesetzt sind. Sie verursachen Kosten bei den Trägern dieser Eigenschaften, die den Überlebens- und Reproduktionserfolg schmälern – und das ist das

	Sehr niedrig	Mittel	Sehr hoch
Emotionale Stabilität	Erhöhter Stress, kardiovaskuläre & psychische Erkrankungen	Gefahren rechtzeitig erkennen	(soziale) Gefahren nicht erkennen
Extraversion	Soziale Ängstlichkeit, zu wenig soziale Unterstützung	Leicht soziale Bande knüpfen, Status erlangen, Wohlbefinden	Narzismus, Pathologie & Unfälle
Offenheit	Angst vor Neuerungen	Neue Gebiete & Problemlösungen explorieren	Drogen, Schizophrenie
Verträglichkeit	Soziale Beziehungen gefährdet, kardiovaskuläre Erkrankungen, kriminelles Verhalten	Soziale Beziehungen aufrecht erhalten	Anfällig für Täuschung (?)
Gewissenhaftigkeit	Berufs-/Schulmisserfolg, Mangelhafte Gesundheitsvorsorge	Aufgaben sorgfältig erledigen	Perfektionismus, Zwangsstörungen

Abb. 3.3 Nachteile von Extremausprägungen in den Big Five Eigenschaften

Wichtigste, was für evolutionäre Prozesse zählt. Nun könnte man annehmen, dass Extremausprägungen durch evolutionäre Prozesse „wegselektiert werden", also wie die Dinosaurier irgendwann aussterben. Hier kommt nun ins Spiel, dass auch extreme Ausprägungen durch viele Faktoren und damit immer wieder auch zufällig entstehen können. Außerdem können Ausprägungen je nach Umwelt bzw. Kontextbedingungen unterschiedlichen Nutzen haben.

Der Nutzen von Eigenschaften ist abhängig vom Kontext
Für jede der beschriebenen Eigenschaften trifft zu, dass der Nutzen von Eigenschaftsausprägungen von den Kontextbedingungen abhängig ist – es gibt also eine Passung von Eigenschaftsausprägung und Kontextanforderung, die optimal oder suboptimal, d. h. nachteilig sein kann. Am einfachsten lässt sich das für unterschiedliche Ausprägungen in Neurotizismus verdeutlichen. In einer recht sicheren Umgebung braucht man nicht besonders vorsichtig und ängstlich sein. Daher haben hohe Werte von Neurotizismus einen geringen Nutzen und sind eher nachteilig, weil sie zu vermehrtem (unnötigem) Stress sowie psychischen und körperlichen Erkrankungen führen. Hier bedeuten hohe Neurotizismuswerte eine suboptimale Passung von Eigenschaftsausprägung und Kontextanforderung, während niedrigere Neurotizismuswerte eine bessere Passung mit hohem Nutzen und wenig Kosten darstellen würden. In gefährlichen Umgebungen mit vielen Bedrohungen, seien es Schlangen oder Bandenkriminalität, stellen hingegen niedrige Neurotizimuswerte eine schlechte Passung dar und höhere Neurotizimuswerte eine bessere Passung – weil Personen besser auf Bedrohungen vorbereitet wären.

Über das Individuum in seiner spezifischen Umwelt hinaus betrachtet, ist Variation oder Unterschiedlichkeit zwischen Menschen oder allgemein Individuen einer Spezies, sogar sehr vorteilhaft. Sobald sich Umweltbedingungen ändern, haben Ausprägungen, die zuvor optimal zu den Bedingungen passten, möglicherweise einen Nachteil, wenn sie nicht mehr gut zu den neuen Bedingungen passen. Dafür schlägt aber nun die Stunde für andere Ausprägungen. Im Extremfall kann das das Überleben der Spezies sichern. Stellen Sie sich das fiktive Beispiel vor, dass eine Gruppe von Menschen nur die Farbe *rot* wahrnehmen und nur *rote Kugeln* als Essen identifizieren kann und damit optimal daran angepasst wäre, rote, runde Früchte zu erkennen und sich davon zu ernähren. Wenn nun eine Naturkatastrophe dazu führt, dass keine roten, runden Früchte mehr wachsen, dafür ausschließlich gelbe, längliche Früchte, würde die gesamte Gruppe Menschen aussterben. In dem Moment, in dem es Variation in der Farb- und Formwahrnehmung der Gruppe gäbe – ein paar Sonderlinge können auch gelb oder andere Farben und verschiedene Formen wahrnehmen – wäre das Überleben der Gruppe gesichert, weil sie auch unter den neuen Bedingungen Nahrung finden würden.

Und auch hier zeigt sich der Vorteil der Variation bzw. Normalverteilung von Eigenschaften: Je nach Umweltbedingungen können unterschiedliche Ausprägungen besser passend sein. Mittlere Ausprägungen sind zudem vermutlich von Vorteil, weil sie ein Überleben in verschiedenen Umwelten ermöglichen. So könnte man annehmen, dass mittlere Ausprägungen in Emotionaler Stabilität sowohl in gefährlichen als auch recht ungefährlichen Gegenden gut funktionieren. Diese Personen sind hinreichend wachsam, um echte Gefahren rechtzeitig zu erkennen, aber nicht dauerhaft in Alarmbereitschaft, wodurch das Risiko von psychischen oder körperlichen Erkrankungen verringert ist.

Praxistipp

Wenn Sie das nächste Mal für eine Eigenschaft kritisiert werden oder bei jemandem eine Eigenschaft nicht mögen, denken Sie daran, dass Eigenschaften nicht per se gut oder schlecht sind, sondern jeweils zur Umwelt passen können. Dementsprechend könnte eine „unpassende" Ausprägung, also z. B. sehr misstrauisch zu sein, von Vorteil werden, wenn man sich plötzlich in einem besonders betrügerischen Umfeld wiederfindet und dann mit eigenen Misstrauen verhindert, dass man selbst oder die eigene Gruppe über die Maße benachteiligt wird.

Diese kurze Anregung für Ihren Alltag finden Sie auch als Podcast zu diesem Kapitel (Abb. 3.4)

 Tipp für den Alltag - 03

Abb. 3.4 Tipp für den Alltag (▶ https://doi.org/10.1007/000-7cp)

3.3   Gesellschaftlicher Druck

Jetzt habe ich die ganze Zeit davon gesprochen, welche Eigenschaften unseren Vorfahren bei der Jagd in der Savanne und beim Überleben geholfen haben könnten. Sie fragen sich möglicherweise, was das mit modernen Menschen zu tun hat, die vielleicht höchstens einem Schnäppchen beim (Online-)Shopping oder „Likes" nachjagen. Die Antwort ist, dass Evolution Tag für Tag, Generation für Generation weitergeht.

Heutzutage sind soziale Erwünschtheit von Eigenschaften oder gesellschaftlicher Druck weiterhin Mechanismen der Evolution, die sich auf Partnerwahl, Kooperation, Verwandtschaftsunterstützung etc. (siehe Abb. 3.1) auswirken. Und die Notwendigkeit zu überleben und die eigenen Gene an die nächste Generation weiterzugeben gibt es ja auch noch. Eigenschaften sind dabei umso erwünschter, je eher sie das gemeinsame (Über-)Leben erleichtern. Daher finden Menschen besonders Verträglichkeit und Zuverlässigkeit sehr wünschenswert, während Intellekt, Extraversion und Emotionale Stabilität im Durchschnitt sicher immer noch wünschenswert sind (in dieser Reihenfolge), aber etwas weniger klar präferiert werden [23, 24].

Spannend ist, dass diese Einschätzungen von wünschenswerten Eigenschaften über die Jahrzehnte und Kulturen recht stabil sind [25, 26]. Nun haben wir keine Fragebogen-Daten aus früheren Jahrhunderten, aber die Listen der Tugenden zählen unter anderem Verträglichkeit (i.S.v. Ehrlichkeit, Gerechtigkeit, Nächstenliebe) und Gewissenhaftigkeit (i.S.v. Fleiß, Mäßigung, Selbstkontrolle) ebenfalls zu den wünschenswerten Eigenschaften. Klugheit und Weisheit haben Bezüge zu Offenheit und Intellekt, Geduld bzw. Gelassenheit lassen sich eventuell emotionaler Stabilität zuordnen, während Mut und Tapferkeit weniger klar unter den Big Five zu finden ist. Meines Erachtens gibt es Bezüge zu Ängstlichkeit und Dominanz, welche Facetten von Neurotizismus und Extraversion sind. Dass diese Eigenschaften als Tugenden von der Kirche und anderen Institutionen propagiert wurden, verdeutlicht, dass die soziale Erwünschtheit dieser Eigenschaften durchaus etwas ist, was sozialen Druck erzeugen kann. Damit unterliegen Eigenschaften nach wie vor einem Selektionsdruck [27].

Okay, Zuverlässigkeit und Nettigkeit, im Fachjargon Verträglichkeit, sind uns bei anderen Menschen wichtig. Interessanterweise erwarten wir diese Eigenschaften unterschiedlich stark, je nachdem wie alt die andere Person ist (und auch unterschiedlich von Männern und Frauen [24]). Am meisten erwarten (jüngere und ältere) Menschen, dass Menschen im Großelternalter verträglich, fürsorglich und emotional stabil sind (siehe Abb. 3.5). Zuver-

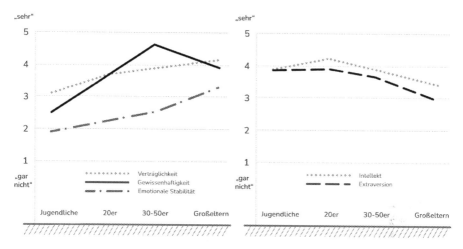

Abb. 3.5 Erwartungen, wie stark Big Five Eigenschaften in unterschiedlichen Altersbereichen ausgeprägt sein sollten (basierend auf 24, Studie 1)

lässigkeit wird am stärksten von Erwachsenen zw. 30 und 50 erwartet, während man die geringsten Erwartungen in allen Big Five Eigenschaften an Jugendliche stellt – erneut erwarten junge und ältere Personen das gleichermaßen. Von jungen Erwachsenen erwartet man am ehesten extravertiert, neugierig und offen zu sein. Das bedeutet, Jugendliche und junge Erwachsene unterliegen am wenigsten dem sozialen Druck, sich „reif" zu verhalten, während man zunächst Zuverlässigkeit und zunehmend auch Verträglichkeit, Gelassenheit, und Hilfsbereitschaft von Erwachsenen erwartet (Abb. 3.5). Diese sozialen Erwartungen tragen sicher ebenfalls dazu bei, dass sich Menschen im Durchschnitt zunehmend in diese Richtung, d. h. in Richtung von reifen Persönlichkeiten entwickeln (Kap. 5).

Fazit

Die meisten Menschen haben klare Erwartungen, welche Eigenschaften bei ihnen selbst und anderen wünschenswert sind. Damit bewerten wir Eigenschaften als gut oder schlecht. Aus wissenschaftlicher, nicht gesellschaftlicher Sicht gibt es keine guten oder schlechten Eigenschaften. Eigenschaften können je nach Kontext passender und vorteilhaft oder nachteilig sein. Trotzdem haben extreme Ausprägungen wie eklatante Unzuverlässigkeit oder zwanghafte Ordnung, lähmende Ängstlichkeit oder komplett gelassene Sorglosigkeit meist Nachteile –für die Personen selbst oder das Zusammenleben mit anderen. Daher kommen sie bei Menschen vergleichsweise selten vor, während mittlere Ausprägungen viel häufiger sind. Diese Variation ist faszinierend und sichert das

Überleben der Menschen, und ganz allgemein von komplexen Lebewesen. Ebenso faszinierend ist das Bewusstsein, dass sich diese Eigenschaften bzw. typischen Verhaltensweisen über Jahrmillionen entwickelt haben und weiterhin entwickeln. Und auch wenn soziale Erwünschtheit vermutlich ein Mechanismus ist, wie die Evolution von Eigenschaften im Moment weitergeführt wird, bleibt hoffentlich auch die Tendenz erhalten, sich ein Stück dem sozialen Druck zu widersetzen und die Unterschiedlichkeit in vernünftigem Maß beizubehalten. Widersetzen – vermutlich auch eine Eigenschaft, die sich im Lauf der Millionen Jahre als nützlich erwiesen hat. Sicher für Darwin als er sich mit seiner Sicht über die Abstammung des Menschen den gängigen Weltbildern über von Gott geschaffene Wesen entgegenstellte.

Literatur

1. Darwin, C. (2008). *Das Lesebuch*. S. Fischer.
2. Allan & Barbara Pease. (2000). *Warum Männer nicht zuhören und Frauen schlecht einparken: Ganz natürliche Erklärungen für eigentlich unerklärliche Schwächen*. Ullstein.
3. Van Houtem, C. M. H. H., Laine, M. L., Boomsma, D. I., Ligthart, L., Van Wijk, A. J., & De Jongh, A. (2013). A review and meta-analysis of the heritability of specific phobia subtypes and corresponding fears. *Journal of Anxiety Disorders, 27*(4), 379–388.
4. Segal, N. L. (1988). Cooperation, competition, and altruism in human twinship: A sociobiological approach. In K. B. MacDonald (Hrsg.), *Sociobiological perspectives on human development* (S. 168–206). Springer.
5. Segal, N. L., & Niculae, F. J. (2019). Fullerton virtual twin project: Overview and 2019 update. *Twin Research and Human Genetics, 22*(6), 731–734.
6. Cook, M., & Mineka, S. (1989). Observational conditioning of fear to fear-relevant versus fear-irrelevant stimuli in rhesus monkeys. *Journal of Abnormal Psychology, 98*(4), 448–459. https://doi.org/10.1037/0021-843X.98.4.448
7. Buss, D. M. (1999). *Evolutionary psychology: The new science of the mind*. Allyn & Bacon.
8. Lukaszewski, A. W. (2021). Evolutionary perspectives on the mechanistic underpinnings of personality. In J. Rauthmann (Hrsg.), *The handbook of personality dynamics and processes* (S. 523–550). Elsevier.
9. Jokela, M., Alvergne, A., Pollet, T. V., & Lummaa, V. (2011). Reproductive behavior and personality traits of the Five Factor Model. *European Journal of Personality, 25*(6), 487–500. https://doi.org/10.1002/per.822
10. Nettle, D. (2006). The evolution of personality variation in humans and other animals. *American Psychologist, 61*(6), 622–631. https://doi.org/10.1037/0003-066X.61.6.622

11. https://de.wikipedia.org/wiki/Thomas_Alva_Edison. Zugegriffen am 30.05.2022
12. Mathews, A., & MacLeod, C. (2002). Induced processing biases have causal effects on anxiety. *Cognition & Emotion, 16*(3), 331–354. https://doi.org/10.1080/02699930143000518
13. Suls, J., & Martin, R. (2005). The daily life of the garden-variety neurotic: Reactivity, stressor exposure, mood spillover, and maladaptive coping. *Journal of Personality, 73*(6), 1485–1509. https://doi.org/10.1111/j.1467-6494.2005.00356.x
14. Axelrod, R., & Hamilton, W. (1981). The evolution of cooperation. *Science, 211,* 1390–1396.
15. Trivers, R. L. (1971). The evolution of reciprocal altruism. *The Quarterly Review of Biology, 46,* 35–57.
16. Roberts, B. W., Lejuez, C., Krueger, R. F., Richards, J. M., & Hill, P. L. (2012). What is conscientiousness and how can it be assessed? *Developmental Psychology.* https://doi.org/10.1037/a0031109
17. Leary, M. R. (2005). Sociometer theory and the pursuit of relational value: Getting to the root of self-esteem. *European Review of Social Psychology, 16*(1), 75–111.
18. Reitz, A. K., Motti-Stefanidi, F., & Asendorpf, J. B. (2016). Me, us, and them: Testing sociometer theory in a socially diverse real-life context. *Journal of Personality and Social Psychology, 110*(6), 908–920. https://doi.org/10.1037/pspp0000073
19. Holt-Lunstad, J., Smith, T. B., Baker, M., Harris, T., & Stephenson, D. (2015). Loneliness and social isolation as risk factors for mortality: A meta-analytic review. *Perspectives on Psychological Science, 10*(2), 227–237. https://doi.org/10.1177/1745691614568352
20. Ozer, D. J., & Benet-Martinez, V. (2006). Personality and the prediction of consequential outcomes. *Annual Review of Psychology, 57,* 401–421.
21. Roberts, B. W., et al. (2007). The power of personality: The comparative validity of personality traits, socioeconomic status, and cognitive ability for predicting important life outcomes. *Perspectives on Psychological Science, 2,* 313–345. https://doi.org/10.1111/j.1745-6916.2007.00047.x
22. Penke, L., & Jokela, M. (2016). The evolutionary genetics of personality revisited. *Current Opinion in Psychology, 7,* 104–109.
23. Vazire, S. (2010). Who knows what about a person? The self-other knowledge asymmetry (SOKA) model. *Journal of Personality and Social Psychology, 98*(2), 281–300. https://doi.org/10.1037/a0017908
24. Wood, D., & Roberts, B. W. (2006). The effect of age and role information on expectations for Big Five personality traits. *Personality and Social Psychology Bulletin, 32*(11), 1482–1496.
25. Hampson, S. E., Goldberg, L. R., & John, O. P. (1987). Category-breadth and social-desirability values for 573 personality terms. *European Journal of Personality, 1*(4), 241–258.

26. Schwartz, S. H., & Bilsky, W. (1990). Toward a theory of the universal content and structure of values: Extensions and cross-cultural replications. *Journal of Personality and Social Psychology, 58*, 878–891.

27. Gebauer, J. E., Leary, M. R., & Neberich, W. (2012). Big Two personality and Big Three mate preferences: Similarity attracts, but country-level mate preferences crucially matter. *Personality and Social Psychology Bulletin, 38*(12), 1579–1593.

4

Kann man „ein ganz anderer Mensch" werden?

Was Sie erwartet

Dieses Kapitel beschreibt, dass sich viele Menschen wünschen, etwas an ihren Eigenschaften zu ändern, z. B. zielstrebiger oder gelassener zu sein als sie es bislang sind. Der Wunsch etwas an seinen Eigenschaften zu ändern, unterscheidet sich über die Lebensspanne und auch zwischen Ländern. Das Kapitel adressiert zudem die Fragen, welche Eigenschaften sich ändern lassen, in welchem Ausmaß und wodurch.

Ich habe dieses Kapitel in der ersten Januarwoche 2022 begonnen. Zu diesem Zeitpunkt habe ich wie viele anderen Menschen auch, einige Neujahrsvorsätze getroffen – unter anderem dieses Buch fertig zu stellen. Neben mehr Sport, gesunder Ernährung und klimafreundlichem Verhalten sagen viele Deutsche, dass sie 2022 Stress verringern, mehr Zeit mit anderen verbringen und zielstrebiger (weniger Handy, PC, Fernsehen) handeln möchten [1]. Diese Verhaltensweisen lassen sich den Eigenschaften Emotionale Stabilität, Extraversion, und Gewissenhaftigkeit zuordnen und deuten an, was das Thema dieses Kapitels ist: Kann man Persönlichkeitseigenschaften ändern? Oder umgangssprachlich: Kann man ein anderer Mensch werden? Ob man das sollte, können Sie am Ende des Buches selbst entscheiden …

Ergänzende Information Die elektronische Version dieses Kapitels enthält Zusatzmaterial, auf das über folgenden Link zugegriffen werden kann [https://doi.org/10.1007/978-3-662-65183-4_4]. Die Videos lassen sich durch Anklicken des DOI Links in der Legende einer entsprechenden Abbildung abspielen, oder indem Sie diesen Link mit der SN More Media App scannen.

Tipp für den Alltag - 04

Abb. 4.1 Tipp für den Alltag (▶ https://doi.org/10.1007/000-7cq)

> **Praxistipp**
>
> *Gibt es Eigenschaften oder Verhaltensweisen, die Sie gern an sich ändern würden? Falls ja, schreiben Sie diese einmal auf. Gehen Sie diese Liste noch einmal durch, nachdem Sie das Kapitel gelesen haben und ergänzen oder streichen Sie Eigenschaften. Und dann nehmen Sie sich bitte die Liste noch einmal zur Hand, wenn Sie das Buch zu Ende bzw. Kap. 12 gelesen haben.*
> *Diese kurze Anregung für Ihren Alltag finden Sie auch als Podcast zu diesem Kapitel* (Abb. 4.1)

4.1   Wenn ich doch nur … wäre

Viele Menschen wollen sich ändern. Meist wollen sie ordentlicher, zielstrebiger und weniger gestresst sein [2, 3]. Das deckt sich mit den Neujahrsvorsätzen, fasst es nur etwas weiter. Netter und verträglicher wollen die befragten Menschen nicht so sehr werden, was vermutlich daran liegt, dass sie in dieser Eigenschaft bereits relativ hohe Werte haben – und damit schon recht nah an ihrer gewünschten Ausprägung der Eigenschaft sind. Dieses Muster zeigt sich übrigens für alle Eigenschaften: Je stärker eine Eigenschaft bei bestimmten Menschen bereits ausgeprägt ist, desto weniger wollen sie darin ansteigen [2]. Aber es gibt eine Ausnahme: Menschen, die sowieso bereits offener für neue Erfahrungen sind, wollen stärker in dieser Eigenschaft wachsen als Menschen, die weniger offen sind [2]. Das ist durchaus plausibel –Offenheit scheint hier auch die Offenheit für die eigene Weiterentwicklung zu beinhalten.

Alters- und Kulturunterschiede
Menschen wünschen sich also umso mehr eine bestimmte Eigenschaft stärker zu besitzen, je schwächer diese Eigenschaft bei ihnen ausgeprägt ist. Das wirft

interessante Fragen zu Alters-und Kulturunterschieden auf. In Kap. 5 beschreibe ich, dass Menschen im Verlauf des Erwachsenalters zuverlässiger, verträglicher, und emotional stabiler werden. Extraversion, spezifisch Kontaktfreude nimmt ab dem jungen Erwachsenenalter ab, Offenheit für Neues ungefähr ab dem späteren mittleren Erwachsenenalter. Demnach sind Erwachsene jenseits der 50er oder 60er zuverlässiger, verträglicher, sowie emotional stabiler, und sollten daher weniger den Wunsch haben, sich in diesen Eigenschaften zu verändern. Genau das fanden wir und andere Forschende in Bezug auf den Wunsch, sich in Gewissenhaftigkeit oder Emotionaler Stabilität zu verändern [4, 5]. Interessanterweise wollen sich Menschen auch weniger in Extraversion oder Offenheit für Neues verändern, je älter sie sind [4, 5]. Das könnte bedeuten, dass sie sich generell weniger in ihrer Persönlichkeit verändern wollen als jüngere Erwachsene. Einschränkend muss hier gesagt werden, dass in den beiden Studien Erwachsene zwischen 50 und 70 ähnlich oder etwas stärker extravertiert und offen waren als Erwachsene um die 20 und vielleicht deshalb nichts an diesen Eigenschaften ändern wollten. Es könnte auch sein, dass Menschen mit zunehmendem Alter zufriedener mit sich selbst sind und sich weniger „optimieren" wollen. So findet man auch bei Neujahrsvorsätzen Altersunterschiede: Während fast die Hälft der befragten 18–29jährigen gute Vorsätze für das neue Jahr hatten, waren es nur 30 % der Über-60-jährigen [1].

Auch Kulturen unterscheiden sich etwas in ihren typischen Eigenschaften, wobei die Unterschiede zwischen Menschen innerhalb eines Kulturkreises immer noch größer sind – denken Sie nur daran, dass den Deutschen zwar nachgesagt wird, gründlich und zuverlässig zu sein, Sie bestimmt jedoch nicht nur gründliche und zuverlässige Deutsche kennen. Baranski und Kollegen [6] haben untersucht, wieviele Menschen in unterschiedlichen Ländern, konkret mehr als 13,000 Studierende aus 56 Ländern, angeben, sich ändern zu wollen. Sie fanden, dass am häufigsten Studierende in Thailand, Russland und Brasilien (jeweils rund 80 %) etwas an ihren Eigenschaften ändern möchten, meist gelassener, ordentlicher und geselliger werden wollen. Am seltensten wollen Studierende in Israel oder Kenia (28 % bzw. 21 %) etwas an ihren Eigenschaften ändern (Abb. 4.2). Die Forschenden [6] wollten diese Länderunterschiede erklären und haben über 30 Ländercharakteristika wie BIP, Bevölkerungsdichte, Gesundheit, Arbeitslosigkeit, Arbeitsbedingungen, Werte etc. berücksichtigt. Trotzdem konnten sie mit diesen Faktoren die Unterschiede zwischen den Ländern nicht erklären. Möglicherweise liegt es daran,

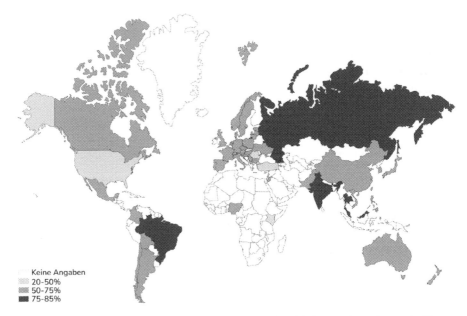

Keine Angaben
20–50%
50–75%
75–85%

Abb. 4.2 Unterschiede zwischen Ländern, wie sehr sich junge Erwachsene in Eigenschaften verändern wollen

dass sich Länder zwar in BIP, Bildungsystemen, Werten und typischen Eigenschaften unterscheiden [7, 8], die Unterschiede zwischen Menschen innerhalb eines Landes in ihren Eigenschaften, aber auch in Bildung und Einkommen oftmals ungleich größer sind.

Sagen Leute nur, was Forschende gern hören wollen?
Bislang habe ich Ihnen Studien vorgestellt, in denen Personen gefragt wurden, wie unordentlich, eigennützig, stressanfällig sie sind und im selben Fragebogen, ob sie gern ordentlicher, hilfsbereiter und gelassener wären. Sie und ich würden bei solchen Fragen selbstverständlich völlig aufrichtig und ehrlich antworten… Man könnte allerdings auf die Idee kommen, dass Menschen nur deshalb sagen, sie wären gern ordentlicher, weil sie vorher angegeben haben, dass sie relativ unordentlich sind. Und wir hatten in Kap. 3 schon gesehen, dass Menschen Erwartungen haben, was „gute" bzw. erwünschte Eigenschaften sind. Und je erwünschter Eigenschaften für Menschen sind, umso mehr sagen sie, sich in diesen Eigenschaften ändern zu wollen [9]. Auf Ordnung zu achten gehört sicher dazu – auf jeden Fall bei uns Deutschen.

Zwei Forschungsrichtungen sprechen jedoch dagegen, dass alles nur im Kopf der befragten Personen passiert und Menschen sich gar nicht wirklich ändern wollen. In einer Forschungsrichtung werden Menschen danach fragt, ob und wenn ja was sie an ihrer Persönlichkeit ändern wollen würden. Hierbei nennen sie ebenfalls oft, dass sie sich weniger Sorgen machen und pünktlicher sein möchten [10]. Und das sagen die Personen ohne dass sie vorher durch einen Fragebogen an ihre („schlechten") Eigenschaften erinnert wurden. Wie in Fragebogenstudien nannten Menschen ebenfalls umso häufiger Veränderungswünsche, je niedriger Extraversion, Gewissenhaftigkeit oder Emotionaler Stabilität ausgeprägt waren [10]. Menschen wünschen sich also verstärkt solche Eigenschaften zu besitzen, die sie vermeintlich nicht haben. Ist es nur vermeintlich so? Denken Menschen zwar, dass sie unzuverlässig sind und wünschen es sich daher verstärkt, während sie „in Wirklichkeit" gar nicht so unzuverlässig sind? Sind es also Fehleinschätzungen der eigenen Persönlichkeit?

Diesen Fragen geht eine zweite Forschungsrichtung nach, unter anderem auch ich mit meinem Team. Dabei wurden in den Studien, die Teilnehmenden und auch Bekannte der Studienteilnehmenden gefragt, wie sie die Personen sehen [5, 9]. Damit haben wir eine Außenperspektive, Journalisten würden es eine zweite Informationsquelle nennen, und wir waren nicht nur auf Informationen „aus einem Kopf" angewiesen. Es zeigte sich, dass Menschen auch angaben, sich in bestimmten Eigenschaften ändern zu wollen, je niedriger andere Personen diese Eigenschaften wahrnahmen [5, 9]. Es scheint also keine Fehleinschätzung oder Illusion zu sein, die Menschen dazu veranlasst, sich ändern zu wollen.

4.2 Was und wieviel kann man ändern?

Viele Menschen haben also den Wunsch gelassener und zielstrebiger zu werden. Das stellt uns vor die Frage, ob das überhaupt geht, da Eigenschaften vererbt werden, also genetisch veranlagt sind. Und sind vielleicht bestimmte Eigenschaften leichter veränderbar als andere?

Gelassener kann man werden und was noch?
Prinzipiell kann man sehr viele Eigenschaften verändern – von Verhaltensweisen, wie ordentlicher zu sein und andere Menschen leichter ansprechen zu können, bis hin zu Denkmustern und Gefühlen. Beispielsweise fokussieren Therapien gegen Depressionen darauf, Übergeneralisierungen (d. h. Verallgemeinerungen), dass die ganze Welt und die Zukunft ausschließlich nega-

tiv sind, zu verändern. Menschen lernen Gedanken wie „Heute ist wie immer alles schiefgegangen und das wird mein ganzes Leben lang so bleiben" umzuwandeln in „Heute ist zwar Einiges schiefgegangen, aber das sagt ja noch nichts darüber, wie es morgen und nächste Woche wird. Und ein paar schöne Dinge sind ja auch passiert, wie das nette Gespräch mit der Nachbarin.".

Eine Meta-Analyse von Hudson und Kollegen [2] hat zwölf Studien mit über 2200 Personen ausgewertet, um zu erfahren, worin sich Menschen, die sich ändern möchten, am meisten verändern. Sie fanden, dass sich diese Menschen am stärksten hinsichtlich Emotionaler Stabilität (d. h., gelassener, stressresistenter sein) und Extraversion (d. h. geselliger sein) veränderten. Wie sie das gemacht haben, erkläre ich auf den nächsten Seiten. Interessant ist dabei noch, dass die untersuchten Personen sich am stärksten in Emotionaler Stabilität und Gewissenhaftigkeit verändern wollten. Bei Emotionaler Stabilität haben die Personen also bekommen, was sie anstrebten, bei Gewissenhaftigkeit im Durchschnitt eher nicht. Dagegen gelang es Personen ebenfalls gut geselliger, kontaktfreudiger zu werden, auch wenn diese Ziele im Durchschnitt gar nicht so stark ausgeprägt waren. Die Autoren spekulieren, dass sich Eigenschaften, die viel mit Emotionen zu tun haben, möglicherweise besonders gut ändern lassen. Das fällt mir schwer zu glauben, weil unsere Emotionen eine starke physiologische Basis haben, die schwieriger zu verändern ist – denken Sie nur daran, dass manche Menschen einfach schreckhafter oder ängstlicher sind, sich zwar zusammenreißen können, aber trotzdem schneller oder stärker Angst verspüren als andere. Ich glaube, die Erklärung ist viel einfacher: Die untersuchten Personen hatten auf den anderen Eigenschaften bereits recht hohe Ausprägungen; das heißt, sie waren im Durchschnitt bereits recht gewissenhaft, verträglich, offen und liberal. Und diese Werte oder Eigenschaften noch weiter zu steigern ist meines Erachtens ungleich schwieriger, als sich von recht schüchtern zu weniger schüchtern zu ändern. Das bringt uns zur nächsten Frage: Wie viel kann man sich ändern?

Eher nicht von Entertainer zu Mauerblümchen

Die Veränderbarkeit von Eigenschaften ist ein hochspannendes Thema – zumindest für mich und vermutlich auch für Sie, weil Sie ja dieses Buch lesen. Ich stelle es mir wie eine enge Fahrbahn vor, bei der man an einer bestimmten Stelle startet. Dort kann man nach links und rechts steuern, also Eigenschaften verstärken oder abschwächen, aber nicht über die Leitplanke bzw. die persönliche Begrenzung hinaus. Unklar ist, ob bestimmte Eigenschaften mehr oder weniger veränderbar sind, also breiteren oder engeren Fahrbahnen folgen, um im Bild zu bleiben, ob alle Menschen gleich breite Fahrbahnen haben (ich glaube nicht), und ob sich die Fahrbahn mit zunehmendem Alter einengt oder man einfach keine Lust mehr hat ganz links oder ganz rechts zu fahren.

Wir Psychologen sehen bzw. definieren Eigenschaften als überdauernd und relativ stabil. Damit grenzen wir Eigenschaften von flüchtigen Zuständen wie Emotionen, Sorgen oder einzelnen Handlungen ab (siehe Kap. 1). Gleichzeitig deutet *relativ stabil* bereits an, dass Eigenschaften nicht in Stein gemeißelt sind und sich verändern. Das hatte ich im vorigen Abschnitt auch beschrieben. Wie können wir nun die Veränderung messen?

Am häufigsten werden Eigenschaften mit Fragebögen gemessen. Zum Beispiel mit Aussagen wie „Ich bin eher schüchtern" [11]. Menschen geben dann auch einer Antwortskala z. B. zwischen 1 = trifft gar nicht zu bis 7 = trifft völlig zu, an wie sehr die Aussage sie beschreibt. Es gibt viele verschiedene Fragebögen mit verschiedenen Antwortskalen, z. B. auch von 0 = überhaupt nicht bis 4 = sehr, und damit gibt es anders als bei der Körpergröße (cm, inch) oder beim Gewicht (kg, pound) keine einheitlich geltenden Einheiten. Damit Unterschiede und Veränderungen doch miteinander verglichen werden können, nutzen Psychologen sogenannte „Effektstärken", wie z. B. SD. Ich erspare Ihnen die statistischen Details, wie sich SD berechnet. Wenn es Sie nachts nicht schlafen lässt, dann schauen Sie im Internet nach „Effekstärke Cohen's d". Ansonsten sehen Sie SD bitte als Einheit wie cm oder kg. So wie wir wissen, dass 1 kg relativ viel ist, zumindest, wenn es um Schokolade geht, so ist in der Psychologie eine Veränderung von 1,0 SD sehr viel. 0,5 SD wären mittelstarke Veränderungen und 0,05 bis 0,1 SD eher kleine Veränderungen.

Mit diesem Wissen zeige ich Ihnen in Abb. 4.3 ein paar Ergebnisse unterschiedlicher Studien, die das Ausmaß an Veränderungen in Eigenschaften in unterschiedlichen Situationen untersucht haben. Damit es übersichtlich bleibt, habe ich nur zwei Eigenschaften ausgewählt, Emotionale Stabilität und Gewissenhaftigkeit, weil das die Eigenschaften sind, in denen sich, wie Sie zuvor gelesen haben, die meisten Menschen verändern wollen.

In der zuvor beschriebenen Meta-Analyse [2] wurden Menschen, wenn sie es sich zum Ziel gesetzt hatten, innerhalb von 4 Monaten um 0,16 SD emotional stabiler und um 0,05 SD gewissenhafter. 0,16 SD ist nicht riesig groß, aber 4 Monate sind kurz und die Personen haben das zwar mit vorheriger Anleitung aber allein, ohne Coach oder ähnlichem gemacht (Abb. 4.3, Panel A).

Bei Menschen, die eine Therapie machten, z. B. um Angststörungen, Depressionen, oder Suchterkrankungen zu behandeln, besserten sich nicht nur die Krankheitssymptome; sie wurden auch im Lauf der Therapien, die meist 3–6 Monate dauerten, im Durchschnitt um 0,57 SD emotional stabiler [12]. Das sind durchaus relevante Veränderungen. Menschen in Behandlung wegen

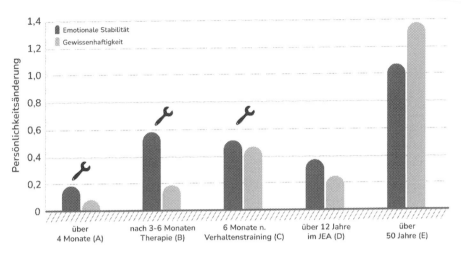

Abb. 4.3 Ausmaß an Veränderung durch Trainings, Psychotherapien (A-C) sowie über mehrere Jahre im Verlauf des Lebens (D-E)

Depressionen oder Angststörungen zeigten dabei die stärksten Veränderungen, aber auch Menschen mit Suchterkrankungen oder Essstörungen wurden emotional stabiler. Interessanterweise wirken sich Psychotherapien wohl am stärksten auf die Emotionale Stabilität aus, weil Gewissenhaftigkeit in dieser Meta-Analyse nur um 0,19 SD anstieg [12], (Abb. 4.3, Panel B). Dass Therapien unterschiedlich auf verschiedene Eigenschaften wirken, liegt sicher an den geübten Denk- und Verhaltensweisen. Darauf komme ich gleich zu sprechen.

Sie fragen sich vielleicht, ob Veränderungen bei Menschen mit psychischen Erkrankungen verallgemeinerbar auf andere Menschen sind. Dazu haben Forschende ein Smartphone-basiertes Training durchgeführt, bei denen Personen über 10 Wochen Aufgaben erhielten, die ihnen helfen sollten, ihre gewünschte Persönlichkeitsänderung zu erreichen [3]. Tatsächlich stieg bei Personen, die anfangs als Ziel genannt hatten, emotional stabiler oder zielstrebiger zu werden, über die Intervention hinweg Emotionale Stabilität und Gewissenhaftigkeit um je ca. 0,4 SD an. Das besondere an der Studie war, dass Bekannte die Veränderungen ebenfalls wahrnahmen, wenn auch etwas schwächer. Das bedeutet, dass Personen, die sich Veränderungen wünschen, nicht nur hinterher sagen, dass sie sich verändert haben, sondern es scheinbar tatsächlich getan haben, sodass es andere Menschen auch sehen. Die weitere Stärke der Studie ist, dass die Forschenden zeigen konnten, dass Menschen nach dem Training nicht einfach in alte Muster zurückfallen, sondern die Veränderungen beibehalten werden, im Fall von Emotionaler Stabilität sogar im Lauf der nächsten 3 Monate nochmal zunahm [3] (Abb. 4.3, Panel C).

> **Beispiel**
>
> *Dan Harris, ein US-amerikanischer TV-Reporter, berichtet in seiner Autobiografie von seinen Ängsten. Nach einem Blackout vor laufender Kamera suchte er sich Hilfe bei Therapeuten, die ihn unterstützen sollten, besser mit Stress umzugehen und weniger perfektionistisch zu sein. Er berichtet, dass ihm die klassischen Therapien geholfen haben, besonders aber die Auseinandersetzung mit und Hinwendung zu Meditation, Acceptance-commitment Therapie (ACT) sowie die Gespräche mit den Personen, die Meditation und ACT praktizieren, wirkungsvoll waren. Beim Lesen der Biografie bekommt man einen Eindruck wie stark ängstlich, angespannt, emotional instabil, überehrgeizig und perfektionistisch er in seinen 20ern war und wie sehr er sich verändert hat. Deutlich wird ebenso, wie stark er sich die Änderungen gewünscht und dafür gearbeitet hat. Zum Zeitpunkt des Erscheinens der neuesten Auflage (2019) ist Dan Harris 49 Jahre alt und beschreibt sich als ca. 10 % gelassener, zufriedener und netter als er früher war, weshalb er seine Biografie „10 % happier" genannt hat. Er will verdeutlichen, dass Veränderungen wie seine möglich sind, man jedoch keine überzogenen Erwartungen haben soll und 10 % bereits recht viel sind.*

Um die Stärke der Veränderungen noch etwas greifbarer zu machen, habe ich das Ausmaß des Anstiegs in Emotionaler Stabilität und Gewissenhaftigkeit zwischen 18 und 30 Jahren, d. h. über 12 Jahre [13] bzw. zwischen 16 und 67 Jahren, also über insgesamt 50 Jahre [14] als Vergleich in die Abbildung aufgenommen (Abb. 4.3, Panel D und E). Man kann sehen, dass sich die durchschnittliche Zunahme vom Jugendalter bis ins Rentenalter mehr als 1 SD beträgt, während Veränderungen im jungen Erwachsenenalter „nur" 0,35 bzw. 0,26 SD betragen. Ein Viertel bis ein Drittel SD Veränderungen sind immer noch viel für psychologische Merkmale, die eigentlich ziemlich stabil sind. Wenn man diese Veränderungen über 12 Jahre nun mit den Veränderungen durch Trainings und Therapien über wenige Wochen und Monate vergleicht, sieht man das sich da in relativ kurzer Zeit, relativ viel tut. Das heißt für mich, Menschen, die sich in bestimmten Eigenschaften ändern möchten, schaffen das in einem Umfang, der normalerweise über 12 Jahre im jungen Erwachsenenalter durch Lebensereignisse, Erfahrungen und ggf. biologische Einflüsse stattfinden würde (siehe Kap. 7 und 8).

Jetzt habe ich lange erklärt, dass Veränderungen in Eigenschaften von 0,5 SD eigentlich schon ziemlich bedeutsame Veränderungen sind, aus wissenschaftlicher Sicht. Erinnern Sie sich noch an die Abbildung der Normalverteilung aus Kap. 3? Ich hatte gesagt, dass die Ausprägungen von Eigenschaften dieser Glockenform folgen, bei der der Großteil der Menschen, ca. 66 %, Eigenschaftsausprägungen im mittleren Bereich haben (+/-1SD um den

Mittelwert). Innerhalb von +/-2 SD um den Mittelwert liegen ca. 87 % aller Menschen. Das bedeutet, dass zwischen Menschen mit sehr niedrigen und sehr hohen Ausprägungen, z. B. sehr schüchternen Menschen, den sprichwörtlichen Mauerblümchen, und sehr extravertierten „Entertainern" mindestens 4 SD liegen. Vor diesem Hintergrund wird deutlich, dass selbst wenn sich Personen um 0,5 SD verändern, sie nicht von Entertainern zu Mauerblümchen oder umgekehrt werden, sondern eher ein bisschen ruhiger oder ein bisschen aufgeschlossener. Zumindest aber so viel, dass es auch andere Personen wahrnehmen können [3]. Aber wie gelingt das nun?

4.3 Wie kann man sich ändern? Braucht es einen Coach oder eine Couch?

Ich halte mich hier kurz, weil sich das Kap. 10 ausführlich mit der Wirksamkeit von Coaches und Couches, also Coachings und Therapien beschäftigt. Generell lässt sich aber sagen, dass es wie beim gesünder leben ist, man braucht Ziele und tägliche Gewohnheiten.

Über Ziele heißt es sprichwörtlich: „Wenn du keine Ahnung hast, wohin du willst, brauchst du dich nicht wundern, wenn du nicht ankommst." Das heißt, nur wenn uns klar ist, was wir erreichen wollen, können wir Mittel ergreifen, die Ziele auch zu erreichen. Abb. 4.3 verdeutlicht das. Wenn Personen das Ziel hatten, emotional stabiler und zielstrebiger zu werden, waren die durchschnittlichen Veränderungen über nur 4–6 Monate stärker als die Veränderungen, die durchschnittlich durch normative (d. h., normale) Lebenseinflüsse und andere Faktoren während der Zeit zwischen 18 und 30 Jahren, also über 12 Jahre stattfanden.

Allerdings reicht es nicht aus, nur Ziele zu haben. In unseren eigenen Studien und denen anderer sagte die Stärke der Ziele nicht vorher, wie sehr sich Menschen in ihren Eigenschaften ändern, wenn sich die Ziele nicht in Alltagshandlungen niederschlugen [15, 16]. Alle die mehr Sport treiben oder etwas abnehmen möchten, kennen das. Allein das Ziel reicht nicht aus, man muss (leider) auch wirklich die Laufschuhe anziehen oder sich gesünder ernähren.

In unserer Studie zeigte sich ebenfalls, dass Menschen, die das Ziel hatten, z. B. zuverlässiger und zielstrebiger zu werden, sich nicht automatisch zuverlässiger und zielstrebiger im Alltag verhielten. Tatsächlich war ihr Verhalten oft sogar weniger zuverlässig oder zielstrebig [16]. Das ist gar nicht so verwunderlich, weil oftmals vor allem Personen, die wenig zuverlässig oder zielstrebig sind, das Ziel haben zuverlässiger oder zielstrebiger zu werden, es ihnen aber besonders schwer fällt sich so zu verhalten, weil sie von einem niedrigeren Ausgangspunkt starten. Um noch einmal den Vergleich zum Sport zu bemühen: Anfangs, ohne vorherige Übung, sind die meisten Sportarten anstrengend und mühsam umzusetzen. Je länger man jedoch trainiert und sportlicher bzw. geübter wird, desto leichter fällt der Sport.

Aus dem Gesundheitsbereich weiß man, dass erfolgreiche Verhaltensänderungen oftmals wenn-dann-Regeln nutzen. Zum Beispiel, wenn es Samstagmorgen ist, dann gehe ich joggen – keine weitere Bedingung muss erfüllt sein, also müsste man sich samstags eigentlich ohne weiter Nachzudenken auf den Weg machen. Weitere wenn-dann-Regeln helfen gegen den „Schweinehund": „Wenn ich keine Lust habe, dann greift die „Samstagmorgen-Regel"" – also müsste man trotzdem los; ob man Lust hat (oder nicht), war ja keine Bedingung. Und bei schlechtem Wetter: „Wenn es regnet, dann warte ich bis es aufgehört hat und gehe dann."

Solche Wenn-dann-Regeln wurden auch erfolgreich in Interventionen bzw. Trainings zur Persönlichkeitsänderung eingesetzt [4]. Sie könnten lauten „Wenn ich eine neue Aufgabe beginne, dann arbeite ich mindestens zwei Stunden konzentriert daran und überlege am Ende, womit ich beim nächsten Mal weitermache". Sie merken, auch hier spielt es keine Rolle, ob die Umstände günstig sind, man Lust hat etc. Wichtig ist, dass die relevanten Verhaltensweisen gezeigt werden. Und über die Zeit werden die Verhaltensweisen zu Gewohnheiten. Sie brauchen immer weniger Überwindung und Selbstkontrolle, weil sie automatisiert werden. Und damit haben sich neue stabile Verhaltensweisen etabliert.

Falls Ihnen das jetzt zu einfach klingt, denken Sie daran, dass unsere bisherigen Eigenschaftsausprägungen als „Schweinehund" dagegenwirken. Menschen, die sehr extravertiert sind, haben einfach mehr Mühe sich zurück zu halten, als Menschen, die „von Natur aus" ruhiger, schüchterner sind. Ebenso fällt es schüchternen Menschen schwerer auf andere Menschen zuzugehen als geselligeren Menschen. Sich ein Stück weit entgegen seiner Natur, entgegen der vorhandenen Eigenschaften zu verhalten, wird als „Kontra-Trait-Verhalten" bezeichnet, und das ist anstrengend [17]. Kontra-Trait-Verhalten ist weniger geübt und weil es nicht zum „natürlichen Repertoire" gehört, ist es schwerer auszuführen. Stellen Sie es sich so vor, als würden Sie versuchen Instrumente zu spielen oder Sportarten auszuüben, die Sie nicht können. Anfangs ist es unglaublich schwer und erfordert viel Anstrengung, erst mit viel Übung über die Zeit wird es zur Gewohnheit und klappt leichter.

Fazit

Menschen wünschen sich oft, sich in bestimmten Eigenschaften zu ändern. Die meisten Menschen wären gern etwas ordentlicher, zielstrebiger und weniger gestresst, und das umso mehr, je weniger diese Eigenschaften bei ihnen ausgeprägt sind. Der Wunsch bestimmte Eigenschaften zu verändern, unterscheidet sich mit dem Lebensalter und zwischen Ländern: Junge Menschen wollen sich am meisten verändern, am häufigsten in Thailand, Russland und Brasilien und am seltensten in Israel oder Kenia. Warum gerade diese Länder sich so stark unterscheiden, ist bislang nicht erforscht. Prinzipiell ist es möglich etwas an seinen Eigenschaften zu ändern, auch wenn keine drastischen Veränderungen zu erwarten sind. Aus sehr zurückhaltenden Menschen werden selten Partylöwen und aus impulsiven Personen selten allzeit ausgeglichene, wohlüberlegt agierende Personen. Dennoch wurden nach Coachings oder Psychotherapien Veränderungen beobachtet, die im Ausmaß ungefähr dem entsprechen, wie sich Menschen meist „von sich aus" im Lauf des jungen Erwachsenenalters über ungefähr 10 Jahre entwickeln.

Literatur

1. DAK Gute Vorsätze 2022 von 1005 Befragten, 18–60+ Jahre. https://www.dak. de/dak/bundesthemen/gute-vorsaetze-2022-2520664.html#/. Zugegriffen am 28.01.2022
2. Hudson, N. W., Fraley, R. C., Chopik, W. J., & Briley, D. A. (2020). Change goals robustly predict trait growth: A mega-analysis of a dozen intensive longitudinal studies examining volitional change. *Social Psychological and Personality Science*. https://doi.org/10.1177/1948550619878423
3. Stieger, M., Flückiger, C., Rüegger, D., Kowatsch, T., Roberts, B. W., & Allemand, M. (2021). Changing personality traits with the help of a digital personality change intervention. *Proceedings of the National Academy of Sciences, 118*(8), e2017548118.
4. Hudson, N. W., & Fraley, R. C. (2016). Do people's desires to change their personality traits vary with age? An examination of trait change goals across adulthood. *Social Psychological and Personality Science, 7*(8), 847–856. https://doi.org/10.1177/1948550616657598
5. Quintus, M., Egloff, B., & Wrzus, C. (2017). Predictors of volitional personality change in younger and older adults: Response surface analyses signify the complementary perspectives of the self and knowledgeable others. *Journal of Research in Personality, 70*, 214–228. https://doi.org/10.1016/j.jrp.2017.08.001
6. Baranski, E., Sweeny, K., Gardiner, G., Guan, Y., & Funder, D. (2021). Who in the world is trying to change their personality traits? Volitional personality change among college students in 56 countries. *Journal of Personality and Social Psychology, 121*, 1140–1156.

7. Ramírez-Esparza, N., Mehl, M. R., Álvarez-Bermídez, J., & Pennebaker, J. W. (2009). Are Mexicans more or less sociable than Americans? Insights from a naturalistic observation study. *Journal of Research in Personality, 43*(1), 1–7. https://doi.org/10.1016/j.jrp.2008.09.002

8. Schmitt, D. P., Allik, J., McCrae, R. R., & Benet-Martínez, V. (2007). The geographic distribution of Big Five personality traits: Patterns and profiles of human self-description across 56 nations. *Journal of Cross-Cultural Psychology, 38*(2), 173–212.

9. Thielmann, I., & de Vries, R. E. (2021). Who wants to change and how? On the trait-specificity of personality change goals. *Journal of Personality and Social Psychology.* https://doi.org/10.1037/pspp0000304

10. Baranski, E. N., Morse, P. J., & Dunlop, W. L. (2017). Lay conceptions of volitional personality change: From strategies pursued to stories told. *Journal of Personality, 85*(3), 285–299.

11. Danner, D., Rammstedt, B., Bluemke, M., Treiber, L., Berres, S., Soto, C. J., & John, O. P. (2016). Die deutsche Version des Big Five Inventory 2 (BFI-2) *Zusammenstellung sozialwissenschaftlicher Items und Skalen: ZIS.* GESIS – Leibniz-Institut für Sozialwissenschaften.

12. Roberts, B. W., Luo, J., Briley, D. A., Chow, P. I., Su, R., & Hill, P. L. (2017). A systematic review of personality trait change through intervention. *Psychological Bulletin, 143*, 117–141. https://doi.org/10.1037/bul0000088

13. Roberts, B. W., Walton, K. E., & Viechtbauer, W. (2006). Patterns of mean-level change in personality traits across the life course: A meta-analysis of longitudinal studies. *Psychological Bulletin, 132*, 1–25.

14. Damian, R. I., Spengler, M., Sutu, A., & Roberts, B. W. (2019). Sixteen going on sixty-six: A longitudinal study of personality stability and change across 50 years. *Journal of Personality and Social Psychology, 117*, 674–695. https://doi.org/10.1037/pspp0000210

15. Hudson, N. W., & Fraley, R. C. (2015). Volitional personality trait change: Can people choose to change their personality traits? *Journal of Personality and Social Psychology, 109*, 490–507. https://doi.org/10.1037/pspp0000021

16. Lücke, A. J., Quintus, M., Egloff, B., & Wrzus, C. (2021). You can't always get what you want: The role of change goal importance, goal feasibility and momentary experiences for volitional personality development. *European Journal of Personality.* https://doi.org/10.1177/0890207020962332

17. Gallagher, P., Fleeson, W., & Hoyle, R. H. (2011). A self-regulatory mechanism for personality trait stability: Contra-trait effort. *Social Psychological and Personality Science, 2*, 335–342. https://doi.org/10.1177/1948550610390701

5

Wie entwickeln sich Menschen im Durchschnitt

Was Sie erwartet

Dieses Kapitel beschreibt die normative, das heißt durchschnittliche Persönlichkeitsentwicklung vom Jugendalter bis ins hohe Alter. Im Fokus stehen dabei die Big Five Eigenschaften Negative Emotionalität, Extraversion, Offenheit für Neues, Verträglichkeit, Gewissenhaftigkeit sowie das Selbstwertgefühl. Es werden jeweils Einflussfaktoren für die Persönlichkeitsentwicklung diskutiert, die in späteren Kapiteln weiter ausgeführt werden.

Im ersten Kapitel habe ich angekündigt, Persönlichkeitsentwicklung in Bezug auf die Big Five Eigenschaften – Negative Emotionalität, Extraversion, Offenheit für Neues, Verträglichkeit und Gewissenhaftigkeit – und das Selbstbewusstsein, im Fachterminus Selbstwert, zu beleuchten, weil es dazu die meiste Forschung gibt. Schauen wir uns also an, wie sich Menschen im Jugendalter und später im Laufe des Erwachsenenlebens in diesen Eigenschaften verändern.

Ergänzende Information Die elektronische Version dieses Kapitels enthält Zusatzmaterial, auf das über folgenden Link zugegriffen werden kann [https://doi.org/10.1007/978-3-662-65183-4_5]. Die Videos lassen sich durch Anklicken des DOI Links in der Legende einer entsprechenden Abbildung abspielen, oder indem Sie diesen Link mit der SN More Media App scannen.

Tipp für den Alltag - 05

Abb. 5.1 Tipp für den Alltag (▶ https://doi.org/10.1007/000-7cr)

Praxistipp

Überlegen Sie einmal, wie ordentlich, emotional oder diskussionsfreudig Sie mit ungefähr 18 waren. Sind Sie über die Jahre ordentlicher und ausgeglichener geworden? Falls Sie aktuell noch in der Schule, Ausbildung oder im Studium sind, vergleichen Sie gleichaltrige Freunde mit älteren Menschen aus Ihrem Bekanntenkreis. Nicht alle Menschen jenseits der 50 sind ordentlich, umgänglich oder ausgeglichen, aber viele sind es vermutlich etwas mehr als „typische 18jährige", oder?

Diese kurze Anregung für Ihren Alltag finden Sie auch als Podcast zu diesem Kapitel (Abb. 5.1)

5.1   Ausprobieren vor dem Erwachsenwerden

Seit Langem ist bekannt, dass das Jugendalter für Viele eine Zeit des Ausprobierens und der Unbeständigkeit ist. Häufig schwanken Emotionen stark und Jugendliche reagieren bei den kleinsten Anlässen gereizt [1]. Beides ist ein Zeichen für höhere Negative Emotionalität bzw. noch wenig ausgeprägte Emotionale Stabilität. Ebenso brechen bei vielen Jugendlichen das Engagement für die Schule und zum Teil die Schulleistungen ein [2]. Das ist wiederum mit geringerer Gewissenhaftigkeit assoziiert. Auf der anderen Seite wächst das soziale Netzwerk wenn Kinder zu Jugendlichen werden, weil sich der Freundeskreis vergrößert [3], was auch mit einer Zunahme in Kontaktfreude, einem Aspekt von Extraversion einhergehen könnte.

Mittlerweile haben einige großangelegte Studien mit mehreren hundert Schülern Big Five Eigenschaften bei Jugendlichen zu Beginn der Pubertät bis zur Volljährigkeit und darüber hinaus untersucht. Spannend an diesen Studien ist, dass häufig nicht nur die Jugendlichen selbst befragt wurden, wie sie sich einschätzen. Auch die Eltern, Geschwister oder Freunde schätzten die Eigenschaften der Jugendlichen mehrmals im Verlauf der Pubertät ein. Wie zu erwarten kamen die Beobachter zum Teil zu unterschiedlichen Einschätzungen.

Die Jugendlichen selbst berichteten verträglicher, kooperativer und gewissenhafter zu werden, während die Eltern eher eine Abnahme in Verträglichkeit und keine Veränderungen in Gewissenhaftigkeit beobachteten. Des Weiteren sahen sich die Jugendlichen im Durchschnitt als gleichbleibend emotional stabil, während Eltern eher sogar eine Zunahme der emotionalen Stabilität bemerkten [4–6]. Dass Eltern ihre jugendlichen Kinder als zunehmend emotional stabil wahrnehmen, obwohl Messung im Alltag zumeist eine hohe Variabilität im emotionalen Erleben der Jugendlichen zeigen [1], liegt möglicherweise auch daran, dass sich Jugendliche mit ihren Emotionen zunehmend mehr ihren Freunden als ihren Eltern anvertrauen. Dazu passt, dass Geschwister die Jugendlichen als gleichermaßen emotional (in)stabil wahrnahmen und erst gegen Ende der Pubertät eine Zunahme der Emotionalen Stabilität beobachteten [6].

Obwohl wie eingangs berichtet der Freundeskreis von Jugendlichen sich in der Zeit im Durchschnitt deutlich vergrößert, zeigen verschiedene Studien kaum Veränderung in Extraversion. Das mag zum einen daran liegen, dass Kontaktfreude nur ein Aspekt von Extraversion ist. Durchsetzungsvermögen und Aktivität/Energie sind zwei weitere Aspekte [7], die vermutlich im Jugendalter nicht im gleichen Maße wie Kontaktfreude zunehmen. Zum anderen bleibt zu betonen, dass es sich in diesen Studien um durchschnittliche Veränderungen handelt über die gesamte Gruppe der untersuchten Jugendlichen, während es gleichzeitig große Unterschiede zwischen den Jugendlichen in den Persönlichkeitsveränderungen gab [6]. Das heißt, während einige Jugendliche besonders stark in Hilfsbereitschaft, Kooperation und Extraversion zunahmen, sich vielleicht in einer gemeinnützigen Organisation engagierten, zeigten andere Jugendliche starke Abnahmen in diesen Eigenschaften, welche mit temporärem sozialen Rückzug einhergingen. Gleichermaßen gibt es Jugendliche, die sich für verschiedenste Dinge interessieren und unterschiedliche Hobbies und Ansichten ausprobieren (alles Facetten von Offenheit für Neues), während andere sich stark auf eine Richtung in Musik, Politik oder Hobbies fokussieren und wenig offen für andere Meinungen und Stile sind. So ist es aufgrund der großen Heterogenität in den Veränderungen schwer allgemeingültige Verläufe für diesen Altersbereich festzustellen.

Und wie sieht es mit der viel beschworenen Unsicherheit, dem mangelnden Selbstbewusstsein im Jugendalter aus? Eine Meta-Analyse, also eine Zusammenfassung vieler Studien, in diesem Fall der Ergebnisse von 331 Studien mit über 160,000 Kindern und Jugendlichen, zeigte folgendes Bild [8]: Der Selbstwert stieg bei Kindern bis ca. zum 10. Lebensjahr und erneut ab dem 17. oder 18. Lebensjahre stark an, in der Pubertät dazwischen gab es im Durchschnitt keine Veränderung – das Selbstbewusstsein schien also über alle Studien hinweg im Jugendalter stabil zu sein. Gleichzeitig gab es eine Vielzahl von Studien, die entweder starke Abnahmen des Selbstwerts oder starke Zunahmen im Jugendalter berichteten [8]. Auch hier scheint es also große Unterschiede zwischen Jugendlichen zu geben, die sich in den verschiedenen Studienergebnissen niederschlagen. Bei einigen Jugendlichen sinkt das Selbstbewusstsein mehr oder weniger stark, bei anderen steigt es an, und bei einem Teil bleibt es tatsächlich relative stabil. Zu den möglichen Ursachen kommen wir später (siehe Kap. 5).

Interessant ist, dass die Veränderungen im Erwachsenenalter sowohl hinsichtlich der Big Five als auch des Selbstwerts deutlich gleichmäßiger verlaufen – was möglicherweise ein Stück weit den Anforderungen des Erwachsenenalters geschuldet ist. Hier möchte ich Sie schon auf das Kap. 8 neugierig stimmen. Schauen wir uns aber zunächst an, was passiert, wenn Jugendliche die turbulente Phase der Pubertät hinter sich lassen und weiter in ihrer Persönlichkeit reifen.

5.2   Wir reifen …

Die meisten Menschen freuen sich nicht unbedingt auf und über das Älterwerden. Dabei gibt es in Bezug auf Persönlichkeitseigenschaften (und eigentlich auch auf weitere Lebensbereiche) durchaus Grund zur Freude. Viele Studien, darunter erneut Meta-Analysen [9, 10], zeigen, dass Menschen im Laufe ihres Erwachsenenalters gelassener, zuverlässiger, stressresistenter und kompetenter im Umgang mit anderen werden – das heißt, im Durchschnitt nehmen die Eigenschaften Emotionale Stabilität, Gewissenhaftigkeit, und Verträglichkeit zu (siehe Abb. 5.2a). Diese Eigenschaften werden im besonderen Maße mit persönlicher Reife in Zusammenhang gebracht: Menschen mit höheren und hohen Ausprägungen in diesen Eigenschaften werden in den meisten Gesellschaften als reife Person bzw. Persönlichkeit angesehen, die die Anforderungen des Erwachsenenlebens gut meistert.

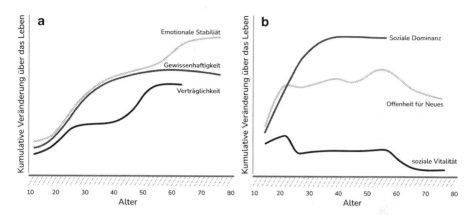

Abb. 5.2 Durchschnittliche Veränderungen in (a) reifebezogenen und (b) den weiteren Big Five Eigenschaften über die Erwachsenenlebensspanne

Dass höhere Ausprägungen in Emotionale Stabilität, Gewissenhaftigkeit, oder Verträglichkeit mit Persönlichkeitsreife in Zusammenhang gebracht werden, liegt auch daran, dass sie sich für viele Lebensbereiche als vorteilhaft erwiesen haben. Beispielsweise führen verträgliche, emotional stabile Menschen bessere Beziehungen – sowohl zu Freunden und zur Familie als auch zum Partner. Als Konsequenz ist das Scheidungsrisiko niedriger, je verträglicher und emotional stabiler Menschen sind [11, 12]. Zudem haben gewissenhafte, extravertierte, emotional stabile Menschen eine etwas höhere Lebenserwartung. Das liegt zum Teil daran, dass gewissenhaftere Menschen regelmäßiger Sport treiben, Vorsorgeuntersuchungen wahrnehmen, seltener rauchen und sich gesünder ernähren [12]. Extravertierte Personen verfügen über ein größeres soziales Netz und daher auch mehr soziale Unterstützung bei Krisen und Notfällen. Und je emotional stabiler Personen sind, desto besser können sie mit Stress umgehen.

Gewissenhaftigkeit, Emotionale Stabilität, und Verträglichkeit nehmen besonders im jungen Erwachsenenalter zu. Nichtsdestotrotz zeigen sich auch später im Erwachsenenleben noch bedeutsame Zugewinne (Abb. 5.2a). Auch die weiteren Eigenschaften verändern sich (Abb. 5.2b): besonders Jugendliche werden offener und aufgeschlossener für Ideen und Neues; junge Erwachsene gewinnen an Durchsetzungs- und Führungsstärke, wenngleich auch die soziale Aktivität (möglichst viel mit möglichst vielen Menschen zu unternehmen) im Durchschnitt etwas abnimmt – die Schuldfrage, Gene oder Umwelt, klären wir später.

> **Beispiel**
>
> *Mir ist bewusst, dass ein Popstar kein durchschnittliches Beispiel für durchschnitt-liche Veränderung ist. Nichtsdestotrotz finde ich es bemerkenswert, dass sich aus der Biografie von Robbie Williams Veränderungen herauslesen lassen, die sehr den genannten Mustern ähneln. Im ersten Teil der Biografie „Feel" wird deutlich, dass er als junger Erwachsener sehr extravertiert ist – was wenig verwundert, wenn man weltweit vor einem Millionenpublikum auftritt. Gleichzeitig wird be-schrieben, dass er mit diversen Drogen experimentiert (Indikator für hohe Offen-heit für Neues), sehr auf die Bedürfnisse seiner Mitmenschen achtet (Indikator für Verträglichkeit), aber wenig zuverlässig und eher emotional instabil ist. Die Bio-grafie gibt einen sehr reichen Einblick in sein Gefühlsleben, die große Einsamkeit und das mangelnde Selbstvertrauen trotz des immensen Erfolgs. Auch im ersten Titel des Albums „Swing when you're winning" wird das deutlich, indem Guy Chambers und Robbie William offenbaren:*
>
> *„I wouldn't be so alone, if they knew my name in every home, Kevin Spacey would call on the phone, but I'd be too busy … I will talk and Hollywood will listen, see them bow at my every word, Mr Spielberg look just what you're missing".*
>
> *Über die Jahre und etliche Zusammenbrüche verändert sich das Verhalten und Erleben von Robbie Williams. Da er sich selbst als „over-sharer" bezeichnet, je-mand der anderen immer mitteilt, was in ihm vorgeht und ihn bewegt, kann man den Wandel auch in der zweiten Biografie „Reveal" nachvollziehen. Man liest heraus, dass er zuverlässiger, emotional stabiler und selbstbewusster wird – und nicht nur auf der Bühne selbstbewusst wirkt. Eine erstaunlich normative Ver-änderung bei diesem nicht-normativen Lebensverlauf.*

Diese Veränderungen in Big Five Eigenschaften zeigten sich in sehr ähn-licher Weise auch in großangelegten Studien in Australien oder Deutschland [13, 14]. Außerhalb von westlich geprägten Industrienationen sind solche längsschnittlichen Studien, die dieselben Personen über mehrere Jahre wieder-holt befragen, sehr selten. Daher hat man sich mit Altersvergleichen beholfen, welche Menschen unterschiedlichen Alters zwischen 18 und 80 Jahren in unterschiedlichen Kulturkreisen untersuchten. Einer Studie mit Daten aus mehr als 50 Ländern von Argentinien über Indien und Russland bis hin zu Uganda fand dabei Folgendes heraus: In den meisten Ländern waren ältere Erwachsene im Vergleich zu Erwachsenen in den Zwanzigern zuverlässiger, jedoch weniger sozial aktiv und weniger aufgeschlossen und offen für Neues [15]. Weltweit bestätigten sich also die früheren Befunde, dass Menschen im Erwachsenenalter zuverlässiger, weniger sozial aktiv und etwas konservativer bzw. engstirniger werden. Darüber hinaus gab es einige Länder, in denen die älteren Erwachsenen sozial kompetenter und etwas emotional stabiler waren (z.B. Burkina Faso, Malaysia), aber auch einige Länder in denen es keine Unterschiede zwischen den beiden Altersgruppen gab (z.B. Österreich, China).

Ein Teil dieser Altersunterschiede lässt sich vermutlich auf die Auswahl der untersuchten Personen oder Unterschiede zwischen Geburtskohorten zurückzuführen. Zum Beispiel sind aktuelle Kohorten junger Erwachsener extravertierter als frühere junge Erwachsene [16, 17]. Das passt zu den Ergebnissen querschnittlicher Studien, welche Altersgruppen und damit verschiedene Geburtskohorten verglichen, in denen junge Erwachsene extravertierter waren als ältere Erwachsene – welche basierend auf den Kohortenunterschieden schon als junge Erwachsene weniger extravertiert waren als aktuell junge Erwachsene. Diese Unterschiede in Geburtskohorten werden durch gesellschaftliche Veränderungen erklärt, wie z.B. eine stärkere Fokussierung auf und Vermittlung von sozialen Kompetenzen in Schulen, oder eine Veränderung der Arbeitswelt hinzu Dienstleistung und Kundenbetreuung [16]. Für die anderen Big Five Eigenschaften lassen sich weniger deutlich Kohortenunterschiede ausmachen [17], vermutlich weil Verträglichkeit oder Gewissenhaftigkeit in den meisten Jahrgängen und unter unterschiedlichen Gesellschaftlichen Bedingungen recht hilfreich sind. Aber zurück dazu, wie sich Menschen im Durchschnitt innerhalb ihres Lebens verändern.

5.3 … und werden selbstbewusster

Haben Sie manchmal den Eindruck, Ihnen fehlt es etwas an Selbstbewusstsein? Die gute Nachricht ist, dass Menschen im Laufe ihres Lebens durchschnittlich selbstbewusster werden, zum einen im Grundschulalter, und besonders im jungen Erwachsenenalter zwischen ca. 18 und 30 Jahren [8]. Im Jugendalter gibt es größtenteils Stabilität – möglicherweise beschreiben sich einige Jugendliche in Fragebögen als selbstbewusster als sie es eigentlich sind, vermutlich ist ihr Selbstbewusstsein aber stark bereichsspezifisch, worauf ich im nächsten Abschnitt noch genauer eingehe. Nach dem Jugendalter sind die stärksten Zunahmen im Selbstwertgefühl zu beobachten, aber auch bis ungefähr ins Rentenalter gibt es einen weiteren leichten Anstieg [8]. Im Rentenalter ist das Selbstwertgefühl zumeist stabil und erst im höheren Alter, wenn körperliche und weitere Einschränkungen auftreten, sinkt das Selbstbewusstsein. Mögliche Gründe für den Anstieg im Selbstwertgefühl liegen zum einen in der Übernahme von „erwachsenen" Aufgaben und Verantwortung z.B. im Beruf, in der Partnerschaft und damit einhergehend dem Erleben von Kompetenz und Einflussnahme, salopp gesagt der Erfahrung „Ich kann das und bekomme mein Leben gut hin." Und diese positive **Bewertung** der eigenen Person ist genau das, was das Selbst**wert**gefühl ansteigen lässt. Die nächsten Kap. 6, 7, und 8 erklären ausführlicher, wie Lebenserfahrungen und andere Faktoren zur Entwicklung der Persönlichkeit beitragen. Schauen wir uns aber zunächst die beiden Phasen, Jugendalter und hohes Alter, etwas genauer an.

Das Selbstwertgefühl, also die Bewertung oder subjektive Zufriedenheit mit der eigenen Person, kann sich auf verschieden Bereiche beziehen: Aussehen, Intellekt, Umgang mit anderen Menschen, Sportlichkeit oder künstlerische Fähigkeiten. Zusätzlich kann das Selbstwertgefühl auch die eigene Person als Ganzes, wie zufrieden man mit sich selbst insgesamt ist, betreffen – das wird als genereller Selbstwert bezeichnet. Jede einzelne Facette trägt zur Gesamtbewertung bei und kann sich im Lauf des Lebens auch unterschiedlich entwickeln. Junge Grundschulkinder werden selbstbewusster in Bezug auf ihr sprachliches Ausdrucksvermögen und ihre sportlichen Fähigkeiten [18] – sie können ja auch tatsächlich mehr als kleinere Kinder und sind zurecht stolz darauf.

Wenn Grundschulkinder Jugendliche werden, nimmt das Selbstwertgefühl in Bezug auf akademische Leistungen zumeist ab, was mit dem *Großer-Fisch-kleiner-Teich*-Effekt erklärt wird: Dieser Effekt tritt auf, wenn Grundschulkinder, die in der Schule recht gut und damit große Fische in ihrem kleinen Teich waren, auf weiterführende Schulen kommen und im Gymnasium auf andere Kinder treffen, die genauso gut und besser sind. Im gymnasialen größeren Teich sind sie meist nur noch mittlere Fische unter anderen und das schlägt sich negativ im akademischen Selbstwert nieder [19]. Interessant war in dieser Studie, dass Grundschulkinder mit mittlerer Leistung (also „mittlere und kleine Fische"), die auf Real- oder Gesamtschulen wechseln, kaum Einbußen im Selbstwert erleben, weil sie oft weiterhin im selben Leistungsbereich liegen oder sogar etwas besser dastehen.

In der Pubertät sinkt außerdem das Selbstwertgefühl in Bezug auf das Aussehen, besonders für Mädchen. Diese Abnahmen im Selbstbewusstsein im Jugendalter, besonders in Bezug auf Leistungen und Aussehen, sind nicht so stark wie bislang angenommen und nachdem die ersten Wirren der Pubertät überstanden sind (ca. mit 16 Jahren) steigt auch das Selbstwertgefühl an, deutlich in Bezug auf akademische Leistungen, und etwas schwächer in Bezug auf das Aussehen und das Ansehen bei Gleichaltrigen [18].

Interessant ist, dass Mädchen bzw. dann junge Frauen ab dem Jugendalter in einigen Bereichen ein niedrigeres Selbstwertgefühl berichten als Männer [18]. Dieser Geschlechtsunterschied im Selbstbewusstsein findet sich konsistent, wenn man Jungen und junge Männer direkt fragt, wie sehr sie sich mögen bzw. mit sich zufrieden sind – indirekte Methoden zur Erfassung des Selbstwertgefühls, z.B. über Wortzuordnungsaufgaben, zeigen meist keine Unterschiede zwischen jungen Frauen und Männern [20].

Nach der Pubertät steigt das Selbstwertgefühl kontinuierlich über die Lebensspanne an: besonders stark im jungen Erwachsenenalter zwischen 18 und 30 Jahren und etwas langsamer zwischen 30 und ca. 60–65 Jahren. Danach zeigen die meisten Studien leichte Abnahmen im höheren Alter [8] Diese Abnahmen werden auf Verluste in der körperlichen und geistigen Leistungsfähigkeit im Alter zurückgeführt [21, 22]. Interessanterweise sind die Effekte relativ klein, was damit erklärt wird, dass das Selbstwertgefühl mit zunehmendem Alter von der objektiven Bewertung der eigenen Leistungsfähigkeit entkoppelt wird. Möglicherweise zum Schutz oder möglicherweise auch durch eine Anpassung der Standards: Menschen im fortgeschrittenen Alter erwarten nicht körperlich und geistig genauso leistungsfähig wie mit 30 oder 50 zu sein.

Kommen wir noch einmal auf die Geschlechtsunterschiede zurück, dass Frauen meist ein niedrigeres Selbstwertgefühl haben als Männer – viele Leser und Leserinnen wird das wenig überraschen. Einige Studien zeigen, dass dieser Geschlechtseffekt im höheren Erwachsenenalter weitestgehend verschwindet und Frauen und Männer nun gleichauf liegen [23]. Allerdings nicht dadurch, dass Frauen nun an Selbstbewusstsein gewinnen, sondern dadurch, dass das männliche Selbstbewusstsein stärker sinkt und Männer im negative Sinn Frauen sozusagen einholen. Ein Trost bleibt dabei: Das Selbstwertgefühl fällt nicht ins Bodenlose, sondern landet ungefähr auf dem Niveau von Mitte 20. Mit etwas Ironie könnte man schlussfolgern, dass man sich zumindest in dieser Hinsicht wieder wie 20 fühlt.

5.4 Weise oder mürrisch – Was passiert am Ende des Lebens?

Die schlechten Nachrichten zuerst: in Bezug auf die Big Five Persönlichkeitseigenschaften finden sich im Durchschnitt eher nachteilige Veränderungen im höheren und hohen Alter, auch wenn diese nicht verwunderlich sind. Menschen werden etwas introvertierter, sozial zurückgezogener, konservativer, weniger aufgeschlossen, weniger verträglich (obwohl einige Studien auch keine Veränderung fanden) und weniger gewissenhaft [10, 24, 25]. Das klingt zunächst danach, dass alte und hochaltrige Menschen doch eher mürrisch und zurückgezogen als weise und gelassen werden. Auf der anderen Seite bleibt die Emotionale Stabilität älterer Menschen stabil oder steigt sogar weiter an [9, 10]. Nur wenn Menschen zunehmend körperliche Einschränkungen erleben, wie z.B. eine Verschlechterung der Sehfähigkeit [26], dann verringert sich auch ihre Emotionale Stabilität – zum Teil ist das aus meiner Sicht verständlich, da sicher Sorgen und Ängste um die Gesundheit und die Eigenständigkeit vermehrt auftreten. Ebenso nehmen Extraversion und Offenheit für Neues im hohen Alter umso stärker ab, je stärker körperliche und kognitive Einschränkungen auftreten. Auf der anderen Seite sagte eine Abnahme in Extraversion auch Verschlechterung in körperlicher Leistungsfähigkeit vorher [25, 26]. Hier vermuten die Autorinnen, dass körperliche und geistige Fitness einerseits zum gewissen Teil notwendig ist, um soziale Kontakte zu pflegen, also extravertiert zu sein, und andererseits gute soziale Kontakte dazu beitragen, körperlich und geistig fit zu bleiben.

Aber schauen wir doch noch einmal, ob Abnahmen in Extraversion, Gewissenhaftigkeit, und Emotionaler Stabilität wirklich schlechte Nachrichten sind. Zum einen muss man bedenken, dass ältere Menschen im Durchschnitt von einem hohen Niveau starten. Auch sind die Abnahmen meist so gering, dass alte und hochaltrige Menschen trotzdem noch höhere Werte als junge Erwachsene erreichen. Zum anderen haben manche Abnahmen auch Vorteile. So weiß man seit langem, dass ältere Menschen zwar ihre sozialen Kontakte reduzieren, dabei aber besonders lose Bekannte oder belastende Beziehungen beenden, während emotional nahe und bedeutsame Beziehungen weiterhin gepflegt werden [3, 27]. Daher sind alte und hochaltrige Menschen vielleicht weniger sozial aktiv als Zwanzigjährige, aber pflegen nach wie vor (meist) ausreichend bedeutsame und gute Beziehungen.

Gewissenhaftigkeit nimmt zwar nach dem Renteneintritt etwas ab, aber möglicherweise sind Gründlichkeit bei der Aufgabenerledigung und Ordnung dann nicht mehr so relevant wie es zuvor im Berufsleben notwendig war. Im Gegensatz zu diesen Studienbefunden werden viele von Ihnen unterschiedliche Beobachtungen hinsichtlich der Ordnung und Gründlichkeit älterer Menschen gemacht haben. Das verdeutlicht einmal mehr die Heterogenität im höheren und hohen Erwachsenenalter.

Zur Veränderung in Verträglichkeit gibt es nur wenige Studien, welche erst im hohen Alter Abnahmen finden [28]. Das stimmt mit anderen Studien zu Prosozialität, d.h., dem Helfen und Unterstützen anderer überein, welche ebenfalls Zunahmen in Prosozialität über das Erwachsenenalter und Abnahmen im hohen Alter berichten [29, 30]. Erklärt werden diese Veränderungen damit, wie viele Ressourcen Menschen zur Verfügung stehen. Im Vergleich zu Erwachsenen im mittleren Alter haben alte und hochaltrige Erwachsene oftmals weniger körperliche, finanzielle und kognitive Ressourcen, die sie dementsprechend weniger zur Unterstützung anderer einsetzen können. Untermauert wird diese Annahme mit Befunden, dass z.B. Prosozialiät bei höherem Einkommen etwas stärker ausgeprägt ist, das Einkommen im höheren Alter jedoch im Durchschnitt aufgrund des Renteneintritts abnimmt [29]. Zwei interessante Befunde dieser Studie möchte ich Ihnen nicht vorenthalten. Während Prosozialität mit zunehmendem Lebensalter tendenziell etwas abnahm, nahm sie bei kinderlosen Personen oder Personen mit sehr hohem Einkommen (mehr als 175,000 USD im Jahr) im Alter sogar etwas zu. Möglicherweise engagieren sich diese Menschen im Alter besonders für andere Menschen, weil sie selbst mehr als genug haben, anderen Menschen etwas hinterlassen möchten und keine unmittelbaren Verwandte haben, die sie unterstützen können.

> **Fazit**
>
> *Menschen verändern sich im Laufe ihres Lebens. Junge Erwachsene werden zunehmend reifer, das heißt gewissenhafter, zuverlässiger, prosozialer und emotional stabiler, was sich auch in einem zunehmenden Selbstbewusstsein spiegelt. Gleichzeitig erreichen Kontaktfreude und Offenheit für Neues ein Plateau im jungen bzw. mittleren Erwachsenenalter. Im hohen Alter und besonders in den letzten Lebensjahren vor dem Tod finden sich zum Teil gegenläufige Veränderungen mit Abnahmen in Gewissenhaftigkeit, Prosozialität und Emotionaler Stabilität. Diese Abnahmen sind jedoch relativ gering im Vergleich zu den Zunahmen in den Jahrzehnten zuvor und oftmals auf nachlassende körperliche und geistige Ressourcen zurückführbar.*

Literatur

1. Larson, R., Moneta, G., Richards, M. H., & Wilson, S. (2002). Continuity, stability, and change in daily emotional experience across adolescence. *Child Development, 73*, 1151–1165. https://doi.org/10.1111/1467-8624.00464
2. Gottfried, A. E., Fleming, J. S., & Gottfried, A. W. (2001). Continuity of academic intrinsic motivation from childhood through late adolescence: A longitudinal study. *Journal of Educational Psychology, 93*(1), 3–13.
3. Wrzus, C., Hänel, M., Wagner, J., & Neyer, F. J. (2013). Social network change and life events across the lifespan: A meta-analysis. *Psychological Bulletin, 139*, 53–80. https://doi.org/10.1037/a0028601
4. Borghuis, J., Denissen, J. J. A., Oberski, D., Sijtsma, K., Meeus, W. H. J., Branje, S., ... Bleidorn, W. (2017). Big Five personality stability, change, and codevelopment across adolescence and early adulthood. *Journal of Personality and Social Psychology, 113*, 641–657.

5. Göllner, R., Roberts, B. W., Damian, R. I., Lüdtke, O., Jonkmann, K., & Traut-wein, U. (2017). Whose „storm and stress" is it? Parent and child reports of personality development in the transition to early adolescence. *Journal of Perso-nality, 85*(3), 376–387. https://doi.org/10.1111/jopy.12246

6. Luan, Z., Hutteman, R., Denissen, J. J., Asendorpf, J. B., & van Aken, M. A. (2017). Do you see my growth? Two longitudinal studies on personality development from childhood to young adulthood from multiple perspectives. *Journal of Research in Personality, 67*, 44–60. https://doi.org/10.1016/j.jrp.2016.03.004

7. Soto, C. J., & John, O. P. (2017). The next Big Five Inventory (BFI-2): Develo-ping and assessing a hierarchical model with 15 facets to enhance bandwidth, fi-delity, and predictive power. *Journal of Personality and Social Psychology, 113*(1), 117–143. https://doi.org/10.1037/pspp0000096

8. Orth, U., Erol, R. Y., & Luciano, E. C. (2018). Development of self-esteem from age 4 to 94 years: A meta-analysis of longitudinal studies. *Psychological Bulletin, 144*(10), 1045–1080. https://doi.org/10.1037/bul0000161

9. Roberts, B. W., Walton, K. E., & Viechtbauer, W. (2006). Patterns of mean-level change in personality traits across the life course: A meta-analysis of longitudinal studies. *Psychological Bulletin, 132*, 1–25.

10. Bleidorn, W., Schwaba, T., Zheng, A., Hopwood, C., Sosa, S., Roberts, B., & Briley, D. (2022). Personality stability and change: A meta-analysis of longitudi-nal studies. *Psychological Bulletin*. Advance online publication. https://doi.org/10.1037/bul0000365

11. Ozer, D. J., & Benet-Martinez, V. (2006). Personality and the prediction of con-sequential outcomes. *Annual Review of Psychology, 57*, 401–421.

12. Roberts, B. W., Kuncel, N. R., Shiner, R., Caspi, A., & Goldberg, L. R. (2007). The power of personality: The comparative validity of personality traits, socio-economic status, and cognitive ability for predicting important life outcomes. *Perspectives on Psychological Science, 2*, 313–345. https://doi.org/10.1111/j.1745-6916.2007.00047.x

13. Specht, J., Egloff, B., & Schmukle, S. C. (2011). Stability and change of perso-nality across the life course: The impact of age and major life events on mean-le-vel and rank-order stability of the Big Five. *Journal of Personality and Social Psy-chology, 101*, 462–482.

14. Wortman, J., Lucas, R. E., & Donnellan, M. B. (2012). Stability and change in the Big Five personality domains: Evidence from a longitudinal study of Austra-lians. *Psychology and Aging, 27*(4), 867–874. https://doi.org/10.1037/a0029322

15. McCrae, R. R., & Terracciano, A. (2005). Universal features of personality traits from the observer's perspective: Data from 50 cultures. *Journal of Personality and Social Psychology, 88*(3), 547–561. https://doi.org/10.1037/0022-3514.88.3.547

16. Twenge, J. M. (2001). Changes in women's assertiveness in response to status and roles: A cross-temporal meta-analysis, 1931-1993. *Journal of Personality and So-cial Psychology, 81*, 133–145.

17. Hülür, G. (2017). Cohort differences in personality. In J. Specht (Hrsg.), *Handbook of personality development* (S. 519–536). Academic.

18. Orth, U., Dapp, L. C., Erol, R. Y., Krauss, S., & Luciano, E. C. (2020). Development of domain-specific self-evaluations: A meta-analysis of longitudinal studies. *Journal of Personality and Social Psychology, 120*(1), 145–172. https://doi.org/10.1037/pspp0000378

19. Marsh, H. W. (1987). The big-fish-little-pond effect on academic self-concept. *Journal of Educational Psychology, 79*(3), 280–294.

20. Pelham, B. W., Koole, S. L., Hardin, C. D., Hetts, J. J., Seah, E., & DeHart, T. (2005). Gender moderates the relation between implicit and explicit self-esteem. *Journal of Experimental Social Psychology, 41*(1), 84–89.

21. Wagner, J., Lang, F. R., Neyer, F. J., & Wagner, G. G. (2014). Self-esteem across adulthood: The role of resources. *European Journal of Ageing, 11*(2), 109–119.

22. von Soest, T., Wagner, J., Hansen, T., & Gerstorf, D. (2018). Self-esteem across the second half of life: The role of socioeconomic status, physical health, social relationships, and personality factors. *Journal of Personality and Social Psychology, 114*(6), 945–958. https://doi.org/10.1037/pspp0000123

23. Orth, U., Trzesniewski, K. H., & Robins, R. W. (2010). Self-esteem development from young adulthood to old age: A cohort-sequential longitudinal study. *Journal of Personality and Social Psychology, 98*(4), 645–658. https://doi.org/10.1037/a0018769

24. Costa, P. T., Jr., McCrae, R. R., & Löckenhoff, C. E. (2019). Personality across the life span. *Annual Review of Psychology, 70*, 423–448.

25. Wagner, J., Ram, N., Smith, J., & Gerstorf, D. (2015). Personality trait development at the end of life: Antecedents and correlates of mean-level trajectories. *Journal of Personality and Social Psychology, 111*, 411–429. https://doi.org/10.1037/pspp0000071

26. Mueller, S., Wagner, J., Smith, J., Voelkle, M. C., & Gerstorf, D. (2017). The interplay of personality and functional health in old and very old age: Dynamic within-person interrelations across up to 13 years. *Journal of Personality and Social Psychology*. https://doi.org/10.1037/pspp0000173

27. Lang, F. R., & Carstensen, L. L. (1994). Close emotional relationships in late life: Further support for proactive aging in the social domain. *Psychology and Aging, 9*, 315–324.

28. Kandler, C., Kornadt, A. E., Hagemeyer, B., & Neyer, F. J. (2015). Patterns and sources of personality development in old age. *Journal of Personality and Social Psychology, 109*, 175–191. https://doi.org/10.1037/pspp0000028

29. Shane, J., Niwa, E. Y., & Heckhausen, J. (2021). Prosociality across adulthood: A developmental and motivational perspective. *Psychology and Aging, 36*(1), 22–35. https://doi.org/10.1037/pag0000514

30. Sparrow, E. P., Swirsky, L. T., Kudus, F., & Spaniol, J. (2021). Aging and altruism: A meta-analysis. *Psychology and Aging, 36*(1), 49–56. https://doi.org/10.1037/pag0000447

6

Erziehung, Erfahrung, oder doch die Gene?

Was Sie erwartet

In diesem Kapitel geht es um die Frage, welchen Beitrag genetische Anlagen und Ereignisse in der (sozialen) Umwelt zur Persönlichkeitsentwicklung leisten. Im ersten Teil wird erklärt, wie Befragungen von Zwillingen und Adoptivfamilien zu Berechnungen von genetischer Ähnlichkeit und der Erblichkeit von Eigenschaften genutzt werden und warum es so schwierig ist, spezifische Gene für Eigenschaften zu identifizieren. Der zweite Teil betrachtet den Einfluss von Erziehung, Erfahrungen mit anderen Menschen sowie Lebensereignissen. Der dritte Teil fokussiert das Zusammenspiel von genetischen Anlagen und Umwelterfahrungen und schließt damit, dass weder das eine noch das andere Entwicklung determinieren, sondern jeweils Spielraum für alternative Veränderungen lassen.

Eltern werden das kennen: Ihr Kind macht etwas Untypisches, was zu einem stolzen „Das hat es von mir" oder zu einem mehr oder weniger vorwurfsvollen „Genau wie du" führt. Menschen war schon vor der Entdeckung der DNA bewusst, dass sie nicht nur im Aussehen, sondern auch in ihren Eigenschaften ihren Verwandten, hauptsächlich Eltern und Großeltern, ähneln. Humorvoll wie die Mutter oder der Vater, nachtragend wie Opa oder Oma. Der Volksmund hat dieses Wissen im Ausspruch „Der Apfel fällt nicht weit vom Stamm" festgehalten.

Ergänzende Information Die elektronische Version dieses Kapitels enthält Zusatzmaterial, auf das über folgenden Link zugegriffen werden kann [https://doi.org/10.1007/978-3-662-65183-4_6]. Die Videos lassen sich durch Anklicken des DOI Links in der Legende einer entsprechenden Abbildung abspielen, oder indem Sie diesen Link mit der SN More Media App scannen.

© Springer-Verlag GmbH Deutschland, ein Teil von Springer Nature 2022
C. Wrzus, *Werden, wer ich bin*, https://doi.org/10.1007/978-3-662-65183-4_6

Dabei kann man bei Ähnlichkeiten zwischen Eltern und Kindern oder zwischen Geschwistern gar nicht ohne Weiteres sagen, dass die Ähnlichkeiten aufgrund der genetischen Verwandtschaft bestehen. Genauso gut ist es denkbar, dass die Erziehung der Eltern, das Vorleben bestimmter Verhaltensweisen, gemeinsame Erlebnisse, ein Umzug in eine bestimmte Region oder die herzliche Nachbarschaft, zu Ähnlichkeiten von Geschwistern oder von Kindern mit ihren Eltern geführt haben.

6.1 Der Apfel fällt nicht weit vom (genetischen) Stamm

Bei der Betrachtung genetischer Einflüsse muss man zwischen **Ausprägungen** von Eigenschaften, also wie ordentlich und zuverlässig ist zum Beispiel ein Kind, und **Veränderungen** von Eigenschaftsausprägungen, wenn zum Beispiel Jugendliche zunehmend zuverlässiger werden, unterscheiden. So ist mittlerweile viel dazu geforscht und bekannt, dass menschliche Eigenschaften zu bedeutsamen Teilen genetisch mitbestimmt sind. Gleichzeitig kann es sein, dass Veränderungen in den Eigenschaften größtenteils durch Umwelteinflüsse und das Zusammenspiel von Genausprägungen und Umwelteinflüssen zustande kommen. Aber eins nach dem anderen....

Darwins Cousin und Genetische Analysen ohne Blut oder Haare
Darwin gilt als Begründer der Evolutionstheorie, also sehr verkürzt, der Annahme, dass sich Eigenschaften, die in bestimmten Umwelten vorteilhaft für Überleben und Fortpflanzung waren, besser in die nächste Generation durchgesetzt haben. Darüber hinaus hat er mit seinem Cousin Galton Körpergröße und Intelligenz bei Geschwistern und weiteren Familienmitgliedern untersucht. Sie stellten schon Mitte des 19. Jahrhunderts fest, dass Geschwister in diesen Merkmalen ähnlicher waren als Nicht-Verwandte [1]. Daraus schlossen sie, dass sich Körpergröße und Intelligenz von einer Generation auf die nächste vererben. Allerdings konnten sie nicht ausschließen, dass die Ähnlichkeiten nicht doch auch zum Teil aufgrund der gleichen Umwelt, z. B. derselben Ernährung und derselben Bildung zustande kamen. Dafür war erst die Erforschung der DNA und das Aufkommen von Zwillings- und Adoptionsstudien notwendig.

Eineiige Zwillinge unterscheiden sich bekanntermaßen von zweieiigen Zwillingen dadurch, dass sie zu 100 % in ihrer genetischen Ausstattung übereinstimmen, während zweieiige Zwillinge – wie nicht-gleichalte Geschwister – 50 % der genetischen Information teilen. Sowohl eineiige als auch zweieiige Zwillinge ähneln sich in Aussehen und Eigenschaften, aber eineiige Zwillinge sind oft noch etwas ähnlicher. Daraus, wie sehr sich eineiige Zwillinge in Eigenschaften wie beispielsweise Hilfsbereitschaft **mehr** ähneln als zweieiige Zwillinge, kann abgeschätzt werden, wie groß der genetische Einfluss auf ein Persönlichkeitsmerkmal ist. Das ist zulässig, weil sich die Zwillingspaare im Ausmaß der genetischen Übereinstimmung unterscheiden, jedoch als Paar jeweils den gleichen Umweltbedingungen, z. B. Elternhaus, Schule, ausgesetzt waren [1].

Gleichermaßen hat man versucht, über unterschiedliche Umwelteinflüsse, wie beispielsweise bei Zwillingen oder Geschwistern, die in verschiedene Familien adoptiert wurden, das Ausmaß des genetischen Einflusses zu berechnen. Ein möglicher Nachteil war, dass sich die Adoptivfamilien stärker in Bildungshintergrund, Einkommen oder Erziehungsstilen ähnelten als vorab angenommen. Nichtsdestotrotz haben diese Zwillings- und Adoptionsstudien überzeugend gezeigt, dass den meisten Persönlichkeitseigenschaften genetische Einflüsse zugrundeliegen. Bedauerlicherweise stellten sich bald zwei Probleme heraus: Fehlende Trennbarbarkeit von Genen und Umwelt und „fehlende Erblichkeit".

Fehlende Trennbarkeit von Genen und Umwelt
Verhaltensgenetische Untersuchungen funktionieren so: Man misst Verhalten, z. B., Hilfsbereitschaft oder mathematisches Problemlösen bei Verwandten unterschiedlichen Grades mittels Fragebogen oder Verhaltensbeobachtung. Über die unterschiedliche Ähnlichkeit von engen und weniger engen Verwandten in diesem gemessenen Verhalten werden die genetischen Einflüsse berechnet – daher der Name Verhaltensgenetik. Zum Zeitpunkt der Verhaltensmessung sind die Personen meist junge Erwachsene. Das bedeutet, dass das Zusammenspiel von Genen und Umwelt für die zu dem Zeitpunkt gemessene Ausprägung der Eigenschaften schon viele Jahre wirksam war und daher dieses komplexe, zeitspezifische Zusammenspiel eine klare Trennung von genetischen und Umwelteinflüssen erschwert.

Besonders deutlich wird das am Beispiel der Stoffwechselkrankheit Phenyl-
ketonurie, welche durch eine Veränderung auf dem 12. Chromosom ausgelöst
wird und unbehandelt durch zu viel der Aminosäure Phenylalanin im Körper
zu starker Intelligenzminderung führt. Eine möglichst Phenylalanin-freie Ernährung ab Geburt und entsprechende Medikation können die Auswirkungen
auf die geistige Entwicklung nahezu vollständig unterbinden. Interessant ist,
dass die Behandlung im Säuglings- und Kindesalter Auswirkungen auf die
geistigen Fähigkeiten hat, da die genetische Anomalie hauptsächlich während
der Hirnreifung wirkt [2]. Es wird zwar empfohlen, auch im weiteren Verlauf
eine eiweißarme Ernährung einzuhalten, aber die massiven geistigen Beein-
trächtigungen durch Phenylalanin aus Proteinen treten im Erwachsenenalter
nicht mehr auf. Wenn man nun ein- und zweieiige Zwillinge im Erwachsenenalter untersuchen würde, von denen jeweils ein Zwilling während der Hirnreifung erfolgreich behandelt wurde und entsprechend normale geistige
Fähigkeiten aufweist, der jeweils andere Zwilling jedoch aufgrund der fehlen-
den Behandlung geistige Einschränkungen hat, käme man zu folgendem
Fehlschluss: Geistige Fähigkeiten ähnlich sich nicht besonders zwischen Zwillingen und auch nicht stärker bei eineiigen als bei zweieiigen Zwillingen, wes-
halb der genetische Einfluss auf diese geistigen Fähigkeiten verschwindend
gering bzw. nicht feststellbar ist.

Dieses drastische Beispiel soll verdeutlichen, dass jegliches beobachtetes
Verhalten zu einem bestimmten Zeitpunkt der individuellen Entwicklung bereits das Resultat von genetischen Einflüssen, Umwelteinflüssen sowie deren
Wechselwirkungen ist. Beispielsweise können bestimmte genetische Anlagen
das Eintreten von Lebensereignissen wahrscheinlicher oder unwahrschein-
licher machen (siehe Abschn. 6.3 Ein Scheidungs-Gen?) und auch mit beeinflussen, wie stark jemand z. B. auf ein Ereignis reagiert. Wenn man den
Umwelteinfluss nicht kennt, weil er nicht gemessen wurde, kann das zu Fehl-
schlüssen über das Ausmaß des genetischen Einflusses führen. Man behilft
sich mit der Annahme, dass die Umwelteinflüsse für die untersuchten Zwillinge dieselben sind bzw. waren (und schätzt restliche unterschiedliche
Umwelteinflüsse). Das aber ist eine recht starke Annahme, wenn man be-
denkt, dass selbst Eltern mit größten Bemühungen ihre Kinder nicht immer
gleichbehandeln, sondern auch auf unterschiedliche Temperamente und Verhalten ihrer Kinder unterschiedlich reagieren.

Warum untersucht man dann nicht einfach Babys und Kleinkinder? Das
wird zum Teil gemacht, selbstverständlich nicht mit Fragebögen wie bei Er-

wachsenen, sondern durch Beurteilungen von Eltern oder Personen, die die Studien leiten. Die Ergebnisse zum genetischen Einfluss in dieser Altersgruppe sind oft sehr gering, weil Verhalten bei Babys und kleinen Kindern noch starken Veränderungen und Schwankungen unterliegt und dementsprechend schwerer zuverlässig zu messen ist [3].

Fehlende Erblichkeit

Mit den Erkenntnissen der Verhaltensgenetik, dass ein Anteil von 40–60 % von zwischenmenschlichen Unterschieden in Persönlichkeitseigenschaften auf genetische Unterschiede zurückführbar sind [1, 2], haben Wissenschaftler in den 1990er-Jahren begonnen, nach spezifischen Genen für Eigenschaften wie Intelligenz oder Delinquenz zu suchen. Dafür haben sie die Eigenschaften mittels Intelligenztest oder Fragebogen in einer Gruppe von Personen gemessen und nach dazugehörigen Unterschieden in Genausprägungen (sogenannten SNPs, single nucleotide polymorphisms) gesucht - mit bislang ernüchternden Ergebnissen. Wenn Unterschiede in bestimmten Genen, präziser SNPs, in einer Studie gefunden wurden, zeigten sich in anderen Studien meist andere Geneabschnitte. Auch konnten häufig nur bis zu ca. 21 % der Unterschiede im gemessenen Verhalten anhand der festgestellten genetischen Unterschiede erklärt werden [4]. Das stand im deutlichen Kontrast zu den Schätzungen aus verhaltensgenetischen Studien, welche ergaben, dass genetische Unterschiede 40–60 % der Eigenschaftsunterschiede zwischen Personen erklären. Diese Diskrepanz wird als „fehlende Erblichkeit" bezeichnet [4, 5] und bedeutet vereinfacht gesagt Folgendes: Man weiß aus verhaltensgenetischen Studien, dass Gene eine viel größere Rolle bei der Erklärung von Eigenschaftsunterschieden spielen müssen, findet aber nicht die spezifischen Gene, die dafür verantwortlich sind. Wahrscheinliche Ursachen sind neben den schwer zu messenden Umwelteinflüssen, welche etwas später beschrieben werden, dass Hunderte bis Tausende Gene in Kombination für Eigenschaftsausprägungen verantwortlich sind sowie Gen-Gen-Interaktionen zwischen ihnen [4]. Bestimmte Gen-Ausprägungen zeigen vermutlich nur Wirkung im Verhalten, wenn sie gleichzeitig mit bestimmten Ausprägungen in anderen Genen auftreten. Um ein alltagsnahes Beispiel zu geben: den Zug oder den Bus zu verpassen, wenn man genug Zeitpuffer hat, stellt kein größeres Problem dar. Erst wenn man knapp dran und auf dem Weg zu einem wichtigen Termin ist, entfaltet der verpasste Bus seine volle Wirkung.

> **Beispiel**
>
> *In seinem Buch „Dreams from my father" beschreibt Barack Obama, früherer US-Präsident, seine persönliche Suche nach dem Zusammenspiel von genetischen Anlagen und Umwelterfahrungen. Seine Mutter, Amerikanerin aus dem mittleren Westen, hat seinen Vater, einen kenianischen Austauschstudenten, beim Studium auf Hawaii kennengelernt. Dahin waren Barack Obamas Großeltern einige Jahre zuvor gezogen und dort wuchs Barack Obama auf, nachdem sein Vater nach Kenia zurückgegangen war und seine Mutter ebenfalls im Ausland arbeitete. Das Bemühen um ein Verstehen, wie seine kenianischen, amerikanischen und hawaiianischen Wurzeln zusammen seine Identität formen, bekommt nochmals Dringlichkeit als Barack Obamas Vater bei einem Autounfall stirbt und Barack Obama nach Kenia reist, um diesen Teil seiner Wurzeln kennenzulernen. Er beschreibt sich selbst als jemand, der sich nicht völlig in den USA Zuhause fühlte und gleichzeitig das Heimatland seines Vaters als fremd erlebte. In seinem Aussehen, seinem Namen und seiner Biografie kommen alle unterschiedlichen Einflüsse zusammen und sind vielleicht sichtbarer, im übertragenen und im wörtlichen Sinn als bei Menschen, deren Vorfahren seit Generationen in einer Gegend leben. Gleichermaßen kommen bei allen Menschen immer jeweils diese Einflüsse zusammen: die Biologie und Biografie mütterlicherseits und väterlicherseits sowie die gemeinsame Biografie und Biologie, die daraus entsteht.*

6.2 Der Schatten des Baumes und das Wetter: Erziehung und Erfahrung

Lassen wir für einen Moment die schwierig zu messenden genetischen Grundlagen von Persönlichkeitseigenschaften ruhen und schauen uns den zweiten Einflussfaktor Umweltbedingungen an. Damit sind in der menschlichen Entwicklung hauptsächlich soziale Umwelten gemeint, das heißt, andere Personen, Lebensbedingungen und Lebenserfahrungen.

Einige frühe Psychologen gingen so weit anzunehmen, dass man Kinder anhand von bestimmten Umwelterfahrungen zu allem formen kann, was man will, Anwälte, Ärzte, Künstler, Bettler, unabhängig von ihren Fähigkeiten:

„Give me a dozen healthy infants, well-formed, and my own specified world to bring them up in and I'll guarantee to take any one at random and train him to become any type of specialist I might select – doctor, lawyer, artist, merchant-chief and, yes, even beggar-man and thief, regardless of his talents, penchants, tendencies, abilities, vocations, and race of his ancestors." [6]. Damit wird nicht negiert, dass Menschen angeborene Eigenschaften aufweisen, sondern es wird postuliert, dass man diese anhand von Umwelterfahrungen gewissermaßen überschreiben kann. Wie funktioniert das?

Erzieher und Vorbilder

Natürlich kann man Menschen durch Umwelterfahrungen und Erziehung nicht zu allem formen, was man möchte. Um besondere Leistungen im Sport, in Mathematik oder im Musizieren zu erreichen, braucht es einerseits oftmals das Talent, z. B. körperliche Voraussetzungen. Ich bin dafür ein gutes Beispiel, weil ich akustisch eine Violine kaum von einer Viola unterscheiden kann, geschweige denn, welche Note gerade gespielt wird. Daher fällt mir alles was mit Musikinstrumenten zu tun hat schwer, außer einem Konzert zuzuhören. Neben den körperlichen Voraussetzungen kommt aber hinzu, dass Sportler, Musiker und andere im Laufe ihres Lebens viele tausende Stunden üben, also Erfahrungen sammeln, die ihren Leistungen zugutekommen. Das Üben folgt dabei im Grunde einem einfachen Versuch-und Irrtum-Prinzip, welches Psychologen als „Belohnungslernen" bezeichnen.

Viele Verhaltensweisen erlernen wir und verfestigen sich, wenn das Verhalten positive Konsequenzen nach sich zieht. Wenn wir uns im Sport oder in Arbeitsprojekten anstrengen (Verhalten) und dann erfolgreich sind (positive Konsequenz), erhöht das die Wahrscheinlichkeit, dass wir beim nächsten Mal ähnliches Verhalten zeigen und uns erneut anstrengen. Wenn wir anderen Menschen helfen (Verhalten), entspricht das zum einen wahrscheinlich unseren Wertvorstellungen, und führt zum anderen oft zu einem guten Gefühl (positive Konsequenz), wenn wir sehen, dass die Hilfe der anderen Person nutzt und die Person sich vielleicht sogar bedankt (weitere positive Konsequenz). Besonders die Reaktionen anderer Menschen können sehr wirkungsvolle Konsequenzen für Verhalten sein, welche man im weitesten Sinn als Lob und Tadel bezeichnen kann. Wenn also Eltern und Pädagogen loben oder schimpfen, wollen sie damit das Auftreten bestimmter Verhaltensweisen, z. B. Hausaufgaben erledigen, beeinflussen. Angemessenes oder positives Verhalten wird gelobt und soll öfter gezeigt werden; unangemessenes oder negatives Verhalten (z. B. Dinge beschädigen) wird sanktioniert und soll nicht mehr auftreten. Das ist der Grundgedanke hinter Erziehung. Wenn man also nicht daran glaubt, dass Umwelterfahrungen Eigenschaften beeinflussen können, kann man direkt mit Erziehung oder Mitarbeiterführung aufhören.

Belohnungen und Sanktionen können vielfältig sein. Die folgenden Sachen sind Beispiele, keine Empfehlungen für die Erziehung: anerkennende Worte oder Lächeln für gutes Benehmen, etwas Süßes, Fernsehen oder Computerspielen für erledigte Aufgaben, Pokale für sportliche Erfolge. Kritische Worte für rücksichtsloses Verhalten, Handy- oder Ausgehverbot für unerledigte Aufgaben. Neben Belohnungen und Sanktionen von anderen Personen, durch Tätigkeiten oder materielle Dingen können auch eigene Gefühle belohnend und bestrafen wirken. Freude am Hobby, Stolz über gelungene

Projekte und Zufriedenheit mit erledigten Aufgaben wirken ebenfalls belohnend und tragen dazu bei, dass Menschen diesen Tätigkeiten nachgehen. Wenn wir uns andererseits wegen eines bestimmten Verhaltens schämen, uns schuldig fühlen, weil durch unser Verhalten Schaden an Dingen oder bei anderen Menschen entstanden ist, oder wir von unserem Verhalten selbst enttäuscht sind, dann werden die meisten Menschen dieses Verhalten in der Zukunft nicht wiederholen [7].

Welche Belohnungen und Sanktionen wirken denn am meisten auf unser Verhalten? Viel Forschung zum Belohnungs- und Bestrafungslernen wurde in den 1930–1960 Jahren mit Tieren durchgeführt, die Essen als Belohnung und Schmerzen durch leichte Elektroschocks als Bestrafung bekamen [8]. Beispielsweise bekamen Affen Rosinen für das korrekte Lösen von Aufgaben (z. B. welche Spielfigur passt durch welches Loch), was dazu führte, dass sie die Aufgaben weiter bearbeiteten. Später erhielten die Affen Rosinen und Plastikchips wie beim Roulette, nochmals später nur Plastikchips, die sie im Nachhinein gegen Rosinen eintauschen konnten. Interessant ist, dass die Affen die Aufgaben weiter für die eigentlich nutzlosen, weil nicht essbaren Plastikchips erledigt haben [8]. Das erklärt, warum Geld, eine für menschliche Bedürfnisse wie Hunger, Durst, zwischenmenschliche Nähe, und Sicherheit zunächst wertlose Sache, so wertvoll ist – weil man Geld gegen Essen, Trinken, Kleidung, und eine Unterkunft eintauschen kann.

Das Interessante am Belohnungslernen ist, dass Menschen noch nicht einmal selbst die positiven oder negativen Konsequenzen erleben müssen; sie erlernen Verhaltensweisen auch dadurch, dass sie andere, z. B. Eltern, Geschwister, Menschen auf Arbeit, etc. beobachten. Eine der ersten Untersuchungen dazu zeigte, dass Kinder, die einen Erwachsenen dabei beobachteten wie er eine Puppe schlug und keine Strafe erhielt, später die Puppe deutlich häufiger selbst schlugen als Kinder, die die erwachsene Person nicht beobachtet oder bei positiven Verhaltensweisen beobachtet hatten [9]. Befunde, dass aggressives Verhalten der Eltern (gegenüber den Kindern und anderen) wiederum mit aggressivem Verhalten der Kinder einhergeht [10], können also nicht nur über Erblichkeit von Aggressivität, sondern auch über Beobachtungslernen erklärt werden. Ein weiterer Grund, warum Kinder nicht mit körperlicher Gewalt bestraft werden sollten: körperliche Bestrafung ruft oftmals wieder aggressives statt angemessenem Verhalten hervor [11].

Ihnen wird vermutlich aufgefallen sein, dass auch Erwachsene im Umgang miteinander Belohnungen und Sanktionen nutzen: Vorgesetzte Personen, die gute Arbeit loben und Schlamperei kritisieren; (Ehe-)Partner, die liebevoll sind, wenn etwas im Haushalt erledigt wurde und meckern, wenn nicht; Staaten, die Gesetzesverstöße bestrafen und Embargos gegen Länder aussprechen, die internationale Regeln verletzten. Das passiert nicht unbedingt, weil wir uns bewusst gegenseitig erziehen wollen (bitte versuchen Sie nicht Ihren Partner oder Partnerin, Kollegen oder andere Mitmenschen zu erziehen – das ist nahezu eine Garantie für zwischenmenschliche Probleme), sondern weil menschliches Miteinander so funktioniert. Unser Verhalten hat für andere Personen Konsequenzen und ruft bei ihnen Reaktionen hervor, die wir wiederum erleben und darauf reagieren [12]. Daher unterliegt unser Verhalten und die sich darüber verändernden Eigenschaften kontinuierlich dem Einfluss aus der (sozialen) Umwelt. Mehr dazu in den nächsten beiden Kap. 7 und 8.

> **Praxistipp**
>
> *Wenn Sie Kinder haben, überlegen Sie, worin sie Ihnen und worin sie dem anderen Elternteil ähneln: Haben sie die gleiche Nase, einen ähnlichen Körperbau. Falls Sie keine Kinder haben, worin ähneln Sie Ihrer Mutter, Ihrem Vater oder anderen Verwandten? Die Haar- oder Augenfarbe ist nahezu immer identisch mit einem Elternteil. Und wie sieht es mit bestimmten Verhaltensweisen, Talenten oder dem Temperament aus? Spannend wird es, wenn wir uns fragen, ob diese Verhaltensweisen und Talente vererbt oder vermittelt sind. Kann die Tochter so gut schwimmen, weil sie das von einem Elternteil geerbt hat oder weil die Eltern selbst gern schwimmen und seit dem Babyalter oft mit ihr schwimmen waren? Ebenso verhält es sich vielleicht mit einem aufbrausenden oder fröhlichen Temperament. Wenn Sie also Ähnlichkeiten im Verhalten entdecken und dafür die Gene verantwortlich machen, überlegen Sie, ob das Verhalten nicht auch „abgeschaut" sein kann. Und umgekehrt kann man Erziehung nicht immer loben oder kritisieren, weil Eigenschaften zum Teil eben auch vererbt sind.*
>
> *Diese kurze Anregung für Ihren Alltag finden Sie auch als Podcast zu diesem Kapitel* (Abb. 6.1).

Tipp für den Alltag - 06

Abb. 6.1 Tipp für den Alltag (▶ https://doi.org/10.1007/000-7cs)

Von den Schwierigkeiten Lebenserfahrung zu messen

Ähnlich wie Gene können Lebenserfahrungen (erfüllende Partnerschaften, Scheidungen, prekäre Arbeits- oder Lebensbedingungen) im gesamten Lebensverlauf Auswirkungen haben und auch langfristig wirken. Einerseits bestehen bestimmte Erfahrungen wie Partnerschaften und Erfahrungen im Beruf über Monate und Jahre und lassen sich kaum auf einen bestimmten Zeitpunkt des Geschehens festlegen. Andererseits wirken manche Ereignisse wie beispielsweise ein knapp überlebter Unfall jahrelang nach. Genau das macht es für die Forschung so schwierig, Lebenserfahrung zu messen.

Oftmals werden Ereignisse mittels Listen abgefragt, bei denen Personen ankreuzen, was sie im letzten halben Jahr oder Jahr erlebt haben. Anders als bei traumatischen Ereignissen (siehe Kap. 9) sind viele angenehme Ereignisse darunter. Etliche Ereignisse passieren relativ häufig, wie z. B., eine neue Partnerschaft einzugehen, umzuziehen, in einem neuen Job anzufangen oder in Rente zu gehen, während andere abgefragte Ereignisse selten passieren, z. B. man erhält einen Preis, eine befreundete Person stirbt [13, 14].

Anders als gedacht, zeigen solche Lebensereignisse nur recht kleine und oftmals inkonsistente Auswirkungen auf die Persönlichkeitsentwicklung [15]. Ich werde im Kap. 8 noch genauer darauf eingehen, aber so viel sei verraten: Das augenscheinlich selbe Ereignis, wie z. B. eine Kündigung oder eine Scheidung wirkt sehr unterschiedlich auf Menschen. Allein z. B. das Ende einer Partnerschaft wird von Personen unterschiedlich positiv oder schlimm eingeschätzt [13]. Außerdem können sich Menschen nach bestimmten Ereignissen recht unterschiedlich verhalten, und das wirkt sich wiederum darauf aus, ob und wie sich Eigenschaften verändern. Sind Personen beispielsweise nach einer Trennung sehr niedergeschlagen und ziehen sich von ihren Mitmenschen zurück oder blühen sie auf und gehen möglichst viel unter Leute.

Daher haben Luhmann und Kollegen [16] kürzlich nochmals einen Vorschlag unterbreitet, wie man Merkmale von sehr unterschiedlichen Lebensereignissen messen kann. In den Studien dachten die befragten Personen an ein großes Ereignis, welches sie im letzten halben Jahr oder den letzten zwei Jahren erlebt hatten und bewerteten das Ereignis danach anhand von Sätzen, wie z. B. „Das Ereignis war traurig", „Das Ereignis wurde durch andere Menschen verursacht" und „Das Ereignis trat unerwartet ein." Anhand dieser Beispiele merken Sie, dass diese Sätze für viele verschiedene Ereignisse sinnvoll beantwortet werden können. *Geburt eines Enkelkindes*: nicht traurig, durch andere Menschen verursacht und eher nicht unerwartet, da es bei der Mutter deutliche Anzeichen gibt. Tod eines Freundes: traurig, nicht durch Sie selbst verursacht (hoffentlich!), und kann unterwartet oder im Fall von Krankheit erwartet gewesen sein.

Zusätzlich haben Luhmann und Kollegen weitere Charakteristika identifiziert, u. a. Bedeutsamkeit, soziale Auswirkungen, Auswirkungen auf die eigene Weltsicht [16]. Interessant an ihrer Studie war, dass von allen Eigenschaften der Lebensereignisse die Valenz (d. h. Positivität) sowie die Vorhersagbarkeit am stärksten damit zusammenhingen, wie sich rückblickend das Ereignis auf die Lebenszufriedenheit der Personen ausgewirkt hat. Bei positiven, unerwarteten Ereignissen stieg die Lebenszufriedenheit im Vergleich zu vor dem Ereignis ebenso wie bei positiven, erwarteten Ereignissen, fiel aber nicht so schnell wieder danach ab. Also von einem unerwarteten Glücksfall hat man länger etwas als wenn das schöne Ereignis lang geplant oder es erwartet war. Auf der anderen Seite erholten sich Personen in dieser Studie schneller von erwarteten Tiefschlägen im Vergleich zu unerwarteten Unglücksfällen. Die Autoren schlossen dabei durch statistische Methoden aus, dass sich erwartete und unerwartete Ereignisse in der Stärke der Valenz unterschieden, also nicht unterschiedlich schlimm waren. Es bleibt für mich spannend, ob andere Merkmale, wie beispielsweise die Kontrollierbarkeit oder soziale Auswirkungen relevant für Veränderungen in Eigenschaften, wie Verträglichkeit oder Selbstwert sind.

6.3 Gene und schlimme Erfahrungen im Leben sind kein unverrückbares Schicksal

Ein Scheidungs-Gen?
Warum lassen Paare sich scheiden? Eine naheliegende Antwort ist, dass es in der Beziehung nicht mehr richtig funktioniert hat. Das erscheint auf den ersten Blick trivial, ist es für Beziehungsforscher allerdings nicht, weil es nur einen schwachen Zusammenhang zwischen (Un-)Zufriedenheit in der Beziehung und der Wahrscheinlichkeit einer Trennung gibt [17]. Es gibt demnach Paare, bei denen „es nicht gut funktioniert", die unzufrieden sind und die trotzdem zusammenbleiben. Genauso gibt es Paare, die eigentlich zufrieden sind, aber die Beziehung trotzdem nicht mehr weiterführen, weil vielleicht unterschiedliche Lebensziele wichtig sind. Das hat Beziehungsforscher veranlasst, eine ganze Reihe von Einflussfaktoren für Scheidungen genauer zu untersuchen: die Anzahl und das Alter von Kindern, den Einfluss der Eltern, Kommunikationsverhalten, Religion, sozio-ökonomische Faktoren, …
Überraschend war für Psychologen und die breite Bevölkerung, dass eineiige Zwillinge häufiger eine Scheidung erlebt haben, wenn auch ihr Zwilling geschieden war, als es bei zweieiigen Zwillingen der Fall war [18]. Mit einer

Stichprobe von mehreren Tausend erwachsenen Zwillingen wurde herausgefunden, dass die Wahrscheinlichkeit einer Scheidung zu 48–58 % von der genetischen Veranlagung eines Partners abhängt [18]. Zeitungen haben diese Erkenntnis zu der Frage verdichtet, ob es ein „Scheidungs-Gen" gibt [19]. Dementsprechend könnten Menschen, die es tragen, immer ein höheres Risiko haben, dass ihre Partnerschaften auseinandergehen – egal mit wem sie eine Partnerschaft eingehen.

Weitere Untersuchungen bestätigten, dass sich eineiige Zwillinge im Scheidungsrisiko ähnlicher sind als zweieiige Zwillinge, was auf genetische Einflüsse hindeutet [20]. Gleichzeitig zeigte diese Studie, dass das geschätzte genetische Scheidungsrisiko größtenteils durch Persönlichkeitseigenschaften erklärt wurde. Menschen, die stärker negative Emotionen erleben und ausdrücken, dominant und aufbrausend sind, und weniger traditionellen Werten und Rollenvorstellungen anhängen, hatten ein erhöhtes Risiko, eine Scheidung zu erleben [20].

Das heißt, verhaltensgenetisch bestimmte Ähnlichkeiten im Scheidungsrisiko lassen sich zum großen Teil auf Eigenschaften zurückführen, in denen sich eineiige Zwillinge ebenfalls ähnlicher sind als zweieiige Zwillinge. Die Autoren geben dabei zu bedenken, dass ein ebenfalls großer Teil der Unterschiede im Scheidungsrisiko auf Umwelteinflüsse zurückzuführen ist (der Rest der durch Abzug von 48–58 % von 100 % übrigbleibt, d. h. 42 %–52 %). Ein anschauliches Beispiel dafür ist, dass unser Körperbau zu großen Teilen vererbt wird, wir trotzdem über Ernährung und Sport unser Aussehen zu einem gewissen Teil beeinflussen können. Das heißt, bestimmte Gene führen in unterschiedlichen Umwelten und durch unterschiedliche Verhaltensweisen zu unterschiedlichen Konsequenzen – und ähnliche Umwelterfahrungen, z.B. die selbe Menge gegessener Schokolade, wirken sich bei Trägern unterschiedlicher Genvarianten anders aus.

Dieselben Gene in unterschiedlichen Umwelten vs. Unterschiedliche Gene in ähnlichen Umwelten

Bestimmte Gene und Erfahrungen (d. h. Umwelteinflüsse) für sich genommen bedeuten kein unausweichliches „Schicksal". Auch wenn es für manche verlockend klingt, Gene für Scheidung, Depression oder Gewalttätigkeit zu identifizieren und dann entsprechend (be-)handeln zu können, wird dabei vergessen, dass menschliches Verhalten komplex und multikausal ist, d. h. vielen Einflussfaktoren unterliegt. Dazu zählen auch Umwelteinflüsse, die die Auswirkungen bestimmter Gene verändern können, was in zwei bahnbrechenden Forschungsrichtungen deutlich wird.

Der Zusammenhang zwischen dem MAOA-Gen, Misshandlung in der Kindheit und Kriminalität wurde erstmals anhand von mehr als 1000 Neugeborenen untersucht, die bis ins Erwachsenenalter begleitet wurden. In dieser Studie zeigte sich, dass Träger von MAOA-Genvarianten, die zu einem niedrigen MAOA-Spiegel führen, häufiger wegen Gewaltverbrechen verurteilt wurden (ca. 31 %) wenn sie in der Kindheit schweren Misshandlungen ausgesetzt waren im Vergleich dazu, wenn sie keinen Misshandlungen ausgesetzt waren (ca. 3 %) [20]. Dabei ist zu wissen, dass niedrige Spiegel des Enzyms MAO, welches Neurotransmitters wie Serotonin und Noradrenalin reguliert, oft mit aggressivem Verhalten in Verbindung gebracht werden [21]. Aber auch Träger von MAOA-Genvarianten, die zu einem hohen MAOA-Spiegel führen, wurden häufiger verurteilt (ca. 20 %), wenn sie schwere Kindesmisshandlung erlebten, als Menschen, die nicht misshandelt wurden (8 %). Das passt zu den zuvor beschriebenen Studienbefunden, dass Aggressionen über Generationen hinweg auch erlernt sein können, zeigt aber, dass bestimmte Genausprägungen je nach Umwelterfahrung anders zum Tragen kommen: Das Vorhandensein einer bestimmten Variante des MAOA-Gens reicht nicht aus, sondern erst Misshandlung als Umwelteinfluss erhöht das „kriminelle Risiko". Wichtig bei diesen Studien ist, dass diese Ergebnisse nur auf Ebene der untersuchten Gruppe zutreffen, Vorhersagen, ob einzelne Personen Straftaten begehen, sind nicht im Sinn von ja/nein möglich. Prozentuale Wahrscheinlichkeiten können im Einzelfall nicht zutreffen. Um das zu veranschaulichen: Es gilt als gesichert, dass jahrelanges Rauchen die Wahrscheinlichkeit erhöht, an Lungenkrebs u. a. zu erkranken. Trotzdem gibt es Personen, die jahrzehntelang geraucht haben und nie an Lungenkrebs erkranken.

Ähnliche Befunde zeigen sich in Studien zum „Serotonin-Transporter-Gen" 5-HTTLPR, welches mit dem Auftreten von Depressionen in Verbindung gebracht wird [22]. Dabei wird das SS-Allel als Risikofaktor gesehen, an Depressionen zu erkranken, besonders wenn ungünstige Lebensumstände hinzukommen (z. B. Vernachlässigung durch Eltern, kritische Lebensereignisse) [23].

Abb. 6.2 verdeutlicht diesen Effekt, zeigt aber ebenso das in wissenschaftlichen Studien Personen zu finden waren, die an Depressionen erkrankt waren und weder Träger des SS-Allels waren noch ungünstige Lebensumstände hatten. Andererseits gibt es auch immer wieder Menschen, die Träger des SS-Allel des Gens 5-HTTLPR UND widrigen Lebensumständen ausgesetzt sind und trotzdem nicht an Depressionen erkranken. Möglicherweise haben sie andere schützende Faktoren, wie z. B. unterstützende Beziehungen, besondere

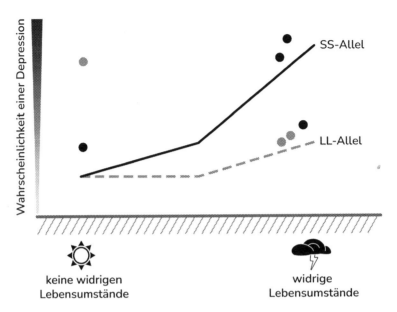

Abb. 6.2 Wahrscheinlichkeit an Depression zu erkranken, in Abhängigkeit davon, ob Personen bestimmte Ausprägungen des Gens 5-HTTLPR (LL = long-long, SS = short-short) besitzen und widrige Lebensumstände erfahren haben (basierend auf 23). Die Linien verdeutlichen die durchschnittlichen Ergebnisse, die Punkte stellen exemplarisch einzelne Personen da

Problemlösestrategien. Es verdeutlicht aber nochmals, dass bestimmte Genausprägungen oder Lebensumstände per se kein unausweichliches Schicksal sind.

Gene ändern sich nicht, Epigenetik schon

Alles was zuvor über genetische Einflüsse auf Verhalten beschrieben wurde, ging von der Annahme aus, dass das menschliche Genom und dessen Auswirkungen im Laufe des Lebens unverändert sind. Mit der ersten liegen wir bislang richtig, wobei die CRISPR/Cas-Methode zur Geneditierung [24] das in den nächsten Jahren auch ändern könnte. Ebenso hat sich in den letzten Jahrzehnten wiederholt gezeigt, dass Gene nicht zwingend kontinuierlich und gleichermaßen im Lebensverlauf wirken, sondern durch Umweltfaktoren mittels Epigenetik beeinflusst werden. Epigenetische Prozesse beeinflussen, wie bestimmte Gene exprimiert (ausgelesen) werden, d. h. aktiv oder inaktiv sind. Daher können Umwelteinflüsse mittels epigenetischer Prozesse die Genaktivität beeinflussen. Folgende Beispiele sind dabei besonders eindrücklich.

Einige von Ihnen wissen vielleicht, dass das Geschlecht von Alligatoren von der Temperatur abhängt, die die Eier während einer bestimmten Phase umgibt. Prinzipiell sind in Alligatoren-Eiern beide Geschlechter angelegt. Umgebungstemperaturen von unter 30 °Celcius führen zu hauptsächlich weiblichen Alligatoren, während bei über 34 °Celcius hauptsächlich männliche Alligatoren schlüpfen [2]. Umwelteinflüsse auf die Genexpression während der embryonalen Entwicklung sind schon ziemlich beeindruckend, aber die Geschlechtsverwandlung ausgewachsener Tiere stellt das noch einmal in den Schatten: Wenn bei Papagei-Fischen das dominante Männchen im Schwarm stirbt, ändert sich beim größten Weibchen innerhalb von wenigen Wochen das Geschlecht sowie Aussehen, sodass dieses Tier danach die Rolle des Männchen im Schwarm übernimmt [25]. Demnach wirken Umweltfaktoren, wie hier Temperatur oder das Fehlen eines dominanten Männchens im Schwarm auf die Genexpression.

Umwelteffekte auf epigenetische Prozesse wurden mittlerweile auch wiederholt für Menschen im Zusammenhang mit Stressreaktionen gezeigt [26–28]. Demnach verändern sowohl vorgeburtliche (pränatale) als auch postnatale und frühkindliche Stresserfahrungen die Wirkweise der genetisch angelegten „Stress"-(HPA-)Achse, welche das Ausmaß an physiologischer Stressreaktion mit beeinflusst, d. h., wieviel Stressrezeptoren während der Gehirnreifung angelegt werden, wie schnell und wie viel Cortisol und Adrenalin in Stresssituationen ausgeschüttet wird und wie sehr sich der Herzschlag beschleunigt. Z. B. zeigte sich, dass Babys 24 h nach der Geburt selbst gestresster auf eine etwas schmerzhafte Untersuchung reagierten (ihnen wurde an der Ferse Blut abgenommen), je höher der Stresspegel der Mütter in den letzten beiden Schwangerschaftsdritteln war [27]. Studien mit Mäusen, bei denen man die Mütter gezielt Stress aussetzte, konnten die Veränderungen in der Stressempfindlichkeit der Mäusenachkommen ebenfalls nachweisen [29]. Solche Veränderungen auf epigenetischer Ebene könnten sogar einen evolutionären Nutzen aufweisen, indem sie den Nachwuchs oder einen selbst gewissermaßen auf eine bedrohliche Umwelt vorbereiten und nachhaltig wachsamer machen.

Die gute Nachricht an diesen epigenetischen Prozessen im Zusammenhang mit Umwelterfahrungen ist, dass sie auch in umgekehrter Richtung wirken. Erste Studien zeigen, dass Psychotherapie und Stresspräventionstrainings ebenfalls auf epigenetische Prozesse im Zusammenhang mit Stressreaktivität wirken [30, 31]. Beispielsweise verringerte ein 3-monatiges Stressinterventionstraining mit insgesamt „nur" 22 Trainingsstunden die DNA-Methylierung auf den interessierenden Genen bei Medizinstudierenden vor ihren Examen. Darüber hinaus war die Veränderung in den epigenetischen Markern umso stärker, je öfter die Studierende die Stressreduktionstechniken im Alltag übten, je mehr sich ihre Stressbewältigungsstrategien verbesserten und je weniger sie sich subjektiv gestresst fühlten [31]. Das erklärt vielleicht die Gelassenheit und Stressresistenz buddhistischer Mönche …

Fazit

Auch wenn in der (psychologischen) Forschung immer mal wieder Extrempositionen existier(t)en, was den Einfluss von Genen und Umwelt auf die Ausprägung von Eigenschaften angeht, herrscht mittlerweile Konsens, dass sowohl die ererbten Anlagen als auch die Erfahrungen durch Erziehung und weitere Umwelteinflüsse, darunter häufig andere Menschen, dazu beitragen, wie sich die Persönlichkeit eines Menschen entwickelt. Das Ausmaß der einzelnen Einflüsse zu quantifizieren, ist schwierig, weil manche genetischen Ausprägungen es (un-)wahrscheinlicher machen, dass bestimmte Ereignisse eintreten. Und andersherum wirken Ereignisse unterschiedlich, je nachdem auf welche „genetische Werkseinstellung" sie treffen und die Ereignisse können zudem noch die Werkseinstellungen modifizieren.

Bestimmte Gene in sich zu tragen, heißt nicht, dass Scheidung, Depression oder Krebserkrankungen, auf jeden Fall eintreten werden. Bis auf wenige schwere Krankheiten stellen genetische Ausprägungen ein Risiko einer gewissen Höhe dar. Selbst wenn das Risiko verdoppelt wäre, kann das statt einer von 10.000 zwei von 10.000 Personen betroffen sind. Umwelteinwirkungen verändern das Risiko oftmals. Also vereinfacht gesprochen, wirken mehr Gemüse und Bewegung bei einem Risiko für Krebserkrankungen vorteilhaft, Beratung oder Therapie bei einem erhöhten Risiko für psychische Erkrankungen. Das ist zu beachten, wenn man sich Gen-Screenings unterzieht: es wird nicht festgestellt, was eintritt, sondern was eintreten könnte.

Literatur

1. Neyer, F. J., & Asendorpf, J. B. (2017). *Persönlichkeitspsychologie (Kap. 2.4)*. Springer.
2. Neyer, F. J., & Asendorpf, J. B. (2017). *Persönlichkeitspsychologie (Kap. 2.5 Molekular)*. Springer.
3. Loehlin, J. C., Willerman, L., & Horn, J. M. (1988). Human behavior genetics. *Annual Review of Psychology, 39*(1), 101–133. https://doi.org/10.1146/annurev. ps.39.020188.000533
4. Penke, L., & Jokela, M. (2016). The evolutionary genetics of personality revisited. *Current Opinion in Psychology, 7*, 104–109.
5. Plomin, R., Haworth, C. M. A., Meaburn, E. L., Price, T. S., & Davis, O. S. P. (2013). Common DNA markers can account for more than half of the genetic influence on cognitive abilities. *Psychological Science, 24*(4), 562–568. https://doi.org/10.1177/0956797612457952

6. Watson, J. B. (1930). *Behaviorism* (S. 82). University of Chicago Press.
7. Lewis, M. (1995). Self-conscious emotions. *American Scientist, 83*(1), 68–78.
8. Gerrig, R. J. (2018). *Psychologie* (S. 216–240). Pearson.
9. Bandura, A., Ross, D., & Ross, S. A. (1963). Imitation of film-mediated aggressive models. *The Journal of Abnormal and Social Psychology, 66*(1), 3–11.
10. Huesmann, L. R., Eron, L. D., Lefkowitz, M. M., & Walder, L. O. (1984). Stability of aggression over time and generations. *Developmental Psychology, 20*, 1120–1134.
11. Gershoff, E. T., & Bitensky, S. H. (2007). The case against corporal punishment of children: Converging evidence from social science research and international human rights law and implications for US public policy. *Psychology, Public Policy, and Law, 13*(4), 231.
12. Kurzius, E., Borkenau, P., & Leising, D. (2021). Spontaneous interpersonal complementarity in the lab: A multilevel approach to modeling the antecedents and consequences of people's interpersonal behaviors and their dynamic interplay. *Journal of Personality and Social Psychology*. https://doi.org/10.1037/pspi0000347
13. Lüdtke, O., Roberts, B. W., Trautwein, U., & Nagy, G. (2011). A random walk down university avenue: Life paths, life events, and personality trait change at the transition to university life. *Journal of Personality and Social Psychology, 101*(3), 620–637.
14. Sarason, I. G., Johnson, J. H., & Siegel, J. M. (1978). Assessing the impact of life changes: Development of the Life Experiences Survey. *Journal of Consulting and Clinical Psychology, 46*, 932–946.
15. Bleidorn, W., Hopwood, C. J., & Lucas, R. E. (2018). Life events and personality trait change. *Journal of Personality, 86*, 83–96. https://doi.org/10.1111/jopy.12286
16. Luhmann, M., Fassbender, I., Alcock, M., & Haehner, P. (2020). A dimensional taxonomy of perceived characteristics of major life events. *Journal of Personality and Social Psychology*. https://doi.org/10.1037/pspp0000291
17. Karney, B. R., & Bradbury, T. N. (1995). The longitudinal course of marital quality and stability: A review of theory, methods, and research. *Psychological Bulletin, 118*, 3–34.
18. McGue, M., & Lykken, D. T. (1992). Genetic influence on risk of divorce. *Psychological Science, 3*(6), 368–373.
19. NZZ. https://www.nzz.ch/folio/wie-viel-wird-vererbt-ld.1623113. Zugegriffen am 21.08.2021.
20. Caspi, A., McClay, J., Moffitt, T. E., Mill, J., Martin, J., Craig, I. W., … & Poulton, R. (2002). Role of genotype in the cycle of violence in maltreated children. *Science, 297*(5582), 851–854.
21. Buckholtz, J. W., & Meyer-Lindenberg, A. (2008). MAOA and the neurogenetic architecture of human aggression. *Trends in Neurosciences, 31*(3), 120–129.
22. Karg, K., Burmeister, M., Shedden, K., & Sen, S. (2011). The serotonin transporter promoter variant (5-HTTLPR), stress, and depression meta-analysis revi-

sited: Evidence of genetic moderation. *Archives of General Psychiatry, 68*(5), 444–454. https://doi.org/10.1001/archgenpsychiatry.2010.189

23. Caspi, A., Sugden, K., Moffitt, T. E., Taylor, A., Craig, I. W., Harrington, H., … & Poulton, R. (2003). Influence of life stress on depression: Moderation by a polymorphism in the 5-HTT gene. *Science, 301*(5631), 386–389.

24. Doudna, J., & Charpentier, E. (2014). The new frontier of genome engineering with CRISPR-Cas9. *Science, 346*(6213), 1077. https://doi.org/10.1126/science.1258096

25. https://www.nationalgeographic.com/animals/fish/facts/parrotfish; Zugegriffen am 21.08.2021

26. Provenzi, L., Giorda, R., Beri, S., & Montirosso, R. (2016). SLC6A4 methylation as an epigenetic marker of life adversity exposures in humans: A systematic review of literature. *Neuroscience & Biobehavioral Reviews, 71*, 7–20.

27. Davis, E. P., Glynn, L. M., Waffarn, F., & Sandman, C. A. (2011). Prenatal maternal stress programs infant stress regulation. *Journal of Child Psychology and Psychiatry, and Allied Disciplines, 52*(2). https://doi.org/10.1111/j.1469-7610.2010.02314.x

28. Torres-Calapiz, M., Amarasiriwardena, C., Bellinger, D. C., Coull, B. A., Téllez-Rojo, M. M., Wright, R. O., & Wright, R. J. (2016). Toddler temperament and prenatal exposure to lead and maternal depression. *Environmental Health: A Global Access Science Source, 15*(1). https://doi.org/10.1186/s12940-016-0147-7

29. Tang, A. C., Reeb-Sutherland, B. C., Romeo, R. D., & McEwen, B. S. (2012). Reducing behavioral inhibition to novelty via systematic neonatal novelty exposure: The influence of maternal hypothalamic-pituitary-adrenal regulation. *Biological Psychiatry, 72*(2). https://doi.org/10.1016/j.biopsych.2012.03.021

30. Gottschalk, M. G., & Domschke, K. (2016). Novel developments in genetic and epigenetic mechanisms of anxiety. *Current Opinion in Psychiatry, 29*(1), 32–38. https://doi.org/10.1097/YCO.0000000000000219

31. Stoffel, M., Aguilar-Raab, C., Rahn, S., Steinhilber, B., Witt, S., Alexander, N., & Ditzen, B. (2019). Effects of mindfulness-based stress prevention on serotonin transporter gene methylation. *Psychotherapy and Psychosomatics, 88*, 1–3. https://doi.org/10.1159/000501646

7

Wer verändert uns am meisten?

Was Sie erwartet

Dieses Kapitel fasst die reiche Forschungsliteratur zum Einfluss von Eltern, Freunden und Lebenspartnern auf die Persönlichkeitsentwicklung zusammen. Dabei wird jeweils auf Ähnlichkeiten zwischen den Personen sowie auf Verhaltensweisen eingegangen, die zur Persönlichkeitsentwicklung beitragen. Abschließend wird der Einfluss weiterer Menschen, z. B. Großeltern, Mentoren sowie die Frage, welcher Einfluss am stärksten ist, diskutiert.

Im vorherigen Kapitel wollte ich Sie davon überzeugen, dass Gene unser Startkapital sind, die nur zum Teil mit beeinflussen, wie wir uns im weiteren Verlauf entwickeln und hauptsächlich für Stabilität sorgen. Umwelteinflüsse, im besonderen andere Personen, erklären vermutlich den größeren Teil der Persönlichkeitsveränderungen. Nun gibt es viele Personen, die eine wichtige Rolle im Leben von Menschen einnehmen und sie prägen. Was denken Sie, wer hat Sie bislang im Leben am meisten geprägt?

Ergänzende Information Die elektronische Version dieses Kapitels enthält Zusatzmaterial, auf das über folgenden Link zugegriffen werden kann [https://doi.org/10.1007/978-3-662-65183-4_7]. Die Videos lassen sich durch Anklicken des DOI Links in der Legende einer entsprechenden Abbildung abspielen, oder indem Sie diesen Link mit der SN More Media App scannen.

Einige von Ihnen werden jetzt vielleicht sagen „meine Partnerin", Andere vielleicht eher „meine Eltern" oder „mein bester Freund". Viele werden vielleicht auch an verschiedene Personen zu unterschiedlichen Zeitpunkten denken.

7.1   Eltern kann man sich nicht aussuchen …

Wie wir im vorherigen Kapitel gesehen haben, können Eltern ihre Kinder auf zweierlei Wegen beeinflussen, die oft zusammenwirken. Über Vererbung erhalten Kinder das „Startkapital" für bestimmte Eigenschaftsausprägungen, mehr oder weniger ordentlich, aufbrausend oder aufgeschlossen zu sein. Gleichzeitig prägen Eltern ihre Kinder – und zum Teil auch umgekehrt – durch das alltägliche Miteinander. Das sind zum einen direkte Gebote und Verbote, die man üblicherweise Erziehung nennt. Zum anderen sind es subtile Einflüsse, wenn elterliches Verhalten als gutes oder schlechtes Vorbild dient und Kinder dieses Verhalten unbewusst nachahmen. Sie haben vielleicht im Restaurant auch schon einmal Teenager beobachtet, die in der selben (schlechten) Haltung wie ihre Eltern am Tisch fläzen.

Erstaunlicherweise zeigen Zwillings- und Adoptionsstudien zu Persönlichkeitsunterschieden oft nur geringe Effekte der von den Zwillingen geteilten Umwelt, die als „Familieneffekte" interpretiert werden [1]. Manche Personen haben daraus geschlossen, dass elterliche Versuche der Erziehung vergeblich sind [2]. Ich selbst bin da optimistischer, weil in diesem Kapitel vorgestellte Studien konsistent Zusammenhänge zwischen elterlichem Verhalten und kindlicher Persönlichkeitsentwicklung zeigen. Außerdem habe ich selbst einen Sohn und hoffe wohl, dass die ganzen Erziehungsbemühungen nicht umsonst sind. Auch wenn „Familieneffekte" wie Wohnbedingungen, Bildung, Einkommen, Berufstätigkeit der Eltern etc. innerhalb der Familie gleich sind, und zwischen Familien unterschiedlich, sind unmittelbare Einflüsse der Eltern wahrscheinlich eher den „Effekten der nicht-geteilten Umwelt" in Zwillings- und Adoptionsstudien zuzuordnen. Typischerweise werden darunter nur Freunde, Hobbies oder anderes, was die Zwillinge nicht teilen, gefasst. Aber wer glaubt wirklich, dass sich Eltern allen ihren Kindern gegenüber immer gleich verhalten?!

Von Mäusen und Menschen

Dass scheinbar gleiche Umwelten bei eineiigen Zwillingen unterschiedlich wirken und zu deutlichen Persönlichkeitsunterschieden führen können, hat eine Studie mit 40 genetisch identischen Mäusen, im Prinzip also eineiigen Zwillingen, untersucht. Die Mäuse kamen im Alter von 5 Wochen alle in ein „Zuhause", eine geräumige, abwechslungsreiche Wohnbox mit mehreren Bereichen und Verbindungsröhren zwischen den Bereichen. Innerhalb der Box konnten sich die Mäuse frei bewegen und ihre Laufwege wurden mit RFID-Chips überwacht, wie sie auch zur Diebstahlsicherung von Waren benutzt werden. Damit konnte man feststellen, wie viel und weit sie in der Wohnbox unterwegs waren, was ihr Explorationsverhalten indizierte. Innerhalb der nächsten drei Monate hatten sich deutliche stabile Unterschiede im Explorationsverhalten, sozusagen Persönlichkeitsunterschiede entwickelt [3]: Manche Mäuse blieben nur in einem kleinen Teil der Wohnbox und bewegten sich viel weniger als andere Mäuse, die die gesamte Wohnbox erkundeten.

Dass es trotz identischem genetischen Setup so deutliche Unterschiede im Verhalten gab, ist umso erstaunlicher, weil weitere Umwelteinflüsse außerhalb der Box ausgeschlossen werden konnten. Anders als bei Zwillings- und Adoptionsstudien konnten also weitere Einflüsse außerhalb des „Zuhauses" verhindert werden und deuten darauf hin, dass es innerhalb der geteilten Umwelt, der Wohnbox, spezifische, d. h. nicht-geteilte Umwelterfahrungen gibt. Das könnten die Stelle, an der die Mäuse in die Box gesetzt wurden, andere Mäuse auf die sie getroffen sind, und auch die ersten Erkundungen sein – ist eine Maus zufällig nach links oder rechts abgebogen. Diese minimalen Unterschiede in den initialen Erfahrungen haben sich über die Zeit aufsummiert und zu Persönlichkeitsunterschieden geführt. Ähnliches ist für Eltern und ihr Erziehungsverhalten denkbar, und so können Eltern ihre Kinder, inkl. eineiiger Zwillinge, unterschiedlich beeinflussen. Damit sind Eltern und ihre Erziehung in Zwillingsstudien eher den Effekten der nicht-geteilten Umwelt zuzuordnen.

Erziehungsstile und Persönlichkeitsentwicklung – Keine Erziehungstipps, bitte nicht nachmachen

Machen wir es noch etwas konkreter und schauen uns an, wodurch Eltern die Persönlichkeitsentwicklung ihrer Kinder beeinflussen. Elterliches Verhalten wird oftmals in Bereiche wie Wärme/Strenge, Autonomie/Fordern sowie Struktur/Regeln eingeteilt. Mit elterlicher Wärme ist gemeint, dass Kommunikation positiv verläuft und Eltern aufmerksam auf die Bedürfnisse des Kindes eingehen. Strenge hingegen ist als übermäßige Strenge zu verstehen und durch Bestrafung sowie Abweisung gekennzeichnet. Vielleicht hat jemand von Ihnen von seinen Eltern auch noch zu hören bekommen „Jetzt hab dich nicht so", wenn Sie hingefallen sind und geweint haben. Regeln konsistent und konsequent zu handhaben ist nicht mit Strenge zu verwechseln, sondern fällt in den Bereich Struktur. Strenge war (und ist teilweise) eingesetzt worden, damit Kinder nicht „verweichlichen".

Mittlerweile weiß man, dass Wärme und Zuwendung der bessere Weg sind und keinesfalls Kinder verweichlichen, besonders, wenn Wärme und Zuwendung mit Autonomie, Zutrauen und Fordern gepaart sind [4]. Damit ist gemeint, dass Kinder im Rahmen ihrer Fähigkeiten (!) selbst ausprobieren und entscheiden dürfen, auch oder gerade wenn einmal etwas schiefgeht. Das fängt schon damit an, dass Kinder selbst aussuchen, was sie anziehen – für den Fall, dass ihnen in der gewählten kurzen Hose oder im Rock doch zu kalt ist, haben Eltern eine (Strumpf-)Hose dabei, die sie ohne Belehrung aus der Tasche holen und vielleicht nur still zu sich sagen „Habe ich doch gesagt". Nur wenn Kinder selbst entscheiden und probieren und es ihnen glückt, gewinnen sie Selbstständigkeit und Selbstvertrauen, das heißt, das Vertrauen in sich selbst Probleme lösen zu können. Wenn Kindern hingegen Dinge abgenommen werden, die sie eigentlich könnten (z. B. Sachen aus dem Schrank nehmen und anziehen als Kindergartenkinder, Schuhe binden, Gemüse schneiden als Grundschulkinder), vermittelt das unbewusst „du kannst das nicht", auch wenn es aus Fürsorglichkeit abgenommen wurde.

Haben Sie feste Tage und Zeiten, an denen eingekauft, Wäsche gewaschen oder die Familie besucht wird? Oder sind Sie eher spontan und jeder Tag und jede Woche verläuft anders? Familien funktionieren ganz unterschiedlich; manche sind sehr strukturiert, die Tage sind durchplant, es wird immer zur selben Zeit gegessen und die Kinder kommen nie zur spät zur Schule. Bei anderen geht es chaotischer zu, morgens werden die Schuhe und der Schlüssel gesucht und Termine werden öfter mal vergessen. Solche Verhaltensweisen werden als Struktur/Regeln zusammengefasst und beinhalten ebenfalls, wie strikt Regeln eingehalten werden (z. B. keine Smartphones am Esstisch). Bei den meisten Familien läuft es irgendwo zwischen durchgetaktet und chaotisch ab. Das hängt zum einen davon ab, wie organisiert und strukturiert (d. h., gewissenhaft) die Eltern selbst sind und wirkt sich zum anderen auch darauf aus, wie organisiert und gewissenhaft die Kinder sich entwickeln (Abb. 7.1). Zum Beispiel zeigte eine Längsschnitt-Studie, welche gut 100 Kleinkinder (2–3 Jahre) bis zum Jugendalter (14 Jahre) begleitete, dass Jugendliche umso gewissenhafter waren, je mehr sie an (vernünftige) Regeln bzw. Bitten ihrer Eltern gewöhnt waren und ihnen nachkamen [5].

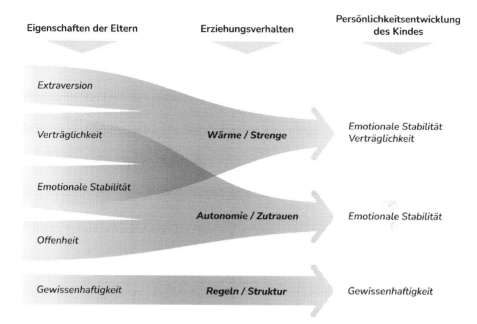

Eigenschaften der Eltern   Erziehungsverhalten   Persönlichkeitsentwicklung des Kindes

Extraversion

Verträglichkeit

Emotionale Stabilität

Offenheit

Gewissenhaftigkeit

Wärme / Strenge

Autonomie / Zutrauen

Regeln / Struktur

Emotionale Stabilität
Verträglichkeit

Emotionale Stabilität

Gewissenhaftigkeit

Abb. 7.1 Schematische Darstellung wie Eigenschaften der Eltern mit ihrem Erziehungsverhalten zusammenhängen und Erziehungsverhalten die Persönlichkeitsentwicklung des Kindes mit beeinflusst

Abb. 7.1 fasst die Zusammenhänge zwischen Persönlichkeitseigenschaften der Eltern und ihrem Erziehungsverhalten [4, 6, 7] sowie die Auswirkungen von Erziehungsverhalten auf die Persönlichkeitsentwicklung noch einmal zusammen [4, 5, 8, 9]. Dabei fällt Ihnen vermutlich auf, dass als Entwicklungsbereiche der Kinder zwar Emotionale Stabilität, Gewissenhaftigkeit und Verträglichkeit aufgeführt sind, jedoch Extraversion und Offenheit/Aufgeschlossenheit fehlen. Das liegt daran, dass bislang wenig robuste Befunde vorhanden sind, wie sich Erziehungsverhalten der Eltern auf diese beiden Bereiche auswirkt. Möglicherweise versuchen Eltern diese Eigenschaften weniger durch Erziehung zu beeinflussen? Während ein aufgeräumtes Zimmer (indikativ für Gewissenhaftigkeit), die Kontrolle von Wutanfällen (Emotionale Stabilität) sowie Nettsein und Unterstützung anderer (Verträglichkeit) Inhalte sind, die die meisten Eltern ihren Kindern vermitteln möchten, unterscheiden sich Eltern möglicherweise stärker darin, ob ihr Kind lieber etwas aufgeschlossener oder zurückhaltender, neugieriger oder konservativer sein sollte.

Was ist mit Konflikten?

Konflikte zwischen Eltern und Kindern treten nahezu unweigerlich auf, weil beide oft unterschiedliche Interessen und Vorstellungen haben. Um einmal Beispiele außerhalb von Stereotypen zu wählen: Die Mutter möchte laut Musik hören, der Teenager in Ruhe ein Buch lesen; der Vater findet etwas Chaos in der Küche nicht schlimm, während das Kind lieber alles an Ort und Stelle hätte. Wenn Konflikte feindselig oder aggressiv ausgetragen werden, führt das zu mehr negativer Emotionalität, Depressivität oder Aggressivität bei Kindern und Jugendlichen [4, 10]. Auf der anderen Seite sagt allein das Auftreten von Konflikten keine Veränderung in negativer Emotionalität vorher, sondern erst, wenn Konflikte zu Wut oder Traurigkeit führen [11]. Wenn Eltern mit Wärme und Zuwendung reagieren, und ich weiß, wie schwer das manchmal sein kann, sagt das eine positive Entwicklung der Kinder voraus. Es ist fast schon eine Binsenweisheit: Konflikte gehören in zwischenmenschlichen Beziehungen dazu – es kommt aber darauf an, wie man sie löst. Mehr dazu, wenn es um Partnerschaften geht, in denen es ebenfalls viele Konflikte geben kann.

Das Henne-Ei-Problem

Am Anfang lag der Fokus der Eltern-Kind-Forschung darauf, wie sich elterliches Verhalten auf die (Persönlichkeits-)Entwicklung des Kindes auswirkt. Komplizierter, aber auch alltagsnäher wurde es, als in der Forschung berücksichtigt wurde, dass Eigenschaften und Verhalten des Kindes ebenfalls den Erziehungsstil beeinflusst: ein strenger Erziehungsstil tritt bei leicht reizbaren oder temperamentvolleren Kindern häufiger auf als bei ruhigeren Kindern [4]. Wenn man nun noch berücksichtigt, dass temperamentvollere Kinder aufgrund der genetischen Ähnlichkeit oftmals auch temperamentvollere Eltern haben, kommt man zu einem komplexen Familiensystem. Und auch das ist noch vereinfacht, weil eigentlich noch das zweite Elternteil, weitere Kinder und gegebenenfalls weitere Erwachsene im Fall von Patchwork-Familien berücksichtigt werden müssten.

Kinder können mit ihren Eigenschaften und Verhaltensweisen nicht nur strengeres, laxeres oder liebevolleres Verhalten bei ihren Eltern auslösen, es wird auch davon ausgegangen, dass Erziehungsverhalten je nach Eigenschaft des Kindes sich unterschiedlich auf seine Entwicklung auswirken kann [4]. In der zuvor beschriebenen Studie zur Entwicklung von Gewissenhaftigkeit zeigte sich, dass das Ausmaß, in dem 2–3-jährige Kinder mehr oder weniger gut selbstbeherrscht sind, beeinflusste, wie sehr sich Erziehungsregeln und

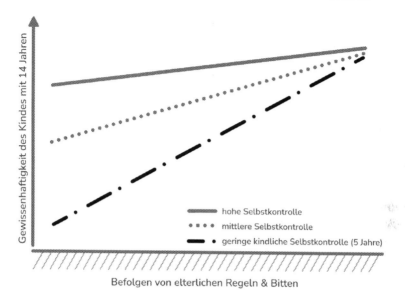

Abb. 7.2 Der Zusammenhang zwischen Erziehung und späterer Gewissenhaftigkeit unterscheidet sich mit der Persönlichkeit (Selbstkontrolle) des Kindes

Bitten der Eltern (z. B. aufzuräumen, bestimmte Dinge nicht anzufassen) darauf auswirkten, wie gewissenhaft die Kinder später als Jugendliche waren [5] (Abb. 7.2).

Gewissenhafte Kinder blieben eher gewissenhaft und vernünftig, (egal ob sie Regeln befolgten). Hingegen waren Kinder, die mit 2–3 Jahren wenig Selbstbeherrschung hatten, als Jugendliche umso gewissenhafter, je mehr sie den Regeln der Mutter folgen – interessanterweise hatten die Regeln des Vaters in der Studie keinen Effekt [5]. Es bleibt allerdings offen, ob die Mütter diesen Kindern die Regeln/Bitten in einer besonderen Weise gestellt haben, die es den Kindern ermöglichte, ihnen nachzukommen und sukzessive mehr Selbstkontrolle zu erlangen.

Somit kann man festhalten, dass das Henne-Ei-Problem eigentlich keines ist, wenn man die Zeit bzw. die zeitliche Reihenfolge berücksichtigt. Die Eigenschaften sowohl von Eltern und Kinder tragen zum Verhalten von beiden bei. Dieses Verhalten löst wiederum beim jeweils anderen eine Reaktion im Verhalten oder Erleben aus und wirkt sich damit langfristig auf Eigenschaften aus – eine kontinuierliche wechselseitige Beeinflussung findet statt. Oder um auf die anfängliche Überschrift zurück zu kommen: Eltern kann man sich nicht aussuchen – aber man beeinflusst sie mit.

> **Beispiel**
>
> Paul Maar, der Autor des *Sams,* beschreibt in seiner wunderbar geschriebenen Autobiografie Erinnerungen aus seiner Kindheit und Jugend während des und nach dem Zweiten Weltkrieg. Seine Mutter war gestorben als er noch ein Baby war, aber seine zweite Mutter kümmerte sich liebevoll um ihn. Sein Vater geht in den Krieg als er ungefähr vier ist und die meiste Zeit verbringen Paul Maar und sein Halbbruder mit der Mutter und den Großeltern auf dem Land. Als sein Vater aus der Kriegsgefangenschaft heimkehrt sind beide verändert: Paul Maar ist zehn Jahre alt, kennt den Vater kaum, der Vater handelt streng und jähzornig. In der Biografie wird die Vater-Sohn-Beziehung als hierarchisch und distanziert beschrieben – sie bleibt es ein Leben lang. Und Paul Maar resümiert am Ende seiner Biografie *„Auch ich habe dazu beigetragen".*

7.2   Wähle deine Freunde weise …

Es kommt nicht auf die Größe an …

Woran liegt es, dass manche Menschen einen riesigen Freundeskreis unterhalten und nahezu bei jeder Gelegenheit neue Freunde hinzukommen, während andere Menschen nur wenige enge Personen kennen? Die Eigenschaften mit dem größten Einfluss sind Extraversion, Verträglichkeit und Neurotizismus, die auf unterschiedlichem Weg wirken. Kontaktfreudigere und umgänglichere Menschen haben im allgemeinen einen größeren Freundeskreis als introvertierte, zänkische Menschen [12, 13]. Solche Menschen finden eher neue Freunde, weil ihnen der Kontakt mit anderen Spaß macht und sie von anderen mehr gemocht werden [12]. Gleichzeitig schätzen verträglichere Menschen andere Menschen positiver ein, was dabei hilft, dass Freundschaften harmonisch und stabil bleiben [12]. Wie neurotisch bzw. emotional stabil jemand ist, hängt kaum damit zusammen, wie leicht diese Person Freundschaften schließt. Allerdings stellt es eine Herausforderung für Freundschaften dar, wenn Personen, besonders Männer emotional sehr instabil sind [12, 13]. Häufiges Grübeln und Sorgen sowie Gemütsschwankungen können Beziehungen generell belasten [14] und für Männer vermutlich noch einmal verstärkt, weil diese Verhaltensweisen mit typisch männlichen Geschlechtsrollen inkompatibel sind.

Falls Sie zu den Personen gehören, die „nur" ein paar wenige enge Freunde besitzen, dann kann Ihnen die Wissenschaft den Rücken stärken. Wie bei so vielem im Leben, beispielsweise Essen, Intimität, Bücher … kommt es auch bei Freundschaften nicht hauptsächlich auf die Menge, sondern auf die Qualität an. Sind Sie also mit Ihrem kleineren Freundeskreis ganz zufrieden, seien

Sie durch eine Meta-Analyse mit 286 Studien und insgesamt mehr als einhunderttausend befragten Personen versichert: Für das Wohlbefinden und die Zufriedenheit von Menschen war nicht die Anzahl der Freunde entscheidend, sondern die Qualität [15]. Diese Meta-Analyse zeigte zudem, dass der Kontakt mit Freunden für das Wohlbefinden etwas wichtiger war als Kontakt mit der Familie oder erwachsenen Kindern. War allerdings die Beziehung zu den erwachsenen Kindern gut, so ging das ebenfalls mit einer höheren Lebenszufriedenheit einher.

Verderben uns Freunde oder machen Sie uns zu einem besseren Menschen?
Und wie beeinflussen nun Freunde unsere Eigenschaften und unsere Entwicklung? Im Jugendalter und bei jungen Erwachsenen Anfang der Zwanziger führt guter, angenehmer Kontakt und Nähe mit Freunden zu einer Zunahme von Extraversion [16]. Gleichzeitig steigern Beliebtheit und das Gefühl der Zugehörigkeit den eigenen Selbstwert [17]. Auf der anderen Seite führen Konflikte und Unsicherheit bei Treffen mit Freunden zu Abnahmen in emotionaler Stabilität und Extraversion [18]. Und auch wenn (beste) Freunde im Jugend- und jungen Erwachsenenalter enorm viel Zeit miteinander verbringen, führt das nicht dazu, dass sich ihre Persönlichkeit in eine ähnliche Richtung entwickelt. Die niederländische RADAR-Studie (Research on Adolescent Development And Relationships) hat über zweitausend 13-jährige sieben Jahre lang jährlich befragt und konnte in keiner der Big Five Eigenschaften gemeinsame Veränderungen zwischen den Jugendlichen und ihrem besten Freund bzw. Freundin finden [19]. Das ist auch nicht verwunderlich, weil in diesem Alter das Finden und Etablieren der eigenen Identität im Vordergrund steht und diese Identität soll möglichst einzigartig sein. Oder haben Sie schon mal einen Teenager sagen hören „ich möchte genau wie mein bester Freund sein"?

Und nach dem Jugendalter? Gibt es relativ wenige Studien. Ich vermute immer, dass das unter anderem daran liegt, dass es für Wissenschaftler deutlich schwerer ist, berufstätige Personen mit Kindern für Studien zu gewinnen als Studierende, die quasi vor der Labortür herumlaufen. Die wenigen Studien, die es gibt, zeigen kleine bis keine Effekte des Kontakts oder der Qualität in Freundschaften jenseits der 30 [7], mit einer Ausnahme: in einer Längsschnittstudie über 16 Jahre sagten Konflikte mit Freunden vorher, wie neurotisch bzw. emotional stabil die Personen mit 40 Jahren waren [20]. Die Beziehung zum Partner spielte ebenfalls eine große Rolle, worauf wir gleich noch zu sprechen kommen. Allerdings war die Befundlage für Freundschaften nicht ganz eindeutig, ob mehr Konflikte zu mehr oder weniger emotionaler Stabilität führen. Wie auch bei Eltern-Kind-Beziehungen, sind diese hetero-

genen Ergebnisse vermutlich darauf zurückzuführen, **wie** Konflikte ausgetragen werden. Einfach nur zu streiten und zu schmollen führt vermutlich
tatsächlich dazu, dass man häufiger negative Gefühle erlebt und gestresst ist
(sofern andere Beziehungen das nicht puffern). Wenn man hingegen Konflikte ruhig austrägt, eine gemeinsame Lösung findet und hinterher den Eindruck hat, daran gewachsen zu sein und nicht mehr sofort bei jeder Kleinig-
keit auszuflippen, dann ist man tatsächlich emotional gereifter und stabiler.

Auf ein Wort zu Ähnlichkeiten zwischen Freunden

Ihre Freunde haben bestimmt ähnliche Interessen und Wertvorstellungen
wie Sie, wählen vielleicht sogar die gleiche Partei oder haben eine ähnliche
(Aus-)Bildung. Aber sind Sie sich auch charakterlich ähnlich? Vielleicht in
einigen Aspekten. Die meisten meiner Freundinnen schätze ich gerade für
die Eigenschaften, in denen sie mir nicht ähnlich sind. J. und M. tragen
beide das Herz auf der Zunge, während ich hingegen Probleme nur ungern
oder indirekt anspreche. P. geht wirklich jede Niederlage mit der größten Zu-
versicht an, dass das schon irgendwie wieder wird und vielleicht sogar für
etwas gut ist – was es dann auch tatsächlich ist. V. ist mir vielleicht doch in
vielem ähnlich – aber so viel wollen Sie hier gar nicht über mich wissen, denn
es soll ja darum gehen, was die Forschung zu Freundschaften und Persönlichkeit weiß.

Am meisten ähneln sich Freunde in demografischen Eigenschaften und
Einstellungen [21, 22]: Freunde sind meist ähnlich alt, haben eine ähnliche
Schulbildung, einen ähnlichen gesellschaftlichen Status bzw. Einkommen
und eine ähnliche Haltung zu Umweltschutz, gleichgeschlechtlichen Partner-
schaften und anderen politischen Themen. Außerdem haben Frauen mehr
Freundinnen in ihrem Freundeskreis und Männer mehr Freunde, d. h.
Freundschaften des gleichen Geschlechts sind im Durchschnitt häufiger als
gegengeschlechtliche Freundschaften – zählen Sie bei sich einfach mal durch.
Freundschaften zwischen einem alten Millionär, der sein Geld mit Rohstoff-
Ausbeutung verdient hat und einem jungen mittellosen Künstler, der sich für
den Umweltschutz einsetzt, funktionieren vielleicht in Filmen und lehren beiden Protagonisten etwas über das Leben. In der Realität dominiert Homogamie, also Gleichförmigkeit in Demografie und Einstellungen. Das ist auch
sehr sinnvoll, weil Freunde so ähnlichen Interessen und Aktivitäten nachgehen können und sich nicht ständig über Umweltschutz, Finanzen oder ähnliches streiten.

Tatsächlich ist Homogamie oft auch nur ein Nebenprodukt der Lebensumstände [21]. Falls Sie selbst kein Vorstandsmitglied eines globalen Konzerns
sind, haben Sie vermutlich ebenso wie ich noch nie einen Konzernvorstand

gesprochen. Es ist einfach wahrscheinlicher neue Freunde in dem Sportverein zu treffen, in den man regelmäßig geht. Und falls das ein teureres oder günstigeres Sportstudio ist, werden die Mitglieder einen ähnlichen finanziellen Hintergrund haben wie Sie selbst. Genauso verhält es sich, wenn sie regelmäßig auf Fridays-for-Future-Veranstaltungen gehen. Sie werden dort kaum Personen treffen, denen Umweltschutz egal ist – aber vielleicht Ihren zukünftigen Partner oder Partnerin.

7.3   … und deinen (Ehe)-Partner umso mehr

Sind Sie gerade in einer Partnerschaft? Vielleicht schon viele Jahre, vielleicht frisch verliebt? Ich erzähle Ihnen wahrscheinlich nichts Neues, wenn ich sage, dass die Eigenschaften beider Partner dazu beitragen, wie harmonisch, erfüllend, konfliktreich oder stabil die Partnerschaft ist. Aber welche Eigenschaften sind es genau, welche Rolle spielt es, ob sich die Partner ähnlich sind, und wie beeinflussen sich Partner gegenseitig im Verlauf der Partnerschaft?

Eigenschaften, die das (Partnerschafts-)Leben leichter machen

Aktuell sind im Buchhandel über 6000 deutsche Bücher erhältlich, die sich aus psychologischer Sicht mit dem Thema Partnerschaft befassen [23]. Auch in der psychologischen Forschung gibt es ganze Zeitschriften und hunderte Lehrbücher, die ausschließlich Studien zum Thema Partnerschaft und Ehe beinhalten. Das heißt, ich kann hier nur einen sehr kleinen Ausschnitt wiedergeben, der sich auf die Big Five Eigenschaften bezieht. Von der Vielzahl an Eigenschaften sind für die Partnerschaftszufriedenheit am wichtigsten, weil sie die robustesten Effekte zeigen: Neurotizismus, oder Emotionale Stabilität, Verträglichkeit, welche auch Hilfsbereitschaft und Vertrauen beinhaltet, sowie Gewissenhaftigkeit, d. h. Zuverlässigkeit und Ordnung. Das trifft sowohl auf die eigenen Ausprägungen in diesen Eigenschaften zu, als auch die des anderen [24]. Diejenigen unter ihnen, die in ihrer Partnerschaft ständig die Wohnung aufräumen oder an anstehende Termine denken, die der/die andere vergessen hat, können das sehr gut nachvollziehen.

Besonders gut erforscht ist, wie sich hohe Ausprägungen in Neurotizismus in Partnerschaften auswirken. Menschen mit stärker ausgeprägtem Neurotizismus tendieren dazu, übermäßige Angst zu haben, den anderen zu verlieren, gleichzeitig das Verhalten des anderen sehr negativ zu bewerten, sich zurückzuziehen oder passiv-aggressiv zu reagieren [25, 26]. Dass das auf Dauer die Zufriedenheit schmälert, ist leicht nachvollziehbar. Gleichzeitig muss man sagen, dass die Effekte in diesen Studien zwar robust, aber nicht riesig sind. Das heißt, selbst wenn Menschen von Natur aus eher dazu neigen, leicht gestresst zu sein, mehr zu grübeln oder öfter niedergeschlagen zu sein als andere, können sie über positive und offene Kommunikation und liebevolles Miteinander sehr gute und stabile Partnerschaften führen. Und außerdem ändern sich ja Eigenschaften auch ein Stück weit im Laufe des Lebens, unter anderem durch die Erfahrungen, die wir in Partnerschaften machen. Und alle weiteren Ratschläge überlasse ich den anderen 6000 Büchern.

Gute Partnerschaften entstehen im Kopf

Ich bin immer wieder überrascht, wie unterschiedlich Partnerschaften funktionieren können, auch über Jahre, wenn ich solche Beziehungen schon längst beendet hätte. Vielleicht denken Freunde oder Familie aber auch so über die Beziehung, die mein Mann und ich führen. Wie auch immer, damit soll nur gesagt sein, dass der Begriff „gute Partnerschaft" keine allgemeinen Bewertungen vornimmt. Eher ist gemeint, welche Erlebens- und Verhaltensweisen zu einer positiven Persönlichkeitsentwicklung beitragen. Und außerdem musste ich ja eine Überschrift wählen, die Sie zum Weiterlesen animiert …

Im Abschnitt davor hatte ich beschrieben, dass Menschen mit höherem Neurotizismus dazu tendieren das Verhalten des Partners negativ zu interpretieren. Z. B. wenn der andere schon lange keine Blumen mitgebracht oder „Ich liebe dich"-gesagt hat, davon auszugehen, dass er/sie einen nicht mehr liebt, statt zu erkennen, dass vielleicht gerade besonders viel auf Arbeit los ist. Ebenso würde „Du siehst ganz schön kaputt aus" eher als Vorwurf, dass man im Moment nicht besonders vorzeigbar ist verstanden, denn als besorgte Nachfrage, ob man etwas tun und unterstützen kann. Finn und Kollegen haben diese Interpretationen bei Paaren, die im Durschnitt ein Jahr zusammen waren, untersucht und konnten zeigen, dass im folgenden Jahr (a) die negativen Interpretationen des Partnerverhaltens im Durschnitt abnahmen und (b) Neurotizismus umso mehr sank, je mehr negative Interpretationen abnahmen [25]. Weitere Studien zeigten, dass Neurotizismus sinkt, wenn Unsicherheitsgefühle gegenüber dem Partner abnehmen, je wichtiger der Partner ist und je mehr Kontakt Paare haben [18, 20]. Dieselben Studien zeigten, dass Personen etwas extravertierter und verträglicher wurden, je näher sie sich dem Partner fühlten und je wichtiger er/sie war.

Interessant war, dass Studien keine positiven Auswirkungen von positiven Verhaltensweisen (aufmerksam sein, positive Erwartungen hegen, Erlebnisse und Empfindungen teilen, zufrieden sein) auf die Entwicklung von Neurotizismus zeigten [27, 28]. Das lag möglicherweise daran, dass die Partnerschaften im Schnitt bereits acht Jahre und länger bestanden oder negative Verhaltensweisen (und auch deren Abnahme) sich viel stärker auf Eigenschaften auswirken als positive. In der Eltern-Kind-Forschung gibt es den Begriff „good enough parenting". Dieser Begriff bedeutet, dass Vernachlässigung und Misshandlung sich fast immer negativ auf die Entwicklung des Kindes auswirken, positives Elternverhalten aber nicht zwingend zu positiver kindlicher Entwicklung führt. Vielleicht gibt es auch ein „good enough partnering"?

In einem Bereich zeigen positive Partnerschaftserfahrungen aber doch Wirkung: je zufriedener Paare in ihrer Beziehung sind, desto stabiler ist ihr Selbstwertgefühl oder steigt sogar an [20, 28]. Zufriedenere Paare interpretierten Verhaltensweisen des anderen positiver und nutzen zudem konstruktive Konfliktlösestrategien statt zu schmollen oder verbal aggressiv zu werden [26]. Gute Partnerschaften entstehen also zwar im Kopf, aber zeigen sich im Verhalten.

> **Praxistipp**
>
> *Wenn Sie die Gelegenheit haben, dass in ihrem Freundeskreis gerade eine neue Partnerschaft entstanden ist, schauen Sie einmal genau hin, worin sich die Partner ähneln. Bildung, politische Einstellungen, Hobbies, Temperament? Und wie verändert sich das in den nächsten Monaten? Übernimmt einer der beiden das Hobby des Anderen, kleine Gesten oder gleich das komplette Ernährungsverhalten? Wenn es gerade keine neue Partnerschaft gibt, aber Sie Tante, Onkel oder Großeltern sind, dann achten Sie doch einmal mehr darauf, welche Eigenheiten oder besonders auffälligen Eigenschaften Kinder und ihre Eltern teilen. Natürlich ist dabei schwer auseinander zu halten, was angeboren und über die Zeit erlernt wurde. Und bitte besonders auf Stärken und weniger auf „schlechte Eigenschaften" achten.*
>
> *Diese kurze Anregung für Ihren Alltag finden Sie auch als Podcast zu diesem Kapitel (Abb. 7.3)*

Tipp für den Alltag - 07

Abb. 7.3 Tipp für den Alltag (▶ https://doi.org/10.1007/000-7ct)

Partylöwen und Couchkartoffeln
Wenn Partylöwen sich in Couchkartoffeln verlieben, ist ihre Beziehung dann zum Scheitern verurteilt, weil beide auf Dauer unzufrieden werden? Oder passiert das gar nicht, weil Löwen keine Kartoffeln mögen? Studien zeigen, dass sich Paare sehr oft hinsichtlich Alter, Bildung, finanziellem Hintergrund und Beruf sowie Einstellungen gegenüber politischen Themen ähneln. Ähnlichkeiten in Eigenschaften sind meist eher gering [29]. Das mag zum einen daran liegen, dass man das Alter der anderen Person leichter ansieht als ihre Zuverlässigkeit beim Überweisen von Rechnungen (Gewissenhaftigkeit). Zum anderen zeigen Studien, dass Ähnlichkeiten in Eigenschaften nicht häufig vorkommen, aber auch nicht wichtig für die Zufriedenheit der Paare ist [29]: Wenn Paare unähnlich in ihrer politischen Einstellung oder Eigenschaften waren, waren sie genauso (un-)zufrieden wie ähnlichere Paare. Wobei einige wenige Studien auch fanden, dass ähnlichere Paare zufriedener sind [29].

Aber wandeln sich Couchkartoffeln durch Partylöwen und gehen (mit dem Partner) viel öfter aus? Oder werden Partylöwen zur Couchkartoffel gezähmt? Gerade weil Paare sich anfangs in ihren Eigenschaften wenig ähnlich sind, könnte man annehmen, dass sie sich mit den Jahren immer ähnlicher werden. Auch wenn sich Personen in ihren Partnerschaften verändern, sind diese Änderungen recht klein. Große Konvergenz, das heißt, dass sich Paare über die Zeit in ihren Eigenschaften immer ähnlicher werden, finden Studien nicht [30, 31]

Das ist auch nicht verwunderlich, da Menschen unterschiedliche Gemeinsamkeiten in Partnerschaften wichtig finden [31]. Manchen ist es wichtig, dieselben Filme, Serien und Bücher zu mögen, andere finden, dass man auf jeden Fall zusammen lachen können, also den gleichen Humor haben muss. Ich kenne Personen, die suchen sich ausschließlich Partner bzw. Partnerinnen, die genauso sportlich sind wie sie. Ich hatte eher den Eindruck, dass es besser ist, meinen Mann nicht zum Joggen, geschweige denn zum Yoga überreden zu wollen – damit ist er sehr glücklich und mir erspart es, dass er meine Versuche der „Yoga-Krähe" sieht (suchen Sie im Internet dazu einmal Bilder, dann wissen Sie was ich meine). Außerdem kann ich so beim Joggen in Ruhe nachdenken, z. B. ob damit erst einmal das Wichtigste über Partnerschaften und Persönlichkeitsentwicklung gesagt ist.

7.4   Andere Menschen – aber sie müssen nah sein

Können nicht auch andere Menschen uns in unserer Entwicklung beeinflussen? Vielleicht der Opa mit dem man ein gemeinsames Hobby gepflegt und sich später so wunderbar unterhalten hat. Oder eine Mentorin aus dem

Berufsleben? Anekdotisch hört man das immer wieder. Wussten Sie zum Beispiel, was Barack Obama, früherer US-Präsident, und Robby Williams, Pop-Sänger, gemeinsam ist? Beide sind zum Teil bei ihren Großeltern aufgewachsen und besonders ihre Großmütter hatten einen wichtigen Einfluss auf sie [32, 33].

In der Forschung werden andere Beziehungen als Partner, Freunde und Kernfamilie als „Sonstige" zusammengefasst. In diesem Sammelbecken von mehreren Personen, von Kollegen bis Nachbarn und Vereinsfreunden, gehen in Studien die Einflüsse einzelner Personen auf die Entwicklung der Persönlichkeit meist verloren [18, 20]. Vereinzelt finden sich Befunde, dass Extraversion umso mehr steigt, je mehr Kontakt man mit diesen „Sonstigen Personen" hat und je weniger unsicher man sich mit ihnen fühlt [18, 20]. Manchmal gibt es auch unerwartete Befunde, z. B. dass Geselligkeit (eine Facette von Extraversion) abnimmt, je wichtiger einer Person die „Sonstigen" im Durchschnitt sind und je näher man sich ihnen fühlt [20]. Das liegt möglicherweise daran, dass diese Personen eher ein kleines Sozialnetzwerk haben, mit dem sie dann aber besonders eng sind. Sie beschreiben sich dann gegebenenfalls als weniger gesellig als jemand mit einem sehr großen Netzwerk mit vielen „Sonstigen", die aber auch nicht alle so nah und wichtig sind. Summa summarum kann man sagen, dass natürlich andere Personen jenseits von Eltern, Freunden oder den (Ehe-)Partnern einen Einfluss haben können, wie sich Menschen in ihrer Persönlichkeit entwickeln. Dazu gibt es bislang eher wenig psychologische Forschung. Diese Berichte aus Einzelfallstudien und narrativen Interviews legen nahe, dass die Beziehung eng und wichtig sein muss, um bleibende Eindrücke zu hinterlassen [34].

7.5   Wer verändert uns denn nun am meisten? Jeder zu seiner Zeit ...

Kann man nun eine abschließende Antwort auf die Frage geben, wer uns am meisten verändert? Für einen einzelnen Menschen lässt sich das zum jetzigen Stand der Forschung nur qualitativ über Interviews und Einzelfallanalysen beantworten. Über Gruppen, d. h. Studienstichproben, hinweg betrachtet haben Franz Neyer und ich die Ergebnisse von etlichen Längsschnittstudien ausgewertet, die untersucht haben, wie sich Beziehungen in unterschiedlichen Altersgruppen auf Veränderungen in Persönlichkeitseigenschaften auswirken [7]. Die Ergebnisse zeigten, dass der Einfluss bestimmter Beziehungstypen zu unterschiedlichen Zeiten am stärksten war (Abb. 7.4).

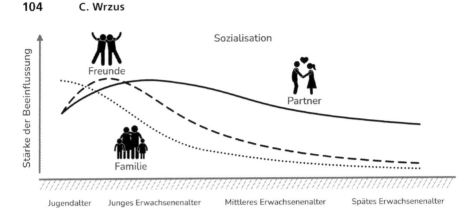

Abb. 7.4 Vereinfachter Verlauf wie stark verschiedenen Beziehungspersonen die Persönlichkeitsentwicklung eines Menschen zu unterschiedlichen Zeiten im Lebensverlauf beeinflussen

Der Einfluss von Familienbeziehungen war am stärksten im Jugendalter im Vergleich zu verschiedenen Phasen des Erwachsenenalters. Aber, liebe Eltern, etliche Studien zeigten auch keinen Einfluss auf die Persönlichkeitsentwicklung der Jugendlichen – tut also vorher, was ihr könnt. Ein Persönlichkeitsentwicklungsforscher fasste es so zusammen: Man soll Teenager in der Pubertät in Ruhe lassen und nicht zu viel durch Erziehung zu stören – wenn das Fundament stimmt, dann folgt nach dem Ausprobieren wieder Normalität. Zu der Zeit zeigen Freundschaften die stärksten Effekte im Vergleich zum jüngeren oder späteren Erwachsenenalter, in welchem Partnerschaften zentral werden [20, 7]. Auch hier sind die Effekte, d. h., der Einfluss der Partner aufeinander, absolut betrachtet eher klein. Das ist durchaus plausibel, weil Eigenschaften gewisse Stabilität und damit eher geringe Veränderbarkeit aufweisen und Partner einander nicht „umkrempeln" wollen (sollten) – schließlich haben sie sich ja gegenseitig ausgesucht, so wie sie sind (siehe Kap. 12 „Müssen wir uns alle ändern").

Fazit

Die uns umgebenden Personen, unsere Familie, Freunde, (Ehe-)Partner sind auf vielfältige Weise relevant für die Persönlichkeitsentwicklung. Über tagtägliche Interaktionen nehmen sie Einfluss auf unser Erleben und Verhalten und damit längerfristig auch auf Persönlichkeitseigenschaften. Die Wirkung ist aber nicht einseitig von diesen Menschen auf uns als Person, sondern wir tragen ebenso zu diesen Beziehungen bei: Beispielsweise indem wir uns Freunde und Partner aussuchen, die uns entsprechen und durch unser Verhalten auch bestimmte Reaktionen bei anderen hervorrufen. Es besteht also ein wechselseitiger Einfluss und beide Personen entwickeln sich weiter. Der Einfluss verschiedener Personen ist dabei zu unterschiedlichen Zeiten im Leben unterschiedlich stark. Nachdem Eltern (und Veranlagung) im Kindesalter zentral sind, nimmt im Jugendalter zunächst die Bedeutung von Freunden und später im Erwachsenenalter die Bedeutung der Partnerschaft zu – wobei es im Einzelfall anders sein kann. Die Wirkung der Bezugspersonen baut aufeinander auf, zum Guten als auch zum Nachteil: Freunde vertiefen, kompensieren oder verderben, was Eltern mitgegeben haben, Partner ebenso. Damit ist das ganze Leben über Veränderungspotenzial gegeben, auch dadurch dass Beziehungen ebenfalls veränderbar sind.

Literatur

1. Turkheimer, E. (2000). Three laws of behavior genetics and what they mean. *Current Directions in Psychological Science, 9*(5), 160–164.
2. Plomin, R. (2019). *Blueprint,: How DNA makes us who we are.* Mit Press.
3. Freund, J., Brandmaier, A. M., Lewejohann, L., Kirste, I., Kritzler, M., Krüger, A., et al. (2013). Emergence of individuality in genetically identical mice. *Science, 340*(6133), 756–759. https://doi.org/10.1126/science.1235294
4. Lengua, L. J., et al. (2019). Temperament and personality trait development in the family: Interactions and transactions with parenting from infancy through adolescence. In D. P. McAdams, R. L. Shiner, & J. L. Tackett (Hrsg.), *Handbook of personality development* (S. 201–220). Guilford.
5. Kim, S., & Kochanska, G. (2018). Evidence for childhood origins of conscientiousness: Testing a developmental path from toddler age to adolescence. *Developmental Psychology, 55*(1), 196–206. https://doi.org/10.1037/dev0000608
6. Prinzie, P., Stams, G. J. J. M., Dekovic, M., Reijntjes, A. H. A., & Belsky, J. (2009). The relations between parents' big five personality factors and parenting: A meta-analytic review. *Journal of Personality & Social Psychology, 97*(2), 351–362.
7. Wrzus, C., & Neyer, F. J. (2016). Co-development of personality and friendships across the lifespan: An empirical review on selection and socialization. *European Psychologist, 21*, 254–273. https://doi.org/10.1027/1016-9040/a000277
8. Kochanska, G., & Kim, S. (2020). Children's early difficulty and agreeableness in adolescence: Testing a developmental model of interplay of parent and child effects. *Developmental Psychology, 56*(8), 1556–1564. https://doi.org/10.1037/dev0001023
9. Branje, S. J. T., van Lieshout, C. F. M., & van Aken, M. A. G. (2004). Relations between big five personality characteristics and perceived support in adolescents' families. *Journal of Personality and Social Psychology, 86*, 615–628.
10. Borghuis, J., Bleidorn, W., Sijtsma, K., Branje, S., Meeus, W. H. J., & Denissen, J. J. A. (2020). Longitudinal associations between trait neuroticism and negative

daily experiences in adolescence. *Journal of Personality and Social Psychology, 118*, 348–363. https://doi.org/10.1037/pspp0000233

11. Wrzus, C., Luong, G., Wagner, G. G., & Riediger, M. (2021). Longitudinal coupling of momentary stress reactivity and trait neuroticism: Specificity of states, traits, and age period. *Journal of Personality and Social Psychology*. https://doi.org/10.1037/pspp0000308

12. Harris, K., & Vazire, S. (2016). On friendship development and the Big Five personality traits. *Social and Personality Psychology Compass, 10*, 647–667. https://doi.org/10.1111/spc3.12287

13. Wrzus, C., Zimmermann, J., Mund, M., & Neyer, F. J. (2017). Friendships in young and middle adulthood: Normative patterns and personality differences. In M. Hojjat & A. Moyer (Hrsg.), *Psychology of friendship* (S. nn). Oxford University Press.

14. Karney, B. R., & Bradbury, T. N. (1995). The longitudinal course of marital quality and stability: A review of theory, methods, and research. *Psychological Bulletin, 118*, 3–34.

15. Pinquart, M., & Sörensen, S. (2000). Influences of socioeconomic status, social network, and competence on subjective well-being in later life: A meta-analysis. *Psychology and Aging, 15*, 187–224. https://doi.org/10.1037//0882-7974.15.2.187

16. van Zalk, M., Nestler, S., Geukes, K., Hutteman, R., & Back, M. (2020). The codevelopment of extraversion and friendships: Bonding and behavioral interaction mechanisms in friendship networks. *Journal of Personality and Social Psychology, 118*(6), 1269–1290. https://doi.org/10.1037/pspp0000253

17. Reitz, A. K., Motti-Stefanidi, F., & Asendorpf, J. B. (2016). Me, us, and them: Testing sociometer theory in a socially diverse real-life context. *Journal of Personality and Social Psychology, 110*(6), 908–920. https://doi.org/10.1037/pspp0000073

18. Deventer, J., Wagner, J., Lüdtke, O., & Trautwein, U. (2019). Are personality traits and relationship characteristics reciprocally related? Longitudinal analyses of codevelopment in the transition out of high school and beyond. *Journal of Personality and Social Psychology, 116*, 331–347. https://doi.org/10.1037/pspp0000191

19. Borghuis, J., Denissen, J. J. A., Oberski, D., Sijtsma, K., Meeus, W. H. J., Branje, S., … Bleidorn, W. (2017). Big Five personality stability, change, and codevelopment across adolescence and early adulthood. *Journal of Personality and Social Psychology, 113*(4), 641–657. https://doi.org/10.1037/pspp0000138

20. Mund, M., & Neyer, F. J. (2014). Treating personality-relationship transactions with respect: Narrow facets, advanced models, and extended time frames. *Journal of Personality and Social Psychology, 107*, 352–368. https://doi.org/10.1037/a0036719

21. McPherson, M., Smith-Lovin, L., & Cook, J. M. (2001). Birds of a feather: Homophily in social networks. *Annual Review of Sociology, 27*, 415–444.

22. van Zalk, M. S., & Denissen, J. J. A. (2015). Idiosyncratic versus social consensus approaches to personality: Self-View, perceived, and peer-view similarity. *Journal of Personality and Social Psychology, 109*, 121–141. https://doi.org/10.1037/pspp0000035

23. Amazon-Suche am 27.8.2021 zum Stichwort „Partnerschaft" im Bereich Psychologie. Die Deutsche Nationalbibliothek (www.dnb.de), die alle auf deutsch erschienenen Bücher enthält, führte im März 2022 allein rund 3000 deutschsprachige Titel zum Stichwort Partnerschaft.

24. Malouff, J. M., Thorsteinsson, E. B., Schutte, N. S., Bhullar, N., & Rooke, S. E. (2010). The five-factor model of personality and relationship satisfaction of intimate partners: A meta-analysis. *Journal of Research in Personality, 44*(1), 124–127. https://doi.org/10.1016/j.jrp.2009.09.004

25. Finn, C., Mitte, K., & Neyer, F. J. (2015). Recent decreases in specific interpretation biases predict decreases in neuroticism: Evidence from a longitudinal study with young adult couples. *Journal of Personality, 83*, 274–286. https://doi.org/10.1111/jopy.12102

26. Kreuzer, M., & Gollwitzer, M. (2021). Neuroticism and satisfaction in romantic relationships: A systematic investigation of intra-and interpersonal processes with a longitudinal approach. *European Journal of Personality, 36*(2), 149–179. https://doi.org/10.1177/08902070211001258

27. Bühler, J. L., Weidmann, R., Wünsche, J., Burriss, R. P., & Grob, A. (2020). Daily responsiveness, expectations, and self–disclosure: How the average levels and within–person variability of three relationship components mediate personality–relationship transactions in romantic couples. *European Journal of Personality, 34*(3), 367–392. https://doi.org/10.1002/per.2255

28. Schaffhuser, K., Wagner, J., Lüdtke, O., & Allemand, M. (2014). Dyadic longitudinal interplay between personality and relationship satisfaction: A focus on neuroticism and self-esteem. *Journal of Research in Personality, 53*, 124–133. https://doi.org/10.1016/j.jrp.2014.08.007

29. Watson, D., Klohnen, E. C., Casillas, A., Simms, E. N., Haig, J., & Berry, D. S. (2004). Match makers and deal breakers: Analyses of assortative mating in newlywed couples. *Journal of Personality, 72*, 1029–1068.

30. Gonzaga, G. C., Campos, B., & Bradbury, T. (2007). Similarity, convergence, and relationship satisfaction in dating and married couples. *Journal of Personality and Social Psychology, 93*(1), 34–48.

31. Lutz-Zois, C. J., Bradley, A. C., Mihalik, J. L., & Moorman-Eavers, E. R. (2006). Perceived similarity and relationship success among dating couples: An idiographic approach. *Journal of Social and Personal Relationships, 23*, 865–880.

32. Obama, B. (2004). *Dreams from my Father: A story of race and inheritance.* Three Rivers Press.

33. Williams, R., & Heath, C. (2004). *Feel.* Ebury Press.

34. McAdams, D. P. (2015). *The art and science of personality development.* Guilford.

8

Was Beruf, Scheidung und Berentung mit uns machen

Was Sie erwartet

In diesem Kapitel werden Studienbefunde zur Veränderung von Big Five Eigenschaften und Selbstwertgefühl im Zusammenhang mit Lebensereignissen des Erwachsenenalters vorgestellt. Diese Ereignisse beziehen sich einerseits auf den Arbeitskontext, u. a. Berufsausbildung bzw. Studium, Berufseinstieg, Arbeitslosigkeit, Berentung, und andererseits auf partnerschaftliche Ereignisse wie Heirat, Geburt des ersten Kindes, Scheidung, Verwitwung. Das Kapitel schließt mit einer Betrachtung, dass gerade verlustassoziierte Ereignisse am Ende des Lebens sehr individuell erlebt und bewältigt werden, was dazu führt, dass keine allgemeinen Persönlichkeitsveränderungen beobachtet werden. Ein Fokus auf Weiterentwicklung und Integration dieser Verlusterlebnisse kann jedoch zu positiver Persönlichkeitsentwicklung beitragen.

Werden Sie demnächst heiraten oder in Rente gehen? Ich weiß gar nicht, ob ich Ihnen dazu raten oder eher abraten soll. Solche Lebensereignisse können Ihre Persönlichkeit verändern….

Zugegeben, das war jetzt etwas dick aufgetragen. Zum einen kommt es darauf an, wie man Lebensereignisse gestaltet und erlebt und zum anderen sind die Veränderungen meist eher klein. Darum wird es in diesem Kapitel

---

Ergänzende Information Die elektronische Version dieses Kapitels enthält Zusatzmaterial, auf das über folgenden Link zugegriffen werden kann [https://doi.org/10.1007/978-3-662-65183-4_8]. Die Videos lassen sich durch Anklicken des DOI Links in der Legende einer entsprechenden Abbildung abspielen, oder indem Sie diesen Link mit der SN More Media App scannen.

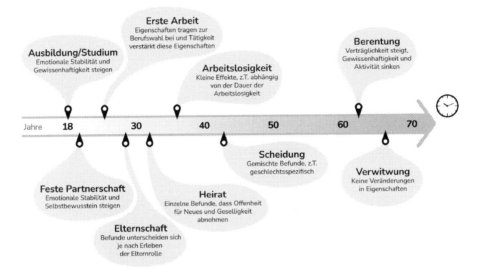

Abb. 8.1 Lebensereignisse im Erwachsenenleben und deren Auswirkungen auf Persönlichkeitseigenschaften (ausgewählte Befunde, Erläuterungen siehe Text)

gehen. Aus der Vielzahl größerer und kleinerer Ereignisse die Menschen im Laufe ihres (Erwachsenen-)Lebens erleben, stelle ich Ihnen wissenschaftliche Ergebnisse zu den Ereignissen vor, die am besten untersucht sind. Wir halten es mit Freud, für den Liebe und Arbeit die zentralen Aspekte menschlichen Lebens waren und hangeln uns dabei an typischen Ereignissen im Leben entlang (Abb. 8.1). Liebe meint dabei nicht nur Eros, die Anziehung in Partnerschaften, sondern auch die Beziehungen zu Freunden und zur Familie. Wobei die wichtigsten Ereignisse des Erwachsenenlebens mit anderen Menschen doch meist die (Ehe-)Partner betreffen.

8.1   Endlich erwachsen … und dann all diese Verantwortung

Wenn Sie gerade Mitte bis Ende Zwanzig sind oder auf diese Zeit zurückblicken, dann haben Sie vermutlich den Eindruck, dass ganz schön viel passiert (ist). Sich für eine Ausbildung oder ein Studium entscheiden; Partnerschaften eingehen und wieder lösen; dann wird es irgendwann ernst(haft), sodass die meisten Menschen zusammenziehen, Kinder bekommen und heiraten. Und dazu kommt noch der Einstieg ins Berufsleben. Ganz schön viel Veränderung und Verantwortung und das alles innerhalb weniger Jahre, meist zwischen 20 und Anfang 30. Psychologen haben herausgefunden, dass in dieser Zeit auch die Eigenschaften Emotionale Stabilität, Gewissenhaftigkeit, Verträglichkeit steigen ([1]; siehe Kap. 5 *Wie entwickeln sich Menschen im Durchschnitt*). Man spricht auch von Persönlichkeitsreife, weil Menschen im Durchschnitt zuverlässiger, netter und ausgeglichener, also „reifer" werden. Und zudem steigt noch ihr Selbstwertgefühl. Da lag es nahe zu untersuchen, ob Lebensereignisse, die in diesem Altersabschnitt stattfinden, etwas mit der Persönlichkeitsreifung zu tun haben – schauen wir mal.

Lieber Ausbildung oder Studium?

In vielen Ländern haben junge Erwachsene nach der Schulausbildung die Wahl, ob sie als Auszubildende oder ungelernt ins Arbeitsleben einsteigen oder ein Studium beginnen. Letzteres, wenn sie die Hochschulreife bzw. einen entsprechenden Test bestanden haben. In Deutschland haben sich 2020 57 % eines Jahrgangs für ein Studium entschieden, was nebenbei erwähnt ein enormer Anstieg im Vergleich zu 1960 (12 % eines Jahrgangs) und 2000 (33 %) ist [2].

Schaut man sich nun an, wie sich die Persönlichkeit junger Erwachsener in den ersten Jahren der Ausbildung bzw. des Studiums entwickelt, zeigen Studien, dass sowohl Auszubildende als auch Studierende emotional stabiler, verträglicher, und zuverlässiger/gewissenhafter werden – bei Auszubildenden war die Zunahme in Gewissenhaftigkeit sogar etwas stärker als bei Studierenden [3]. Vielleicht fordert das Arbeitsleben mehr Zuverlässigkeit und Sorgfalt als ein Studium, welches zumeist oft auch Spielraum für das vielbeschriebene Studentenleben lässt. Allerdings beziehen sich diese Ergebnisse sich auf Anfang 2000, während neuere Studien fanden, dass Studierende und Auszubildende mit der Zeit weniger kooperativ wurden [4, 5]. Möglicherweise kommen hier Unterschiede in den Arbeitsanforderungen zum Tragen, da das Bachelorstudium von vielen Studierenden als fordernder und kompetitiver wahrgenommen wird im Vergleich zum früheren Diplomstudium mit relativ vielen Freiheiten und weniger Prüfungen [6]. Auch sank Verträglichkeit bei Auszubildenden besonders stark, je stärker sie die Ausbildung als belastend erlebten [4]. Das heißt, Jugendliche/junge Erwachsene zeigen im Durchschnitt zunehmende Persönlichkeitsreifung mit dem Eintritt ins Erwachsenenleben. Erfahrungen im Studium und Berufsleben scheinen dazu beizutragen und können je nach Anforderung und ggf. Überforderung auch gegenteilige Effekte auf die Reifung haben.

Ob junge Erwachsene eher studieren oder eine Ausbildung beginnen, hängt nicht nur vom Schulabschluss und dem Elternhaus ab. Junge Erwachsene finge umso eher ein Studium an, je emotional stabiler und offener für Neues sie waren, während sich das Ausmaß an Verträglichkeit, Gewissenhaftigkeit oder Extraversion am Ende der Schulzeit noch nicht zwischen späteren Studierenden und Auszubildenden unterschied. Wir kommen bei der Berufswahl noch einmal darauf zurück, dass Menschen nicht zufällig in bestimmten Studiengängen oder Ausbildungen landen, sondern sie oftmals auch ihren Neigungen folgen – und diese hängen nun mal mit ihren Persönlichkeitseigenschaften zusammen.

Exkurs: Sir, jawohl, Sir!

Haben Sie auch einen mehr oder weniger unordentlichen Teenager Zuhause und denken manchmal darüber nach, ob etwas Armee-Drill zu aufgeräumten Zimmern und gemachten Betten führen würde? In einigen Ländern wie Israel, Korea oder Griechenland sind alle (männlichen) Erwachsenen mit wenigen Ausnahmen verpflichtet, Zeit bei der Armee zu absolvieren. Viele andere Länder unterhalten Berufsarmeen (z. B. USA, Belgien) denen nur ein Teil der Bevölkerung beitritt. In Deutschland waren von 1956–2011 junge Männer nach der Schulzeit verpflichtet, Wehrdienst oder Zivildienst (in Kindergärten oder Krankenhäusern) zu leisten.

Diesen Umstand, dass sich ca. 50 % der jungen Bevölkerung für Zivil- oder Wehrdienst entscheiden und durchführen musste, machte sich eine Studie von Jackson und Kollegen zu Nutze, welche Daten von über tausend Männern auswertete [7]. Diese Männer wurden am Ende der Schulzeit und vier Jahre später hinsichtlich ihrer Persönlichkeitseigenschaften untersucht. Von ihnen hatten in der Zwischenzeit gut 80 % Zivildienst und 20 % Wehrdienst absolviert. Es zeigte sich zum einen, dass Männer mit höheren Werten in Verträglichkeit und Offenheit, aber niedrigeren Werten in emotionaler Stabilität sich eher für den Zivildienst als den Wehrdienst entschieden. In der Tendenz waren zukünftige Rekruten auch etwas gewissenhafter [7]. Als beide

Gruppen vier Jahre später erneut befragt wurden, waren diese Männer im Durchschnitt alle gewissenhafter und emotional stabiler geworden, was die Autoren auf die Anforderungen bei der Armee und im Arbeitsalltag von Zivildienstleistenden zurückführen. Interessant ist, dass Rekruten über die Zeit auch etwas verträglicher und kooperativer wurden, diese Zunahme bei Zivildienstleistenden jedoch stärker war. Das ist nicht verwunderlich, wenn man sich den Alltag beider Gruppen vor Augen führt: Zivildienstleistende kümmern sich oftmals um hilfebedürftige Kinder und Patienten, während Rekruten auf Kampfeinsätze vorbereitet werden. Wie eingangs beschrieben, haben viele Eigenschaften und Verhaltensmuster, darunter auch Aggression und Hilfsbereitschaft in jeweils unterschiedlichen Kontexten Vorteile und so ist es nachvollziehbar, warum sich diese Eigenschaften in diesen Kontexten unterschiedlich entwickeln. Da sowohl Rekruten als auch Zivildienstleistende auch gewissenhafter und emotional stabiler geworden sind, liegt die Frage nahe, ob die Persönlichkeitsreifung vielleicht auf generelle Anforderungen des Arbeitslebens zurückzuführen ist.

Jawohl, Chef (oder Chefin)

Wonach haben Sie Ihren Beruf ausgesucht? Hatte es etwas damit zu tun „was Ihnen liegt"? Persönlichkeitspsychologen gehen zumeist davon aus, dass Menschen intuitiv Berufsfelder wählen, die ihren Eigenschaften entsprechen. Schüchterne Menschen würden demnach selten im Verkauf oder Außendienst arbeiten, gesellige Menschen arbeiten ungern in Berufen, in denen sie viel allein sind. Und Berufe, die Kontrolle und Genauigkeit verlangen (z. B. Buchhalter, Qualitätskontrolle) ziehen meist Menschen an, die Zuhause Unordnung vermeiden.

Diese Annahmen werden durch wissenschaftliche Studien gestützt. So zeigte sich bei knapp 7000 Erwachsenen, dass Personen mit höheren Werten in Extraversion, Offenheit für Neues und Verträglichkeit eher Berufe annahmen, in denen diese Eigenschaften wichtig sind [8]. Beachtenswert an dieser Studie ist, dass die Berufe anhand eines internationalen Berufsregisters erfasst und von Arbeitsmarktexperten dahingehend beurteilt wurden, wie wichtig Extraversion, Offenheit oder Verträglichkeit für diesen Beruf ist. Um das etwas greifbarer zu machen: Für Berufe wie Pfleger oder Erzieher wurde es als wichtiger gesehen, wie verträglich und hilfsbereit jemand ist als für Berufe wie Dachdecker oder Buchhalter (m/w/d).

Wenn sich Menschen also Berufsfelder suchen, die ihren Eigenschaften entsprechen, kann der Beruf sie dann überhaupt noch verändern? Um aus dem spruchwörtlichen Nähkästchen zu plaudern: Neben Forschung ist das Halten von Vorlesungen, Seminaren und Vorträgen eine Hauptaufgabe von Professorinnen und Professoren. Auch wenn die meisten nicht ununterbrochen selbst reden, sondern auch Studierende zu Wort kommen lassen, wird Professoren nachgesagt, dass sie auch im Privatleben „gern dozieren", d. h. selbst viel und andauernd reden. Hier kann man den Eindruck gewinnen, das Verhalten auf Arbeit färbt auf das generelle Verhalten, die Persönlichkeitseigenschaften ab. Die zuvor beschriebene Studie unterstützt die Vermutung für einige Eigenschaften: Je stärker offenes, kreatives oder verträgliches Verhalten in dem Beruf von Experten als wichtig angesehen wurde, desto offener und verträglicher wurden die Berufstätigen in diesen Berufen [8]. Weitere Studien zeigten, dass Personen in Führungspositionen ebenfalls durchsetzungsfähiger und offener werden [9].

Jetzt werden Sie sich vielleicht wundern, warum Berufsmerkmale keine Rolle für Veränderungen in Gewissenhaftigkeit spielten, obwohl Gewissenhaftigkeit deutlich Berufsleben zum Tragen kommt. Möglicherweise liegt das daran, dass Zuverlässigkeit, Ordentlichkeit und Gründlichkeit für die meisten Tätigkeiten eher hilfreich sind; sei es in der Verwaltung, im Baugewerbe oder im medizinischen Bereich. Entsprechend zeigen Studien, dass Menschen mit dem Eintritt ins Berufsleben gewissenhafter (d. h., zuverlässiger, ordentlicher, gründlicher) werden und das umso mehr, je stärker sie sich auf Arbeit engagieren und zuverlässig arbeiten [10, 11]. Interessanterweise treten diese Veränderungen sogar schon ein paar Monate bevor die Personen tatsächlich anfangen zu arbeiten auf [12].

Ebenfalls steigt bei Menschen die Emotionale Stabilität, wenn sie einen neuen Job annehmen, was z. T. auf die bessere finanzielle Absicherung und damit verbunden geringeren Sorgen (in diesem Bereich) zurückzuführen ist [11, 12]. Und was das „Vielreden" von Professoren angeht – ich schätze, das müssen Sie meine Familie fragen oder eins dieser Exemplare in Ihrem Umfeld beobachten.

Ein fester Partner – wenn die Beziehung ernsthaft wird

Erinnern Sie sich an Ihren ersten Freund, Ihre erste Freundin? Ich meine die erste längere, feste Beziehung und hoffe, die Erinnerung ruft bei Ihnen ein Lächeln hervor. Auch könnte ich mir vorstellen, dass Sie sich da zum ersten Mal gefestigt und reif gefühlt haben. Etliche Studien bestätigen das (Abb. 8.2):

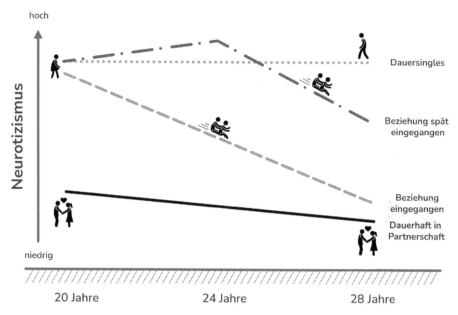

hoch

Neurotizismus

Dauersingles

Beziehung spät eingegangen

Beziehung eingegangen

Dauerhaft in Partnerschaft

niedrig

20 Jahre   24 Jahre   28 Jahre

Abb. 8.2 Veränderung in Neurotizismus beim Eingehen einer festen Partnerschaft (nach [13])

Junge Erwachsene, die im Studienzeitraum eine Partnerschaft eingegangen sind, wurden emotional stabiler, während Singles weiterhin weniger emotional stabil als Gleichaltrige waren. Personen, die bereits in einer festen Partnerschaft waren, zeigten ebenfalls keine Änderungen, waren aber schon zu Beginn der Studie emotional stabiler als Singles [10, 13]. Für die anderen Big Five Eigenschaften sind die Befunde weniger konsistent und zeigen in manchen Studien, dass Personen extravertierter oder gewissenhafter, aber etwas konservativer werden, wenn sie eine feste Partnerschaft eingehen [10, 14]. Gegebenenfalls sind diese Effekte kleiner und deswegen inkonsistenter oder sie sind auf parallel stattfindende Ereignisse wie den Einstieg ins Berufsleben zurückzuführen.

Die genauen Mechanismen für mögliche Zunahmen in emotionaler Stabilität sind noch unklar. Die meisten Forschenden nehmen an, dass es mit dem Erleben und Lösen von Partnerschaftskonflikten zu tun hat. Konflikte treten in Partnerschaften nahezu unvermeidlich auf, weil z. T. unterschiedliche Interessen und Präferenzen aufeinandertreffen und diese Differenzen aufgrund der Nähe und der Wichtigkeit der Beziehung immer wieder zum Vorschein kommen (siehe auch Kap. 7). Während Konflikte oft Ängste, Sorgen und Unsicherheit in Bezug auf die Partnerschaft auslösen, sollte das erfolgreiche Lösen dieser Konflikte als Ergebnis auch zu einer größeren Sicherheit und Gelassenheit, d. h. emotionalen Stabilität führen. So zeigte eine Studie, dass Personen, die ambivalentes Verhalten ihres Partners nicht negativ und damit konflikthaft interpretierten, sondern neutral oder positiv sahen und damit zur Lösung von Konflikten beitrugen, zunehmend emotional stabiler wurden [15].

Einschränkend ist zu sagen, dass Studien zur Zunahme von emotionaler Stabilität aus den 1990er-Jahren stammen und neuere Studien mit späteren Kohorten diese Befunde nicht in gleichem Maß zeigten [14]. Möglicherweise sind junge Erwachsene heutzutage bereits emotional stabiler als es Gleichaltrige vor ein bis zwei Dekaden waren. Auch ist es denkbar, dass sich Partnerschaften und ihre Bedeutung für junge Erwachsene im Lauf der Zeit verändert haben. So zeigte ein Vergleich von 17-jährigen zu unterschiedlichen Zeitpunkten und daher aus unterschiedlichen Geburtsjahrgängen, dass über die Zeit immer weniger 17-jährige sagten, dass man eine Partnerschaft braucht, um glücklich zu sein, während gleichzeitig der Anteil derjenigen stieg, die auch ohne Partnerschaft glücklich sein würden (Abb. 8.3) [16].

Nichtsdestotrotz wird die Bedeutung von Partnerschaften auch über die Veränderungen im Selbstbewusstsein von jungen Erwachsenen deutlich. So

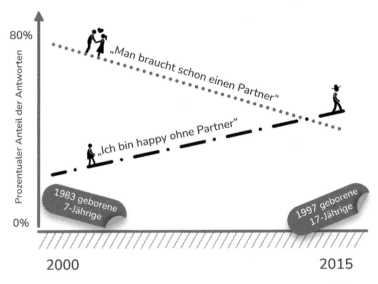

Abb. 8.3 Zeitliche Veränderung des Anteils an 17-jährigen die mit und ohne Partnerschaft glücklich würden (nach [16])

zeigten verschiedene Studien, dass beim Eingehen einer Partnerschaft auch das Selbstbewusstsein stieg, während Dauersingles das niedrigste Selbstbewusstsein unter den jungen Erwachsenen hatten und dieses über die Zeit eher noch sank [17, 18].

Drum prüfe, wer sich ewig bindet

Wenn schon das Eingehen einer festen Partnerschaft zu größerer Emotionaler Stabilität führt, kann dann eine Heirat noch etwas bewirken? Trotz weiterhin relativ hoher Scheidungszahlen (siehe Abschn. „Getrennte Wege") bedeutet eine Ehe für die meisten Menschen eine größere Verbindlichkeit als eine Partnerschaft. Wie Sie vielleicht aus eigener Erfahrung wissen, ist Ehe nicht gleich Ehe und genau diese Unterschiedlichkeit bildet sich auch in den Studienbefunden ab. Einige Studien beobachteten in unabhängigen Stichproben, dass Personen nach der Heirat zurückgezogener und konservativer wurden, d. h., weniger extravertiert und offen [10, 19]. Etwas überspitzt gesagt, ist es für Ehepartner vielleicht auch weniger relevant oder belohnend „ständig" zu Partys, Ausstellungen und anderen kulturellen Ereignissen zu gehen, wenn sie es Zuhause mit ihrem Partner gemütlich haben können.

Spannend sind dabei kulturelle Vergleiche, die eine Studie anhand von fast 1 Million Befragten aus 62 Ländern vorgenommen hat [20]: Die Länder, von Argentinien, über Kenia, Malaysia, und nahezu alle europäischen Länder, bis hin zu Venezuela und Zimbabwe unterschieden sich sehr stark in dem Alter, in dem die Einwohner typischerweise heiraten. In all diesen Ländern waren Erwachsene umso emotional stabiler, gewissenhafter, kooperativer und etwas offener, je älter sie waren. Diese Altersunterschiede in Offenheit waren schwächer in Ländern, in denen Menschen früher heirateten. Dieses Ergebnis spiegelt erstaunlich die Befunde aus einzelnen Ländern, welche Abnahmen in Offenheit nach der Heirat zeigten. Für die anderen Eigenschaften spielte das unterschiedliche Heiratsalter in den Ländern keine Rolle für Altersunterschiede in Persönlichkeitsentwicklung, d. h. ob Persönlichkeitsreife früher oder später eintrat.

Verantwortung für die lieben Kleinen

Circa 70 % der Männer und Frauen in Deutschland bekommen Kinder [21]. Die meisten von ihnen empfinden das als eher deutliche Veränderung im Leben, die auch neue Verhaltensweisen aufgrund der Elternrolle mit sich bringt. Umso überraschender ist es, dass viele Studien bei frischgebackenen Eltern kaum Veränderungen in Big Five Eigenschaften feststellten. Und das war unabhängig davon, ob man Eltern wenige Monate oder mehrere Jahre nach der Geburt erneut untersuchte. Einzig zeigte sich, dass Eltern weniger kulturell interessiert und weniger gewissenhaft bzw. ordentlich wurden im Vergleich zu kinderlosen Gleichaltrigen im selben Zeitraum [10, 12, 14, 22]. Neben mangelnder Zeit mag es zwei weitere Gründe geben, die Eltern sicher leicht nachvollziehen können. In den meisten Haushalten mit Säuglingen und (kleinen) Kindern liegen deutlich häufiger Sachen und Spielzeug herum als in anderen Haushalten. Denjenigen von Ihnen, bei denen das anders, d. h. konstant aufgeräumt ist, zolle ich aufrichtig Respekt. Diese kontinuierliche Unordnung gegebenenfalls in Kombination mit dem zweiten Faktor auch bei der Arbeit Sachen weniger gründlich erledigen zu können, weil man unter dem Zeitdruck der bald schließenden Kita bzw. Tagesmutter ist, kann dazu führen, dass sich Personen als weniger ordentlich und gründlich als vor der Geburt des Kindes beschreiben und auch weniger Zeit für Konzertbesuche, Literatur und Kunst ist.

> **Praxistipp**
>
> *Falls Sie selbst Kinder haben: Haben Sie immer Taschentücher, Notverpflegung und den halben Hausstand dabei? Oder sind Sie froh, zumindest Hausschlüssel und Kind dabei zu haben, wenn Sie das Haus verlassen. Hinterfragen Sie an dieser Stelle Ihren Eindruck von anderen Helikopter- bzw. Raben-Eltern. Überlegen Sie, ob die Verhaltensweisen eher Ausdruck ihrer Persönlichkeit sind und die Kinder (und Eltern) trotzdem ganz gut zurechtkommen.*
>
> *Diese kurze Anregung für Ihren Alltag finden Sie auch als Podcast zu diesem Kapitel (Abb. 8.4)*

Tipp für den Alltag - 08

Abb. 8.4 Tipp für den Alltag (▶ https://doi.org/10.1007/000-7cv)

Die im Praxistipp skizzierten Unterschiede im (Erziehungs-)Verhalten von Eltern können auch eine Erklärung dafür sein, dass sich nach der Geburt eines Kindes im Durchschnitt wenig Veränderungen in den Big Five Eigenschaften zeigen. Zwei Studien berichten solch unterschiedlichen Effekte [23, 24]: Eltern, die ihre neue Rolle als belohnend und sich selbst als kompetent erlebten, veränderten sich hin zu mehr Persönlichkeitsreife (emotional stabiler, resilienter, umgänglicher). Bei Eltern, die die Erziehung besonders frustrierend und konfliktreich erlebten, zeigte sich keine zunehmende Persönlichkeitsreife. Das heißt, ähnlich wie bei Erfahrungen im Arbeitsleben kommt es mehr darauf an, wie man eine Rolle ausfüllt, das heißt, welche konkreten Verhaltensweise an das Elternsein geknüpft sind. Auf der anderen Seite, gibt es nicht nur den einen Weg Familienleben zu gestalten – mit mehr oder weniger Ordnung, geselligem Besuch von Freunden, Theater-, Konzert- und Museumsbesuchen. Die Art und Weise wie das Familienleben gestaltet ist, prägt dabei vielleicht weniger die Eltern, aber zu einem gewissen Teil den Nachwuchs (siehe Kap. 6 und 7).

8.2 Das Erwachsenenleben ist kein Ponyhof

Getrennte Wege

Der Anteil an Ehen, die in Deutschland wieder geschieden werden, hatte 2005 bis 2010 seinen Höchststand als circa die Hälfte aller Ehen später wieder geschieden wurden. In den letzten Jahren (2018–2020) ist dieser Anteil auf 33 %–38 % aller Ehen gesunken [25]. Das schließt natürlich ein, dass manche Personen mehrmals heiraten und sich mehrmals scheiden lassen. Für Trennungen lassen sich solche Zahlen nicht finden, aber wir können sicher davon ausgehen, dass die allermeisten Menschen in ihrem Leben das Ende einer langjährigen Partnerschaft erlebt haben. Hinterlassen solche Ereignisse Spuren in der Persönlichkeit? Sind geschiedene Menschen vielleicht zynischer, zurückgezogener und vertrauen nicht mehr so leicht? Oder werden sie eher aufgeschlossener und toleranter, weil sie eventuell einmal gemachte Fehler nicht noch einmal wiederholen wollen? Die Antwort darauf ist ein eindeutiges „Es kommt darauf an."

Die Studien zu Persönlichkeitsveränderungen nach Trennungen oder Scheidungen zeigen größtenteils keine einheitlichen Veränderungen [10, 12, 14]. Wenn Studien Männer und Frauen separat untersuchen, sind die Effekte für sie oftmals unterschiedlich [19, 26]. So zeigte sich, dass Frauen im ersten Jahr nach Trennungen etwas extravertierter und aufgeschlossener waren als

Frauen, die keine Trennung erlebten. Bei Männern sank nach Trennungen bzw. Scheidungen die emotionale Stabilität. Die Autoren der Studien erklären das mit unterschiedlichen Rollenerwartungen sowie Bewältigungsmustern von Männern und Frauen. Vermutlich liegt es auch zum Teil daran, dass Frauen etwas häufiger als Männer die Scheidung einreichen (56 % vs. 44 % der Scheidungen), und die Person, die aktiv die Trennung sucht, diese auch besser verkraftet [27]. Und das führt uns wieder zu „Es kommt darauf an". Trennungen können sehr unterschiedlich verlaufen: ruhig und einvernehmlich, plötzlich und unerwartet, mit Streit, Vorwürfen und schlimmen Verletzungen, mit Respekt vor der gemeinsamen Zeit und der anderen Person. Und diese Unterschiede im Verhalten der Partner tragen dazu bei, welche Spuren die Trennung an den Persönlichkeiten hinterlässt.

Der Verlust der Arbeit

Der ungewollte Verlust der Arbeit verringert im Durchschnitt deutlich das Wohlbefinden und die Lebenszufriedenheit – sogar stärker als das eine Scheidung durchschnittlich vermag [27]. Das lässt hoffentlich keine Rückschlüsse über den Stellenwert von Partnerschaften und Arbeit zu. Stattdessen spiegelt dieser Befund eher wieder, dass Arbeitslosigkeit nahezu unisono als negativ erlebt wird, während ich zuvor dargestellt habe, dass Scheidung ganz unterschiedlich verlaufen und erlebt werden können. Demnach wäre zu erwarten, dass sich Arbeitslosigkeit auch auf Persönlichkeitseigenschaften auswirkt.

Eine frühe Studie zeigte, dass bei Erwachsenen, denen gekündigt wurde, emotionale Stabilität und Gewissenhaftigkeit sanken [26]. Veränderungen in emotionaler Stabilität könnten auf einen Anstieg von negativen Gefühlen und Gefühlsschwankungen zurückgehen, wie es auch Studien zur Lebenszufriedenheit gezeigt haben, während die Abnahme in Gewissenhaftigkeit ein passendes Spiegelbild zum Anstieg von Gewissenhaftigkeit beim Berufseintritt darstellt (siehe Abschn. *„Jawohl, Chef (oder Chefin)"* in diesem Kapitel). Neuere Studien zeichnen ein noch detaillierteres Bild mit Veränderungen bereits vor der Kündigung sowie Effekten von mehrjähriger vs. kurzfristiger Arbeitslosigkeit. So sanken sowohl emotionale Stabilität als auch die Lebenszufriedenheit bereits im Jahr bevor die Kündigung erlebt wurde, was vermutlich an Schwierigkeiten auf der Arbeit bzw. der Firma lag [12]. Besonders ungünstig wirkte es sich auf Persönlichkeitseigenschaften aus, wenn Personen mehrere Jahre arbeitslos blieben [28]: sie beschrieben sich als zunehmend unzuverlässiger, unverträglicher und konservativer mit kleineren Geschlechtsunterschieden im zeitlichen Verlauf der Veränderungen. In dieser Studie wurden Frauen nach mehreren Jahren Arbeitslosigkeit wieder etwas zuverlässiger

und offener. Dieses Muster wird als Erholungseffekt interpretiert, gegebenenfalls in Antizipation einer neuen Arbeitsstelle. Insgesamt sind die Befunde
verschiedener Studien eher heterogen, wenn nicht das Geschlecht der Personen und der genaue zeitliche Verlauf gleichzeitig berücksichtigt werden [10,
12]. Übereinstimmend zeigen die Studien jedoch, dass sich kurzfristige
Arbeitslosigkeit zwar auf die Lebenszufriedenheit jedoch weniger auf Persönlichkeitseigenschaften auswirkt, während erst mehrjährige oder wiederholte
Arbeitslosigkeit deutliche Spuren in beidem hinterlässt [27, 28].

Nie mehr arbeiten – Mehr Freizeit oder mehr Langeweile
Im Gegensatz zur Arbeitslosigkeit sehen die meisten Menschen freudig ihrer
Berentung entgegen. In der Vorstellung überwiegt die Vorfreude auf weniger
Berufsstress und mehr Zeit für Freizeitaktivitäten und soziale Kontakte [29,
30], während mögliche Nachteile weniger deutlich antizipiert werden. An finanzielle Einbußen, den Verlust des identitätsstiftenden Anteils der Arbeit
sowie den Wegfall der äußeren Tagesstruktur denken die wenigsten Personen.
In Deutschland schätzen die meisten berenteten Personen ihre finanzielle Absicherung als gut oder sehr gut ein [31] und finden in Freizeit-, ehrenamt-
lichen sowie sozialen Aktivitäten alternative sinn- und identitätsstiftende Be-
schäftigungen, die gleichsam den Tagen Struktur geben. Da es wenig soziale
Erwartungen gibt, wie diese Lebensphase gestaltet werden soll, lädt das
Lebensereignis Berentung noch stärker als andere Ereignisse dazu ein, es gemäß der eigenen Natur (d. h., der eigenen Eigenschaften) zu gestalten [32].
Sehr gesellige Menschen werden vermutlich intensiver Sozialkontakte pflegen
als eher introvertierte Personen. Sehr gewissenhafte Personen werden eine
striktere Tagesstruktur verfolgen, während weniger gewissenhafte Personen
ihre Tage etwas ungeplanter und variabler verbringen.
    Entsprechend finden sich auch kaum einheitliche Ergebnisse aus Studien,
die sich Persönlichkeitsveränderungen nach der Berentung angeschaut haben:
In einigen Studien wurden Rentner/Pensionäre verträglicher, aber im Durchschnitt etwas weniger aktiv, in anderen weniger gewissenhaft [33, 34]. Da die
Studien in unterschiedlichen Ländern durchgeführt wurden (USA, Nieder-
lande, Deutschland), können Unterschiede auch durch gesellschaftliche
Unterschiede z. B. hinsichtlich des Engagements in der Kirche und anderen
Tätigkeiten begründet sein. Diese Unterschiede zwischen Studien verdeutlichen erneut, dass nicht so sehr das Ereignis per se Persönlichkeitsveränderungen vorhersagt, sondern viel davon abhängt, wie das Ereignis individuell gestaltet wird und den Alltag verändert oder nicht.

Beispiel

Den meisten Menschen ist „Chanel" als strahlendes Mode- und Parfüm-Label bekannt, dabei hatte seine Gründerin Gabrielle „Coco" Chanel alles andere als ein leichtes, strahlendes Leben. Sie stammte aus einfachen Verhältnissen und als ihre Mutter starb, kam sie mit 12 Jahren in ein Waisenhaus. In der Biografie von Edmonde Charles-Roux wird Coco Chanel als ernste junge Frau beschrieben, die Beziehungen in sogenannte gehobene Kreise hatte. Als Näherin ausgebildet, eröffnete Chanel wenige Jahre vor dem 1. Weltkrieg zunächst ein Hutgeschäft und kurz darauf Modeboutiquen. Der tödliche Autounfall ihres Lebenspartners Arthur Capel war ein dramatischer Schicksalsschlag für Chanel, die unverheiratet und kinderlos blieb. Heirat und Elternschaft haben also nicht im Leben von Coco Chanel stattgefunden, wohl aber der Verlust des Partners zu einem sehr frühen Zeitpunkt, und es gibt keine Möglichkeit herauszufinden, wie ihr privates und berufliches Leben verlaufen wäre, hätte sie Arthur Capel geheiratet. Am Ende ihres Lebens wird sie als schwierig, launisch, aber nach wie vor beeindruckend kreativ und visionär beschrieben, und es bleibt spekulativ, wie die von ihr erlebten Ereignisse ihren Charakter geprägt haben.

Der Verlust des Partners

Wenn der Partner oder die Partnerin stirbt, ist das für die meisten Menschen ein einschneidendes Erlebnis. Eine Vielzahl von Studien zeigt, dass die Lebenszufriedenheit und das Wohlbefinden nach dem Tod der anderen Person niedriger sind, aber auch im Verlauf der folgenden Jahre wieder ansteigt [10, 12]. Interessant ist, dass dieser Anstieg nicht kontinuierlich und linear ist, sondern oszilliert [35]: Die in der Studie untersuchten Personen hatten Tage und Wochen, an denen es ihnen bereits wieder besser ging, und darauf folgten schlechtere Tage bzw. Wochen, bis sie wieder Tage hatten, an denen sie sich wohler fühlten. Sicher gibt es Unterschiede, ob der Tod plötzlich durch einen Unfall oder Erkrankung eintrat oder erwartbar war und es Zeit gab, sich zu verabschieden.

In Bezug auf Persönlichkeitseigenschaften zeigen Studien größtenteils keine bedeutsamen Veränderungen während der folgenden Jahre [10, 12]. Das ist plausibel, weil vermutlich kaum Änderungen in den alltäglichen Verhaltensweisen auftreten. Extrovertiertere Personen werden sich weiterhin öfter mit Bekannten treffen, gegebenenfalls um sich Unterstützung und Trost zu holen, gewissenhaftere Personen werden sich um ihre Arbeit, ihr Haus, ihren Garten kümmern, und kulturell aufgeschlossene Personen werden weiterhin Kulturveranstaltungen besuchen – entweder allein oder mit einer anderen Begleitung.

8.3 Fehlt da nicht etwas?

Die zweite Lebenshälfte scheint aus wissenschaftlicher Sicht eine eher triste Angelegenheit zu sein: Scheidung, Arbeitslosigkeit, Verwitwung. Allerdings betreffen diese Ereignisse nur einen kleinen Teil der Erwachsenen [12, 19]. Und obwohl zwar die Lebenszufriedenheit für eine gewisse Zeit sinkt, wenn diese Ereignisse eintreten, zeigen sich kaum konsistente Zusammenhänge mit Veränderungen in Persönlichkeitseigenschaften. Das heißt, Menschen die solche Ereignisse erleben, reifen nicht unbedingt daran, sie werden zumindest aber auch nicht alle verbittert, zurückgezogen und niedergeschlagen. Da sich diese Befunde auf Durchschnittswerte beziehen, ist es gut denkbar, dass es große Unterschiede zwischen Menschen gibt, wie sie mit solchen Ereignissen umgehen und wie diese sich auf sie auswirken.

Wir, Kolleginnen, Kollegen und ich, haben anhand von drei repräsentativen Befragungen aus unterschiedlichen Ländern untersucht, ob das Alter, in welchem Personen diese Ereignisse erleben, einen Teil der unterschiedlichen Bewältigung erklären kann. Dabei zeigte sich erneut, dass verlustassoziierte Ereignisse wie Scheidung oder Verwitwung wenig konsistente Veränderungen auslösten im Vergleich zu „Zugewinn-Ereignissen" wie eine neue Partnerschaft, Zusammenziehen oder Heiraten [36]. Anders als wir erwartet hatten, war es wenig relevant für die Persönlichkeitsentwicklung, ob beispielsweise eine Scheidung mit Mitte 20, Ende 40 oder Anfang 60 stattfand – vermutlich, weil es eben nicht das Ereignis per se, sondern der Umgang damit ist.

Im Gegensatz zu Kindheit, Jugend und jungem Erwachsenenalter sind die Aufgaben und Anforderungen im weiteren Erwachsenenalter sowie der Umgang mit ihnen weniger klar vorgegeben: wechselt man die Partnerschaft oder den Beruf oder bleibt man sein Leben lang bei einem? Wie oft und wohin zieht man um? Wie gestaltet man die Beziehung zu den älter werdenden Eltern? Was macht man in der Freizeit? Aufgrund der unklareren Erwartungen geht die Wissenschaft davon aus, dass Erwachsene viel stärker gefordert sind, ihre Entwicklung selbst zu gestalten. Das geschieht darüber, welche Ziele und Pläne sich Menschen für ihre weitere Entwicklung setzen und wie sie mit Ereignissen im Leben umgehen [37]. So zeigt sich beispielsweise, dass eine positive Sicht aufs Älterwerden und die Überzeugung, dass man sich immer noch weiterentwickeln und Pläne schmieden kann, mehr körperliche Aktivität, bessere Gesundheit und eine längere Lebensdauer vorhersagen [38, 39]. Das Gestalten der eigenen Entwicklung bezieht sich nicht nur Pläne und Ziele für die Zukunft. Auch wie man mit guten und negativen Ereignissen umgeht, ist

Teil der eigenen Entwicklungsregulation und zeigt sich meist in den Lebens-geschichten, die Menschen über sich erzählen. Diese Lebensgeschichten, oder narrative Identitäten (Was macht mich aus? Wie bin ich zu der Person geworden, die ich bin?) sind ebenso Teil der Persönlichkeit eines Menschen wie die Ausprägungen der Big Five Eigenschaften, des Selbstwerts, der Werte und Ziele.

Lebensgeschichten spiegeln die persönliche Entwicklung holistischer und integrativer wieder als es Ausprägungen einzelner Eigenschaften wie Emotionale Stabilität oder Verträglichkeit vermögen. Um die Lebensgeschichten von Menschen, sogenannte Narrative, zu untersuchen, werden Personen gebeten, wichtige Abschnitte ihres Lebens, sowie die Höhe- und Tiefpunkte darin zu beschreiben. Diese sogenannte narrative Forschung fand, dass die Art und Weise, wie Menschen ihre Lebensgeschichte erzählen, damit zusammen-hängt, wie glücklich und wie reif sie waren: glückliche Menschen tendierten dazu, schlimme Ereignisse so in ihre Lebensgeschichte zu integrieren, dass sich das Ereignis angedeutet hat und zu etwas Positivem führte [40]. Bei-spielsweise berichteten manche Eltern, deren Kinder mit Down-Syndrom ge-boren wurden, dass bis dahin alles so glatt verlief, dass es nicht so bleiben konnte (Vorahnung) und dass gleichzeitig die Behinderung ihres Kindes ihnen einen anderen Blick auf das Leben ermöglicht hat [40]. Menschen, die eher als reif eingeschätzt wurden, weil sie ein nuanciertes Weltbild haben, welches Ambiguitäten aushält und komplexe Wechselwirkungen zwischen Geschehnissen erkennt, berichteten, dass sie sehr stark mit dem Schicksals-schlag zu kämpfen hatten. Mit viel Mühe konnten sie für sich einen Sinn aus den Ereignissen ziehen, es sozusagen in ihre Lebensgeschichte integrieren, daraus lernen und daran wachsen [40, 41]. Auch hier erkennt man den Fokus auf Wachstum und Weiterentwicklung der zur gesunden Entwicklung beiträgt.

Diese Unterschiede zwischen Menschen, wie sie ihre Lebensgeschichte er-zählen und dabei positive und negative Ereignisse integrieren, verdeutlichen möglicherweise, warum es keine konsistenten Effekte von Ereignissen wie Scheidung, Arbeitslosigkeit und Verwitwung auf die Big Five Eigenschaften gibt. Menschen gehen sehr unterschiedlich mit solchen Ereignissen um, in dem sie z. B. aktive Hilfe suchen oder sich passiv zurückziehen, sie verstärkt auf negative vs. positive Auswirkungen fokussieren, und damit auch unter-schiedlich verarbeiten, darüber reflektieren und in ihre Lebensgeschichte in-tegrieren.

Fazit

„Große" Ereignisse im Leben, der erste Job, Eltern zu werden, Arbeitslosigkeit oder Scheidung, führen zu überraschend kleinen Veränderungen in Persönlichkeitseigenschaften. Das mag zum einen daran liegen, dass anders als in Laborexperimenten keine zufällige Zuordnung zu den „Testgruppen" möglich ist. Daher begünstigen manche Eigenschaften das Auftreten bestimmter Ereignisse, was man als Selektionseffekte bezeichnet und das Ausmaß an möglichen Veränderungen (Sozialisationseffekten) begrenzt. Da sich gesellige Menschen eher kommunikative Jobs suchen, können sie durch den Job nicht unbegrenzt noch geselliger werden. Gleichzeitig kommt es häufig nicht nur darauf an, ob ein Ereignis eintritt, sondern wie damit umgegangen wird. Diese Unterschiede in täglichen Ereignissen und Verhaltensweisen sind in der Forschung zu Persönlichkeitsentwicklung bislang wenig beachtet, erklären aber vermutlich am besten, ob und wie sich manche Menschen nach bestimmten Ereignissen verändern. Denn dass das, was wir erleben, uns formt, ist sowohl im Alltagswissen als auch in der Wissenschaft unbestritten.

Literatur

1. Roberts, B. W., & Mroczek, D. (2008). Personality trait change in adulthood. *Current Directions in Psychological Science, 17*(1), 31–35.

2. https://de.statista.com/statistik/daten/studie/72005/umfrage/entwicklung-der-studienanfaengerquote/. Zugegriffen am 22.05.2022.

3. Lüdtke, O., Roberts, B. W., Trautwein, U., & Nagy, G. (2011). A random walk down university avenue: Life paths, life events, and personality trait change at the transition to university life. *Journal of Personality and Social Psychology, 101*(3), 620–637.

4. Deventer, J., Lüdtke, O., Nagy, G., Retelsdorf, J., & Wagner, J. (2019). Against all odds – is a more differentiated view of personality development in emerging adulthood needed? The case of young apprentices. *British Journal of Psychology, 110*(1), 60–86. https://doi.org/10.1111/bjop.12336

5. Niehoff, E., Petersdotter, L., & Freund, P. A. (2017). International sojourn experience and personality development: Selection and socialization effects of studying abroad and the Big Five. *Personality and Individual Differences, 112*, 55–61. https://doi.org/10.1016/j.paid.2017.02.043

6. Sieverding, M., Schmidt, L. I., Obergfell, J., & Scheiter, F. (2013). Stress und Studienzufriedenheit bei Bachelor-und Diplom-Psychologiestudierenden im Vergleich [Study-related stress and satisfaction in psychology students]. *Psychologische Rundschau, 64*, 94–100. https://doi.org/10.1026/0033-3042/a000152

7. Jackson, J. J., Thoemmes, F., Jonkmann, K., Lüdtke, O., & Trautwein, U. (2012). Military training and personality trait development: Does the military make the

man, or does the man make the military? *Psychological Science, 23*(3), 270–277. https://doi.org/10.1177/0956797611423545

8. Denissen, J. J., Ulferts, H., Lüdtke, O., Muck, P. M., & Gerstorf, D. (2014). Longitudinal transactions between personality and occupational roles: A large and heterogeneous study of job beginners, stayers, and changers. *Developmental Psychology, 50*(7), 1931–1192. https://doi.org/10.1037/a0036994

9. Roberts, B. W., Caspi, A., & Moffitt, T. (2003). Work experiences and personality development in young adulthood. *Journal of Personality and Social Psychology, 84*, 582–593.

10. Bleidorn, W., Hopwood, C. J., & Lucas, R. E. (2018). Life events and personality trait change. *Journal of Personality, 86*, 83–96. https://doi.org/10.1111/jopy.12286

11. Hudson, N. W., Roberts, B. W., & Lodi-Smith, J. (2012). Personality trait development and social investment in work. *Journal of Research in Personality, 46*, 334–344. https://doi.org/10.1016/j.jrp.2012.03.002

12. Denissen, J. J., Luhmann, M., Chung, J. M., & Bleidorn, W. (2019). Transactions between life events and personality traits across the adult lifespan. *Journal of Personality and Social Psychology, 116*, 612–633. https://doi.org/10.1037/pspp0000196

13. Neyer, F. J., & Lehnart, J. (2007). Relationships matter in personality development: Evidence from an 8-year longitudinal study across young adulthood. *Journal of Personality, 75*, 535–568.

14. Pusch, S., Mund, M., Hagemeyer, B., & Finn, C. (2019). Personality development in emerging and young adulthood: A study of age differences. *European Journal of Personality.* https://doi.org/10.1002/per.2181

15. Finn, C., Mitte, K., & Neyer, F. J. (2015). Recent decreases in specific interpretation biases predict decreases in neuroticism: Evidence from a longitudinal study with young adult couples. *Journal of Personality, 83*, 274–286. https://doi.org/10.1111/jopy.12102

16. Scheling, L., & Richter, D. (2021). Generation Y: Do millennials need a partner to be happy? *Journal of Adolescence, 90*, 23–31. https://doi.org/10.1016/j.adolescence.2021.05.006

17. Lehnart, J., Neyer, F. J., & Eccles, J. (2010). Long-term effects of social (de-)investment: The case of partnering in young adulthood. *Journal of Personality, 78*, 639–670. https://doi.org/10.1111/j.1467-6494.2010.00629.x

18. Wagner, J., Becker, M., Trautwein, U., & Lüdtke, O. (2015). The first partnership experience and personality development: A propensity score matching study in young adulthood. *Social Psychological and Personality Science, 6*, 455–463. https://doi.org/10.1177/1948550614566092

19. Asselmann, E., & Specht, J. (2020). Taking the ups and downs at the rollercoaster of love: Associations between major life events in the domain of romantic relationships and the Big Five personality traits. *Developmental Psychology.* https://doi.org/10.1037/dev0001047

20. Bleidorn, W., Klimstra, T. A., Denissen, J. J., Rentfrow, P. J., Potter, J., & Gosling, S. D. (2013). Personality maturation around the world a cross-cultural examination of social-investment theory. *Psychological Science, 24,* 2530–2540. https://doi.org/10.1177/0956797613498396

21. Wippermann, C. (2021). *Ungewollte Kinderlosigkeit 2020: Leiden – Hemmungen – Lösungen.* Bundesministerium für Familie, Senioren, Frauen und Jugend. Nr. 4BR234

22. Asselmann, E., & Specht, J. (2020). Testing the social investment principle around childbirth: Little evidence for personality maturation before and after becoming a parent. *European Journal of Personality.* https://doi.org/10.1002/per.2269

23. Paris, R., & Helson, R. (2002). Early mothering experience and personality change. *Journal of Family Psychology, 16,* 172–185. https://doi.org/10.1037//0893-3200.16.2.172

24. Hutteman, R., Bleidorn, W., Keresteš, G., Brković, I., Butković, A., & Denissen, J. J. A. (2014). Reciprocal associations between parenting challenges and parents' personality development in young and middle adulthood. *European Journal of Personality, 28*(2), 168–179. https://doi.org/10.1002/per.1932

25. https://de.statista.com/statistik/daten/studie/76211/umfrage/scheidungsquote-von-1960-bis-2008/. Zugegriffen am 22.05.2022

26. Costa, P. T., Herbst, J. H., McCrae, R. R., & Siegler, I. C. (2000). Personality at midlife: Stability, intrinsic maturation, and response to life events. *Assessment, 7,* 365–378.

27. Luhmann, M., Hofmann, W., Eid, M., & Lucas, R. E. (2012). Subjective well-being and adaptation to life events: A meta-analysis. *Journal of Personality and Social Psychology, 102*(3), 592–615. https://doi.org/10.1037/a0025948

28. Boyce, C. J., Wood, A. M., Daly, M., & Sedikides, C. (2015). Personality change following unemployment. *Journal of Applied Psychology, 100,* 991–1011.

29. Eismann, M., Verbeij, T., & Henkens, K. (2019). Older workers' plans for activities in retirement: The role of opportunities, spousal support, and time perception. *Psychology and Aging.* https://doi.org/10.1037/pag0000377

30. Freund, A. M. (2020). The bucket list effect: Why leisure goals are often deferred until retirement. *American Psychologist, 75*(4), 499–510. https://doi.org/10.1037/amp0000617

31. Naegele, G. (2017). *Generali Altersstudie 2017. Wie ältere Menschen in Deutschland denken und leben,* Berlin, Heidelberg: Springer.

32. Hamm, J. M., Heckhausen, J., Shane, J., Infurna, F. J., & Lachman, M. E. (2019). Engagement with six major life domains during the transition to retirement: Stability and change for better or worse. *Psychology and Aging.* https://doi.org/10.1037/pag0000343

33. Löckenhoff, C. E., Terracciano, A., & Costa, P. T. (2009). Five-Factor model personality traits and the retirement transition: Longitudinal and cross-sectional associations. *Psychology and Aging, 24*(3), 722–728.

34. Schwaba, T., & Bleidorn, W. (2019). Personality trait development across the transition to retirement. *Journal of Personality and Social Psychology, 116*, 651–665. https://doi.org/10.1037/pspp0000179

35. Bisconti, T. L., Bergeman, C., & Boker, S. M. (2004). Emotional well-being in recently bereaved widows: A dynamical systems approach. *The Journals of Gerontology, 59B*, 158–167. https://doi.org/10.1093/geronb/59.4.P158

36. Bühler, J., Mund, M., Neyer, F. J., & Wrzus, C. (2022). A developmental perspective on personality–relationship transactions: Evidence from three nationally representative samples. *Journal of Personality*. https://doi.org/10.1111/jopy.12757

37. Baltes, P. B., & Baltes, M. M. (1990). Psychological perspectives on successful aging: The model of selective optimization with compensation. In P. B. Baltes (Hrsg.), *Successful Aging: Perspectives from the behavioral sciences* (S. 1–34). Cambridge University Press.

38. Wurm, S., Tomasik, M. J., & Tesch-Römer, C. (2010). On the importance of a positive view on ageing for physical exercise among middle-aged and older adults: Cross-sectional and longitudinal findings. *Psychology and Health, 25*(1), 25–42.

39. Wurm, S., & Schäfer, S. K. (2022). Gain-but not loss-related self-perceptions of aging predict mortality over a period of 23 years: A multidimensional approach. *Journal of Personality and Social Psychology*. https://doi.org/10.1037/pspp0000412

40. King, L. A. (2001). The hard road to the good life: The happy, mature person. *Journal of Humanistic Psychology, 41*, 51–72. https://doi.org/10.1177/0022167801411005

41. Bauer, J. J., McAdams, D. P., & Sakaeda, A. R. (2005). Interpreting the good life: Growth memories in the lives of mature, happy people. *Journal of Personality and Social Psychology, 88*, 203–217. https://doi.org/10.1037/0022-3514.88.1.203

9

Wie Phönix aus der Asche?
An belastenden Ereignissen wachsen

Was Sie erwartet

Dieses Kapitel hinterfragt, ob man immer an belastenden Ereignissen wächst. Das Kapitel legt zunächst dar, dass die Überzeugung, aus schwierigen Situationen gestärkt hervorzugehen, auch damit zu tun hat, dass wir an eine gerechte Welt glauben. Die weiteren Teile des Kapitels beschreiben Studienergebnisse, wonach die meisten Menschen nach schweren Krankheiten oder anderen Schicksalsschlägen zwar berichten daran gewachsen zu sein, sich in Vorher-Nachher-Vergleichen jedoch im Durchschnitt nur wenig Änderung zu mehr Reife zeigen. Denkbar bleibt, dass manche Menschen dennoch an Widrigkeiten und Schicksalschlägen wachsen, wenn es ihnen gelingt, das Erlebte in besonderer Weise zu verarbeiten.

9.1 „Was mich nicht umbringt, macht mich stärker" [1]

Das Zitat „Was mich nicht umbringt, macht mich stärker" kennen alle, unabhängig davon, was sie vom Verfasser Friedrich Nietzsche halten. Und viele Menschen glauben daran, dass schlimme Erlebnisse auch etwas Gutes mit

Ergänzende Information Die elektronische Version dieses Kapitels enthält Zusatzmaterial, auf das über folgenden Link zugegriffen werden kann [https://doi.org/10.1007/978-3-662-65183-4_9]. Die Videos lassen sich durch Anklicken des DOI Links in der Legende einer entsprechenden Abbildung abspielen, oder indem Sie diesen Link mit der SN More Media App scannen.

sich bringen können. So berichten mehr als 53 % von über zehntausend Patienten mit schweren Krebserkrankungen, dass sie an den Erfahrungen gewachsen sind [2].

Woher kommt die Annahme, dass schlimme Erlebnisse Menschen stärker machen und generell auch etwas Gutes mit sich bringen können? Die Psychologie spricht hier vom „Glauben an die gerechte Welt" [3]. Menschen gehen im Allgemeinen davon aus, dass es in der Welt (relativ) gerecht zu geht – guten Menschen widerfahren gute Dinge, schlechte Menschen bekommen ihre gerechte Strafe. Dieses Denken kommt Ihnen vielleicht bekannt vor, zum Beispiel, wenn jemand sagt „Das geschieht ihm recht, dass sich seine Frau von ihm getrennt hat. Kein Wunder, so gemein und herrisch wie er immer war" (das Gleiche natürlich auch in umgekehrten Geschlechterrollen). Dieses Denken hilft, uns richtig zu verhalten und Gutes zu tun: „Wenn ich mich genug anstrenge, bekomme ich die Beförderung". „Wenn ich zu meinen Nachbarn nett bin, werden sie mir helfen, wenn ich einmal Hilfe brauche – und sich auch nicht sofort beschweren, falls es bei einer Feier mal zu laut wird".

Besonders im Zwischenmenschlichen trifft dieses „Reziprozitätsprinzip" *Wie du mir, so ich dir* zu und hilft, das soziale Miteinander zu gestalten. Für Freundlichkeit und Unterstützung erwarten und erhalten wir oftmals ebenso freundliches und unterstützendes Verhalten. Gemeines oder gar kriminelles Verhalten unterlassen die meisten Menschen, zum einen sicher, weil es moralisch falsch ist, aber eben auch aus Angst, dass sich die andere Person oder Gesetzeshüter rächen bzw. bestrafen.

Dieses Reziprozitätsprinzip hilft uns in der Welt zurecht zu kommen, weil die Welt dadurch für uns etwas vorhersehbarer wird – jeder bekommt was er verdient. In einer anderen Welt würden wir auch verrückt werden, weil sie für uns chaotisch und verunsichernd wäre und zu Gedanken wie diesen führen könnte: „Ich habe jemandem geholfen, aber ob diese Person nett zu mir ist oder mich bestiehlt, ist unklar. Ich habe mich angestrengt, aber ob ich dadurch meinen Job behalte oder jemand anderes unverdient Lob und Erfolg erhält, weiß ich nicht". Da es im Leben jedoch nicht immer fair zugeht, versuchen Menschen in unfairen Situationen zumindest im Nachhinein Gerechtigkeit herzustellen, damit sie den Glauben an eine gerechte Welt beibehalten können. Menschen gehen dabei soweit zu glauben, andere würden an Krebs erkranken, weil diese Personen schlechte Menschen sind, oder Naturkatastrophen wie Hurrikane Katrina oder Erdbeben wären aufgetreten, weil die Menschen sich gotteslästerlich verhalten oder schlechtes Karma hätten [4, 5].

Menschen können Ungerechtigkeiten wie Unfälle oder Naturkatastrophen auch noch auf andere Weise für sich auflösen, indem sich der Glauben an eine gerechte Welt statt auf die Ursache in die Zukunft richtet: Wenn Personen unverdient etwas Schlimmes widerfährt, dann glauben sie daran, dass man aus dem Übel zumindest gestärkt hervorgeht – sozusagen als Gegenleistung und Wiedergutmachung für das Unglück. Studien zeigen, dass Personen umso mehr annehmen, dass jemand anderes gestärkt aus einem Schicksalsschlag hervorgeht, je stärker sie an eine gerechte Welt glauben [6]. Menschen, die einen weniger ausgeprägten Glauben an eine gerechte Welt haben, nehmen hingegen an, dass Schicksalsschläge Zufall sind und man nicht unbedingt stärker und zufriedener aus ihnen hervorgeht. Menschen unterscheiden sich also darin wie sehr sie an eine gerechte Welt glauben. Das heißt, der Glaube an eine gerechte Welt ist eine Persönlichkeitseigenschaft, welche sicher durch die Eltern mit beeinflusst wird – durch Vererbung oder Erziehung im Kindesalter – aber es gibt auch eine kulturelle Komponente.

Die meisten von Ihnen werden Dutzende Märchen kennen, in denen die Gerechtigkeit siegt: Die fleißige und hilfsbereite Goldmarie wird mit Gold überschüttet, während ihre faule Schwester geteert und gefedert wird. Aschenputtel heiratet einen Prinzen nachdem sie Schmach und harte Arbeit erduldet hat. Ihnen allen wohnt die Botschaft inne, dass nach überstandenem Leid, Glück und Freude warten. Manche Märchen gehen aber noch weiter, wenn hochnäsige Königstöchter (König Drosselbart) geläutert und als bessere Menschen zurückkehren, nachdem sie die Härten des Lebens erfahren haben. Warum erzähle ich Ihnen das? Um zu verdeutlichen, dass wir von klein an daran gewöhnt sind, Geschichten und Ereignisse mit der Botschaft einer gerechten Welt und einem Wachstum durch Widrigkeiten zu hören und dementsprechend ebensolches Wachstum zu sehen, wenn wir selbst Widrigkeiten erleben. Einige Forscher gehen sogar soweit „Wachstum durch Widrigkeiten", i.S.v. *Was uns nicht umbringt, macht uns stärker*, als eine kulturelle Kernbotschaft („master narrative") westlicher Kulturen zu sehen [7, 8].

Eine Reihe von Studien belegt die Allgegenwärtigkeit und Präferenz solcher „Wachstum durch Widrigkeiten" Kernbotschaften. So bewerteten Menschen Berichte über traumatische Ereignisse, wie der Tod eines geliebten Menschen, ein Autounfall oder eine Naturkatastrophe, insgesamt als positiver und wollten sie eher lesen, wenn diese Berichte damit endeten, dass jemand daran gewachsen war im Vergleich dazu, wenn das Ende nur negativ war. Zudem wurden Menschen positiver eingeschätzt, wenn sie berichteten nach Katastrophen daran gewachsen zu sein im Vergleich zu einem schlechten Ende. Es scheint trivial, aber verdeutlicht die Allgegenwärtigkeit der Annahme „Was uns nicht umbringt, macht uns stärker". Das führt uns zur nächsten Frage: Stimmt es also, dass wir an Widrigkeiten wachsen?

9.2   Hat Nietzsche recht?

Ich erzähle Ihnen nichts Neues, wenn ich schreibe, dass das Leben nicht nur Schönes, sondern auch viele Widrigkeiten bereithält. In einer deutschen Studie mit gut 20,000 Erwachsenen erlebten 5,8 % der Personen Arbeitslosigkeit, 6 % eine Trennung oder Scheidung und 1,5 % Verwitwung in den letzten 4 Jahren [9]. Ähnliche Ergebnisse zeigten sich in einer niederländischen Studie mit knapp 7000 Personen, von denen im Verlauf von fünf Jahren 11,6 % mindestens einmal arbeitslos wurden, 2,8 % geschieden wurden und 2,2 % verwitweten – und das sind nur die typischen Ereignisse. Weitere 3,8 %, also 266 der 7000 Teilnehmer erlitten eine körperliche Einschränkung/ Behinderung [10]. Ereignisse wie Naturkatastrophen, Gewaltverbrechen oder schwere (Auto-)Unfälle sind zum Glück selten; trotzdem berichteten 22 % einer US-amerikanischen Stichprobe, dass sie eines dieser Ereignisse im vergangenen Jahr erlebt haben [11]. Darüber hinaus berichtete fast die Hälfte dieser befragten Personen (48 % von 1247 Befragten) mindestens ein schwerwiegendes negatives Ereignis innerhalb eines Jahres (siehe Abb. 9.1). Wie geht es Menschen nach diesen Ereignissen und wachsen sie wirklich daran?

Es ist normal und alles andere als verwunderlich, dass im Durchschnitt Wohlbefinden und Lebenszufriedenheit innerhalb des ersten Jahres bei Menschen sinken, die Arbeitslosigkeit, Scheidung oder Verwitwung erleben [10]. Die selbe Studie zeigte, dass diese Menschen oftmals sogar schon vor dem Ereignis unzufriedener waren. Das lässt sich dadurch erklären, dass Scheidungen häufig Konflikte vorausgehen und Arbeitslosigkeit sich oft durch Probleme in der Firma ankündigt – beides beeinträchtigt das Wohlbefinden schon vor dem Tag der Scheidung oder Kündigung. Auch Verwitwungen kündigen sich zum

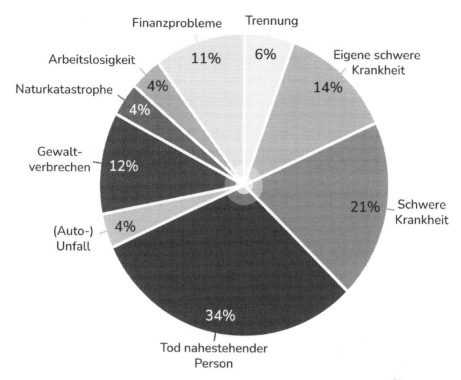

Abb. 9.1 Häufigkeit belastenden Erlebnisse im vergangenen Jahr [11]

Teil an, wenn der Partner/die Partnerin vorher erkrankt ist, was die Lebens-zufriedenheit beider Partner verringert. Nichtsdestotrotz geht es vielen Men-schen nochmals schlechter, wenn dann das Ereignis eintritt. Es ist beinahe trivial zu sagen, dass dies ganz normale Reaktionen sind, weil für die meisten Menschen Scheidungen, Arbeitslosigkeit und Verwitwung negative Ereignisse sind, wie es der Name sagt. Für wenige Menschen können es jedoch Ereignisse sein, bei denen das Positive überwiegt, weil z. B. ein Neuanfang möglich ist. Für einige andere Menschen können Scheidung und Arbeitslosigkeit trauma-tische Ereignisse sein. Traumatische Ereignisse wie Naturkatastrophen, (Auto-) Unfälle und Gewaltverbrechen lösen bei den meisten Menschen Ängste, Ärger oder Traurigkeit aus, welche sich jedoch oft innerhalb weniger Wochen und Monate von allein, d. h. ohne ärztliche oder therapeutische Intervention bes-sern [12, 13]. Von allein bedeutet hier auch, dass viele Menschen gut in der Lage sind, sich selbst zu helfen und sich von nahestehenden Personen Unter-stützung zu holen. Menschen erholen sich also von schwerwiegenden und

traumatischen Ereignissen und berichten ein bis zwei Jahre nach Arbeitslosigkeit, Scheidung, Verwitwung oder Unfall ein ähnlich hohes Wohlbefinden wie
vor dem Ereignis [14]. Damit zeigen Menschen eine erstaunliche Wider-
standsfähigkeit, oder Resilienz gegenüber Widrigkeiten. Allerdings spricht
man erst von Wachstum, wenn es Menschen nach dem traumatischen Ereignis besser geht als zuvor – wenn sie also über sich hinausgewachsen sind.

Menschen berichten nach ganz unterschiedlichen Ereignissen, dass sie
daran gewachsen sind: Krebserkrankungen, Herzinfarkte, lebensbedrohliche
Unfälle, Kriegs- und Fluchterfahrungen [15, 16]. In diesen Studien werden
die Personen einige Monate bis Jahre nach dem traumatischen Ereignis gefragt, ob sie Verbesserungen in verschiedenen Lebensbereichen erlebt haben
(Abb. 9.2). Eine Meta-Analyse mit 26 Studien und insgesamt mehr als 10,000
Befragten zeigte, dass 53 % der Personen mittleres bis starkes Wachstum nach

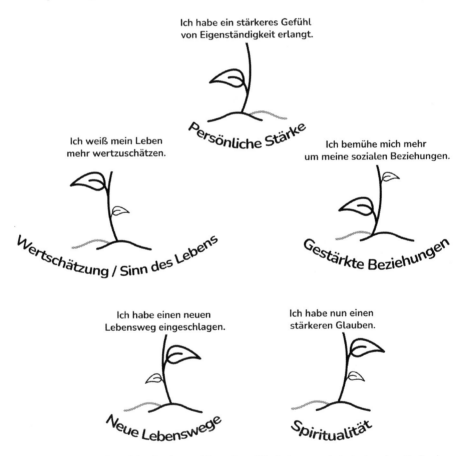

Abb. 9.2 Lebensbereiche in denen Menschen Wachstum nach belastenden Ereignissen berichten sowie Beispielaussagen des dazugehörigen Fragebogens [15]

traumatischen Ereignissen berichteten [2]. Unerwartet ist, dass Krebs-patienten umso eher und mehr posttraumatisches Wachstum berichteten, je schwerwiegender sie erkrankt waren [17, 18]. Diese Studien sind beein-druckend, weil sie Wachstum in Bereichen abseits der sonst „typischen Funktionsbereiche" (Wohlbefinden, Produktivität) untersuchten, und zwar: Wertschätzung des Lebens, Persönliche Stärke, Gestärkte Beziehungen, neue Lebenswege und Spiritualität.

Diese Themen (Abb. 9.2) wurden aus Berichten und Interviews mit Perso-nen identifiziert, die traumatische Situationen erlebt haben und stellen somit möglicherweise Lebensbereiche dar, in denen Menschen nach Krisen am ehesten wachsen. Trotzdem haben diese Studien zwei Schwachstellen. Zum einen werden die Personen in dem Fragebogen nur danach gefragt, ob sie in den Bereichen Verbesserungen erlebt haben und können darauf mit „keine Verbesserung" bis „sehr starke Verbesserungen" antworten – nach Ver-schlechterungen wird nicht gefragt. Zum anderen wird rückblickend danach gefragt. Damit wissen wir nicht, wie die Personen vor dem Ereignis waren, wie sie ihre persönliche Stärke und Beziehungen eigeschätzt haben. Zudem habe ich anfangs beschrieben, dass Menschen aufgrund von Geschichten daran gewöhnt sind, dass in Schlimmem Gutes stecken muss und ggf. auch dadurch das Bedürfnis haben, eigene Zugewinne und Wachstum nach nega-tiven Erfahrungen zu sehen.

> **Praxistipp**
>
> *Wenn Ihnen ein Erlebnis keine Ruhe lässt, versuchen Sie doch einmal, es aufzuschreiben. Betrachten Sie dabei das Ereignis aus möglichst vielen Pers-pektiven und überlegen Sie, was es für Sie als Person, für Ihre Entwicklung und für Ihren Lebensweg bedeutet. Diese Übung ist für eher alltägliche Er-eignisse gedacht. Zögern Sie bei einem schwerwiegenden Trauma nicht, pro-fessionelle Hilfe aufzusuchen.*
>
> *Diese kurze Anregung für Ihren Alltag finden Sie auch als Podcast zu diesem Kapitel (Abb. 9.3).*

Tipp für den Alltag - 09

Abb. 9.3 Tipp für den Alltag (▶ https://doi.org/10.1007/000-7cw)

Wie Menschen mit Widrigkeiten und Krisen umgehen, zeigt sich auch in der Forschung zu Lebensgeschichten (life narratives) von Personen. In diesen Studien werden Personen gebeten, über ihr Leben zu berichten und dabei auf Höhen, Tiefen und Wendepunkte in ihrem Leben einzugehen. Aus diesem interessanten Forschungsgebiet [7] will ich nur auf den Punkt eingehen, wie unterschiedlich Menschen ihren Umgang und die Folgen von Tiefpunkten im Leben schildern. Als erstes ist interessant, dass Menschen in ihren Lebensgeschichten eher selten Verknüpfungen zwischen sich selbst und den schlimmen Erlebnissen herstellen [19] – das scheint eher ein Faible von Psychologen zu sein. Nur wenige Menschen berichten spontan, wie sich die Ereignisse positiv oder negativ auf sie als Person ausgewirkt haben. Je stärker jedoch Menschen über den Zusammenhang zwischen ihnen und dem Ereignis nachdenken und dabei ausloten, was das Ereignis für sie bedeutet (vs. es schnell abzutun und abzuschließen), desto reifere Persönlichkeiten und desto mehr Weisheit kann man bei ihnen feststellen [20]. Streng genommen sind diese Lebensberichte immer noch subjektive Einschätzungen der Personen, auch wenn die Berichte vermutlich weniger verzerrt sind als Fragebögen. Es bleibt die Frage: sieht man denn tatsächlich Veränderungen im Verhalten von Menschen in Bezug auf ihre persönliche Stärke (z. B. emotionale Stabilität), den Umgang mit anderen (z. B. Kooperativität und Verträglichkeit) und die eigene Zufriedenheit bzw. Wertschätzung des Lebens?

9.3   In diesem Fall hatte Nietzsche leider unrecht … aber es gibt einen Hoffnungsschimmer

Wie verändern sich Menschen in ihrem Denken, Fühlen und Verhalten, wenn sie schwerwiegende oder traumatische Ereignisse erleben? Die Auswirkungen einiger traumatischer Ereignisse, wie beispielsweise Gewaltverbrechen sind wenig untersucht, weil sie selten auftreten und bei den meisten Menschen keine Messungen von Eigenschaften vor dem Ereignis stattgefunden hat. Aus diesem Grund untersucht die Forschung schwerwiegende Ereignisse, die etwas häufiger auftreten, in großen Bevölkerungsstudien.

Bei Menschen, bei denen eine Behinderung eintritt, verringert sich zwar kurzfristig das Wohlbefinden und die Lebenszufriedenheit deutlich, jedoch steigt beides in den ersten Jahren wieder. Es konnten jedoch keine bedeutsamen Veränderungen in den Persönlichkeitseigenschaften wie Emotionale Stabilität, Verträglichkeit, Geselligkeit oder Offenheit gegenüber Neuem beobachtet werden [10, 21]. Auch für häufigere negative Ereignisse wie Scheidung, Verwitwung oder Arbeitslosigkeit zeigen Studien keine konsistenten Veränderungen in den Persönlichkeitseigenschaften [9, 10]. Man kann hier einwenden, dass die untersuchten Big Five Eigenschaften (siehe Kap. 1) zu grobkörnig sind, um die spezifischen Veränderungen zu sehen, die nach traumatischen Ereignissen eintreten. Deshalb haben Mangelsdorf und Kollegen [22] spezifisch die Bereiche untersucht, die bislang in der Forschung zu traumatischen Ereignissen fokussiert wurden: Persönliche Stärke, Sinn des Lebens, Spiritualität und Qualität der sozialen Beziehungen.

Das Bedeutsame an der Untersuchung von Mangelsdorf und Kollegen ist, dass sie die Ergebnisse von über 150 früheren Studien ausgewertet und dabei Auswirkungen negativer Ereignisse wie Krankheit, Verwitwung, Unfälle und Naturkatastrophen mit positiven Ereignissen wie Heirat oder Geburt eines Kindes verglichen haben. Auch hier wurde ein Großteil der Studien rückblickend durchgeführt, das heißt, Personen wurden Monate bis Jahre nach den Ereignissen dazu und zu wahrgenommenen Veränderungen befragt. Für die einzelnen Lebensbereiche wie Persönliche Stärke, Sinn des Lebens und Spiritualität gab es zum Teil nur wenige längsschnittliche Studien, die Personen vor und nach dem Ereignis untersucht haben. In diesen wenigen Studien zeigte sich, dass nach traumatischen Ereignissen subjektiv die persönliche Stärke und die wahrgenommene Sinnhaftigkeit des Lebens unmittelbar etwas zunahmen; diese Veränderungen waren nicht für positive Ereignisse zu beobachten. Auch gab es einen kleinen Effekt, dass Menschen in den ersten Monaten nach einem traumatischen Ereignis etwas spiritueller wurden und über die nächsten Jahre auch blieben. Die Qualität sozialer Beziehungen nahm initial nach dem traumatischen Ereignis leicht ab, erholte sich aber nach einem halben bis einem Jahr. Interessanterweise zeigten sich die Veränderungen in der Qualität der Beziehungen auch für positive Ereignisse wie die Geburt eines Kindes. Die Autorinnen schlussfolgern, dass Wachstum nicht spezifisch für negative Ereignisse ist, da sich die Ergebnisse oftmals nicht von Veränderungen in Kontrollgruppen oder beim Erleben von positiven Ereignissen unterschieden.

> **Beispiel**
>
> *Der Bestsellerautor Stephen King wurde 1999 beim Spazierengehen von einem Auto angefahren und schwer verletzt: mehr als 20 Brüche und Frakturen in Beinen, Hüfte, Wirbelsäule, Rippen und Schädel wurden in etlichen Operationen und wochenlanger Physiotherapie behandelt. Dabei hatte Stephen King unglaubliches Glück, weil die Geschwindigkeit des Autos und der Aufprall im felsigen Gelände sehr leicht tödlich hätte sein können. Das Ausmaß des Unfalls ent-*

> spricht zweifellos einem traumatischen Ereignis. In seiner Autobiografie [23] ist
> der Unfall hingegen nur ein weiteres Ereignis in seinem ungewöhnlichen Leben
> und er spricht davon ohne Bitterkeit und sogar mit Humor. Auch ist Stephen
> King im Vergleich zu den meisten Berichten über traumatische Ereignisse sehr
> nüchtern und bodenständig, wenn er dem Unfall oder dem Wiedererlangen des
> Schreibens keine besondere Bedeutung beimisst – hier ist er erstaunlich konsis-
> tent damit wie er sein sonstiges Leben, was oft nicht einfach war, unaufgeregt
> und sachlich beschreibt. Daraus lässt sich deuten, dass der Unfall in der Tat wenig
> in seinen Verhaltensweisen und Ansichten verändert hat. Auch hat ihn nach
> eigener Aussage nach dem Unfall nicht das Schreiben gerettet – sondern die
> Fähigkeiten des Arztes und die Fürsorge seiner Frau [23].

Die bisherigen Studienbefunde, die im Durchschnitt geringe bis keine positiven Veränderungen nach negativen bis traumatischen Ereignissen aufzeigen,
verdecken jedoch möglichweise Unterschiede zwischen Personen. Es ist denkbar, dass eine kleine Anzahl an Personen an traumatischen Ereignissen wächst.
So zeigten rund 10 % von Personen, die in den vergangenen Monaten etwas
Traumatisches erlebt hatten (z. B. den unerwarteten Tod oder schwere Erkrankung einer nahestehenden Person, oder eigene Verletzungen) Zunahmen
in Dankbarkeit oder Lebenssinn [24]. Eine Einzelfallstudie eines verletzten
Profisportlers [25] verdeutlicht ebenso eindrücklich, dass manche Menschen
durchaus an Widrigkeiten wachsen: Dieser Sportler hat als junger Erwachsener
fast seinen Bruder durch einen Suizidversuch verloren und kämpfte zum Zeitpunkt der Studie mit einer schweren Verletzung, die ihn am Footballspielen
hinderte und eine mehrmonatige Reha-Behandlung erforderte. Die mehr-
stündige Befragung zeigte, dass ihm sowohl nach dem Suizidversuch seines
Bruders als auch während der Genesung der Stellenwert seiner Familie und
Freunde deutlicher geworden ist, er eine klare Bestimmung und Aufgabe für
seine Zukunft sieht und er nochmals an persönlicher Stärke gewonnen hat
[25]. Diese und weitere Studien [20] legen nahe, dass Menschen, die gestärkt
aus Krisen hervorgehen, zum einen über persönliche Ressourcen wie Optimismus, Lernfreude und gute soziale Unterstützung verfügen [26, 27]. Zum an-
dern gehen sie oft auf besondere Weise mit traumatischen Ereignisse um: sie
gehen Probleme aktiv an, suchen sich Unterstützung und ergründen aktiv, was
sie aus dem Ereignis lernen können und wie sie ihr Leben in Zukunft gestalten
möchten. Außerdem vermeiden sie kaum ihre (negativen) Gefühle und Konsequenzen des Ereignisses, sondern stellen sich ihnen. Das heißt zusammenfassend, während die Mehrheit der betroffenen Personen an traumatischen
Ereignissen nicht wächst, sondern sich im besten Fall davon erholt, können
einzelne Personen durchaus an Stärke, Lebenssinn und Tiefe in ihren Beziehungen gewinnen.

Fazit

Nachdem Menschen traumatische Ereignisse wie Naturkatastrophen, schwere Unfälle oder Gewaltverbrechen erlebt haben, berichten nur wenige spontan, dass sie daran gewachsen sind. Fragt man Menschen jedoch gezielt danach, ob sie nun besser über den Sinn des Lebens Bescheid wissen oder stärker geworden sind, stimmt die Mehrheit der befragten Menschen dem zu. Vermutlich liegt das zum Teil auch daran, dass Menschen von klein auf mit Märchen und Geschichten aufwachsen, in denen die Hauptfiguren gestärkt und belohnt aus erlittenem Übel hervorgehen. Hingehen zeigen wissenschaftliche Studien, dass Menschen nach negativen oder traumatischen Ereignissen im Durchschnitt kaum Veränderungen in ihren Persönlichkeitseigenschaften zeigen und sich im besten Fall davon zwar erholen, aber keinen Zugewinn im Sinne von Wachstum erleben. Das schließt jedoch nicht aus, dass einige wenige Menschen durchaus gestärkt aus Krisen hervorgehen und besonders dann, wenn es ihnen gelingt, sich aktiv und aufgeschlossen mit den Ereignissen, deren Bedeutung für die eigene Person und das zukünftige Leben auseinanderzusetzen anstelle so schnell wie möglich wieder in ihre Alltagsroutine zurückzukehren.

Literatur

1. Nietzsche, F. W. (1889). *Götzen-Dämmerung*. Sprüche und Pfeile, 8.
2. Xiaoli, W., Kaminga, A. C., Dai, W., Deng, J., Wang, Z., Pan, X., & Liu, A. (2019). The prevalence of moderate-to-high posttraumatic growth: A systematic review and meta-analysis. *Journal of Affective Disorders, 243*, 408–415.
3. Lerner, M. J. (1980). *The belief in a just world*. Springer.
4. Hagee Says Hurricane Katrina Struck New Orleans Because It Was 'Planning A Sinful Homosexual Rally', https://archive.thinkprogress.org/hagee-says-hurricane-katrina-struck-new-orleans-because-it-was-planning-a-sinful-homosexual-rally-55b392a04322/. Zugegriffen am 24.03.2021
5. Sharon Stone blames China's earthquake on karma, https://www.telegraph.co.uk/news/worldnews/asia/china/2039955/Sharon-Stone-blames-Chinas-earthquake-on-karma.html. Abruf am 24.03.2021
6. Anderson, J. E., Kay, A. C., & Fitzsimons, G. M. (2010). In search of the silver lining: The justice motive fosters perceptions of benefits in the later lives of tragedy victims. *Psychological Science, 21*(11), 1599–1604.
7. McAdams, D. (2016). *The art and science of personality development*. Guilford.
8. McLean, K. C., & Syed, M. (2015). Personal, master, and alternative narratives: An integrative framework for understanding identity development in context. *Human Development, 58*, 318–349. https://doi.org/10.1159/000445817
9. Specht, J., Egloff, B., & Schmukle, S. C. (2011). Stability and change of personality across the life course: The impact of age and major life events on mean-level and rank-order stability of the Big Five. *Journal of Personality and Social Psychology, 101*, 462–482.

10. Denissen, J. J., Luhmann, M., Chung, J. M., & Bleidorn, W. (2019). Transactions between life events and personality traits across the adult lifespan. *Journal of Personality and Social Psychology, 116*, 612–633. https://doi.org/10.1037/pspp0000196

11. Jayawickreme, E., Blackie, L. E., Forgeard, M., Roepke, A. M., & Tsukayama, E. (2022). Examining associations between major negative life events, changes in weekly reports of post-traumatic growth and global reports of eudaimonic well-being. *Social psychological and personality science, 13*(4), 827–838.

12. Cohen, S., Murphy, M. L., & Prather, A. A. (2019). Ten surprising facts about stressful life events and disease risk. *Annual Review of Psychology, 70*, 577–597. https://doi.org/10.1146/annurev-psych-010418-102857

13. Fekadu, W., Mekonen, T., Belete, H., Belete, A., & Yohannes, K. (2019). Incidence of post-traumatic stress disorder after road traffic accident. *Frontiers in psychiatry, 10*, 519.

14. Luhmann, M., Hofmann, W., Eid, M., & Lucas, R. E. (2012). Subjective well-being and adaptation to life events: a meta-analysis. *Journal of Personality and Social Psychology, 102*(3), 592–615. https://doi.org/10.1037/a0025948

15. Tedeschi, R. G., & Calhoun, L. G. (2004). Posttraumatic growth: Conceptual foundations and empirical evidence. *Psychological Inquiry, 15*(1), 1–18.

16. Tedeschi, R. G., Shakespeare-Finch, J., Taku, K., & Calhoun, L. G. (2018). *Posttraumatic growth: Theory, research, and applications.* Routledge.

17. Danhauer, S. C., Russell, G., Case, L. D., Sohl, S. J., Tedeschi, R. G., Addington, E. L., et al. (2015). Trajectories of posttraumatic growth and associated characteristics in women with breast cancer. *Annals of Behavioral Medicine, 49*(5), 650–659.

18. Marziliano, A., Tuman, M., & Moyer, A. (2020). The relationship between post-traumatic stress and post-traumatic growth in cancer patients and survivors: A systematic review and meta-analysis. *Psycho-Oncology, 29*(4), 604–616.

19. Merrill, N., Waters, T. E. A., & Fivush, R. (2016). Connecting the self to traumatic and positive events: Links to identity and well-being. *Memory, 24*(10), 1321–1328. https://doi.org/10.1080/09658211.2015.1104358

20. Lilgendahl, J. P., Helson, R., & John, O. P. (2013). Does ego development increase during midlife? The efects of openness and accommodative processing of difficult events. *Journal of Personality*, n/a–n/a. https://doi.org/10.1111/jopy.12009

21. Lucas, R. E. (2007). Adaptation and the set-point model of subjective well-being does happiness change after major life events? *Current Directions in Psychological Science, 16*, 75–79. https://doi.org/10.1111/j.1467-8721.2007.00479.x

22. Mangelsdorf, J., Eid, M., & Luhmann, M. (2018). Does growth require suffering? A systematic review and meta-analysis on genuine posttraumatic and post-ecstatic growth. *Psychological Bulletin.* https://doi.org/10.1037/bul0000173

23. King, S. (2012). *On writing: A memoir of the craft.* Hodder.

24. Frazier, P., Tennen, H., Gavian, M., Park, C., Tomich, P., & Tashiro, T. (2009). Does self-reported posttraumatic growth reflect genuine positive change? *Psychological Science, 20*(7), 912–919.

25. Coulter, T. J., Mallett, C. J., Singer, J. A., & Wrzus, C. (2018). A three–domain personality analysis of a mentally tough athlete. *European Journal of Personality, 32*(1), 6–29.

26. Weststrate, N. M., Jayawickreme, E., & Wrzus, C. (2022). Advancing a three-tier personality framework for posttraumatic growth. *European Journal of Personality, 6*(4), 704–725. https://doi.org/10.1177/08902070211062327

27. Zalta, A. K., Tirone, V., Orlowska, D., Blais, R. K., Lofgreen, A., Klassen, B., et al. (2020). Examining moderators of the relationship between social support and self-reported PTSD symptoms: A meta-analysis. *Psychological Bulletin.* https://doi.org/10.1037/bul0000316

10

Coach oder Couch? Änderung in Persönlichkeitseigenschaften durch professionelle Interventionen

Was Sie erwartet

In diesem Kapitel werden aktuelle Erkenntnisse zu Interventionen im Bereich Persönlichkeitsentwicklung vorgestellt. Dazu gehören Coachings und Psychotherapien, welche sowohl Gemeinsamkeiten als auch bedeutsame Unterschiede hinsichtlich der Ausgangslage und der Ziele aufweisen. Für beide Interventionsformen werden gegenwärtige Befunde zur Wirksamkeit und zum Ausmaß von Persönlichkeitsveränderungen berichtet. Die zweite Hälfte des Kapitels beschäftigt sich mit den Aspekten von Interventionen, die für das Gelingen von Verhaltens- und Bewertungsänderungen zentral sind. Abschließend wird auf den momentanen Stand von digitalen Interventionen eingegangen.

Die letzten Kapitel haben verdeutlicht, dass sich Persönlichkeitseigenschaften im Lauf des ganzen Lebens entwickeln und diese Entwicklung mit den Erfahrungen zusammenhängen, die wir im Leben machen. Das können sowohl Ereignisse wie Berufseinstieg oder Scheidung als auch Einflüsse von anderen nahestehenden Menschen sein. Darüber hinaus wollen viele Menschen oft auch etwas an sich bzw. ihren Verhaltensweisen ändern und das bezieht sich direkt (weniger aufbrausend sein) oder indirekt (mehr

Ergänzende Information Die elektronische Version dieses Kapitels enthält Zusatzmaterial, auf das über folgenden Link zugegriffen werden kann [https://doi.org/10.1007/978-3-662-65183-4_10]. Die Videos lassen sich durch Anklicken des DOI Links in der Legende einer entsprechenden Abbildung abspielen, oder indem Sie diesen Link mit der SN More Media App scannen.

Sport machen, d. h. disziplinierter sein) auf ihre Eigenschaften. Die meisten Menschen, die etwas ändern wollen, versuchen es oft allein, ggf. mit Tipps aus Büchern oder dem Internet. Zudem ist auch „professionelle Unterstützung" durch Coaching oder Psychotherapie denkbar. Mein Anliegen ist es nicht für das eine oder andere zu werben, sondern die wissenschaftliche Befundlage darzustellen. Und ob bzw. worin man sich überhaupt verändern sollte, überlegen wir gemeinsam in Kap. 12 „Müssen wir uns alle verändern?".

Sowohl Coachings als auch Psychotherapien finden häufig in Zweier-Konstellationen, z.B. Klientin & Coach bzw. Patient & Therapeutin, über einen Zeitraum von mehreren Wochen oder Monaten und nach einem relativ strukturierten Vorgehen statt. Zu Anfang wird sowohl die Problemstellung („Warum möchte man professionelle Unterstützung?") als auch das Coaching- bzw. Therapieziel besprochen. Coaching und Therapie unterscheiden sich dabei sowohl in der Ausgangslage als auch in den Zielen (siehe Abb. 10.1).

Coachings finden häufig bei der Übernahme neuer Aufgaben oder Rollen statt und sollen vorhandene Fähigkeiten, z. B. im Bereich Führung, (Selbst-) Organisation/Management erweitern. Dabei kann häufig auf grundlegende Problemlöse- und Selbstmanagement-Fähigkeiten zurückgegriffen werden und Coaching dient explizit nicht der Behandlung von psychischen Erkrankungen [1]. Psychotherapien auf der anderen Seite finden statt, wenn psychische Erkrankungen wie Depression, Phobien oder Suchterkrankungen diagnostiziert wurden. In vielen Fällen sind Betroffene nicht (ausreichend) in der Lage ihren Alltag zu bewältigen, sodass das Ziel ist Symptome teilweise oder vollständig zu reduzieren, den Lebenalltag wieder zu bewältigen und den Betroffenen Wissen und Strategien an die Hand zu geben, um Rückfälle zu verhindern [2].

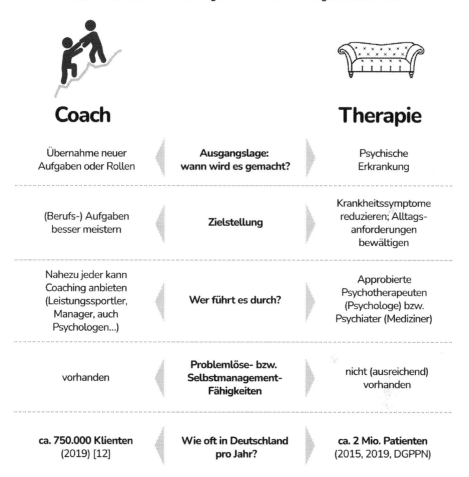

Coach		Therapie
Übernahme neuer Aufgaben oder Rollen	**Ausgangslage: wann wird es gemacht?**	Psychische Erkrankung
(Berufs-) Aufgaben besser meistern	**Zielstellung**	Krankheitssymptome reduzieren; Alltags-anforderungen bewältigen
Nahezu jeder kann Coaching anbieten (Leistungssportler, Manager, auch Psychologen...)	**Wer führt es durch?**	Approbierte Psychotherapeuten (Psychologe) bzw. Psychiater (Mediziner)
vorhanden	**Problemlöse- bzw. Selbstmanagement-Fähigkeiten**	nicht (ausreichend) vorhanden
ca. 750.000 Klienten (2019) [12]	**Wie oft in Deutschland pro Jahr?**	**ca. 2 Mio. Patienten** (2015, 2019, DGPPN)

Abb. 10.1 Vergleich von Coaching und Psychotherapie. Erstellt unter Verwendung von Adobe Stock

10.1 Auf zum Coach?

Worin kann man sich alles „coachen" lassen? Ernährungscoach, Gesundheits-coach, Life coach, Career coach – das klingt nach neuen, innovativen An-sätzen, fußt jedoch in etablierten Konzepten wie Ernährungs- oder Lebens-beratung. Das klingt zugegeben weniger hip, aber jahrzehntelange Erfahrung mit und Forschung zu Beratungen haben dazu geführt, dass sich mittlerweile relativ feste Schritte für wirksame Coachings entwickelt haben. Coachings finden sehr häufig im beruflichen Kontext statt und meinen zunächst erst ein-mal ein meist individuelles Training sowie Beratung mit mehreren Terminen.

Die Forschung zu beruflichen Coachings unterscheidet als Inhalte Führungskompetenzen (executive coaching), Methodenkompetenzen (z. B., Beschwerdemanagement), Sozial- & Selbstkompetenz, (z. B. Zeitmanagement) sowie Fachkompetenzen [3]. Manchmal werden „persönlichkeitsorientierte" Coachings auch noch separat genannt [1]. Diese Kategorien sind nicht ganz trennscharf, weil Führungskräfte-Coachings auch Sozial- und Selbstkompetenzen stärken sollen. Darüber hinaus gibt es wie anfangs angedeutet Coaching zu generellen Lebensfragen und zum Gesundheitsverhalten inkl. des Umgangs mit chronischen Krankheiten, Ernährung und Bewegung –hier sind die Übergänge fließend zum „personal trainer".

Interessanterweise schließt berufliches Coaching explizit aus, Persönlichkeitseigenschaften ändern zu wollen [4], obwohl die Bezüge zu Eigenschaften sehr deutlich sind: Verbesserungen in der Kommunikation umfassen Verhaltensweisen, die den Eigenschaften Verträglichkeit (Mitgefühl, Kooperation) und Extraversion (Kontaktfreude) angehören. Coachings zu Führungskompetenzen betreffen Verhaltensweisen der Eigenschaften Extraversion (Durchsetzungsvermögen) und Emotionale Stabilität (Regulieren von Emotionen). Projekt- und Zeitmanagement-Coachings adressieren Verhalten mit Bezug zur Eigenschaft Gewissenhaftigkeit (Ordnung/Organisation, Selbstdisziplin, Verantwortlichkeit). Vielleicht liegt es an der nach wie vor verbreiteten Sicht, dass Eigenschaften eher feststehen und sich nur Verhalten ändern lässt. Da zwar nicht einzelnes Verhalten, wohl aber Verhaltensmuster Eigenschaften ausmachen, sind dauerhafte Veränderungen in Verhaltensmustern gleichbedeutend mit Veränderungen in Eigenschaften. Aus diesem Grund stelle ich Ihnen Befunde sowohl aus Studien zum beruflichen bzw. Personal-Coaching vor als auch Studien, die sich explizit mit „Persönlichkeitscoaching" beschäftigt haben.

Wie wirksam sind Coachings?

Berufliche Coachings fanden ab den 1980er-Jahren in zunehmendem Maß statt und damit stellte sich die Frage, „ob das überhaupt etwas bringt" [5]. Wichtig ist, dass hier nicht die generelle Wirksamkeit von Weiterbildungen etc. untersucht wurde, sondern spezifisch Eins-zu-Eins-Coachings. Auch wenn manche den Studien methodische Schwächen vorhielten wie eine kleine Zahl untersuchter Personen und verbesserungsfähige Messinstrumente, mehrten sich die Belege, dass Coachings das trainierte Verhalten verbessern: Überblicksartikel, die die Ergebnisse von sechs bis 18 Studien zusammenfassten, zeigten, dass Personen nach den Coachings subjektiv und objektiv bessere

Leistung zeigten, und besser ihre Ziele verfolgen und erreichen konnten [5, 6]. Darüber hinaus stiegen im Durchschnitt die Arbeitszufriedenheit, das Wohlbefinden, sowie die Fähigkeiten im Umgang mit Belastungen und Stress (Abb. 10.2). Von diesen genannten Punkten ist Zielverfolgung ein Aspekt der Persönlichkeitseigenschaft Gewissenhaftigkeit und der Umgang mit Stress ein Aspekt der Eigenschaft Neurotizismus. Das heißt, Coachings haben durch die Verhaltensänderungen indirekt auch wünschenswerte Eigenschaften der gecoachten Personen beeinflusst.

Eine Meta-Analyse über 60 Studien zu Coachings von Lehrpersonal hauptsächlich in Vor- und Grundschulen verdeutlichte, dass die Lehrkräfte nach dem Coaching besser erklärten (durch Außenstehende beobachtet) und die Schüler dadurch auch bessere Leistungen in Deutsch und Naturwissen-

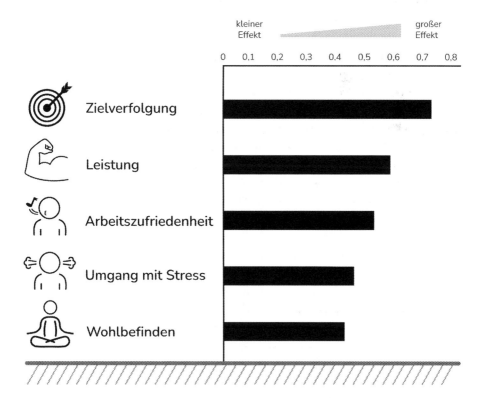

Abb. 10.2 Veränderungen in Leistung und Wohlbefinden durch Coachings (basierend auf Theeboom et al. [6])

schaften, aber kaum in Mathe zeigten [7]. Die trainierten Fähigkeiten wurden nicht einzeln bewertet und lassen sich sicher mehreren interpersonellen und arbeitsbezogenen Eigenschaften zuordnen. Das ist auch verständlich, da in vielen komplexen Verhaltensweisen wie z. B. zu unterrichten, mehrere Eigenschaften zum Tragen kommen (z. B. sich strukturieren = Gewissenhaftigkeit; die Ruhe bewahren = Emotionale Stabilität; Unterstützung und wohlwollender Umgang = Verträglichkeit).

Was ist mit Coachings, die speziell Persönlichkeitseigenschaften adressieren? Dazu entwickelten Martin und Kollegen ein Persönlichkeits-Coachings, welches die Personen selbst wählen lässt, welche und wie viele Aspekte ihrer Eigenschaften sie ändern wollen. Das Programm fokussiert auf engere Persönlichkeitsfacetten als die Big Five Traits (z. B. Durchsetzungsfähigkeit und Selbstdisziplin als Facetten von Extraversion und Gewissenhaftigkeit) und leitet Teilnehmende in zehn Schritten an (siehe Abb. 10.3), einzelne Aspekte ihrer Persönlichkeit zu ändern.

Am häufigsten gaben die Personen, die zum großen Teil zwischen 30 und 60 Jahren alt waren, an sich hinsichtlich Angst, Ärger und Selbstdisziplin ändern zu wollen [9]. Die Ergebnisse zeigten sowohl direkt im Anschluss an das zweieinhalb-monatige Coaching, als auch weitere drei

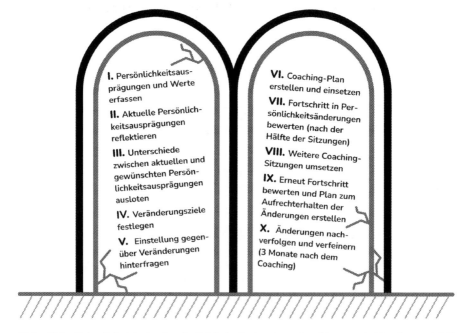

Abb. 10.3 Zehn Schritte im Persönlichkeitsänderungs-Coaching nach Martin et al. [8]

Monate sowie vier Jahre später deutliche Zugewinne in den Eigenschaften, die geändert werden sollten [8, 10]. Zudem zeigte sich das Coaching gleichermaßen wirksam für Männer und Frauen als auch Personen unterschiedlichen Alters. Mit einem Durchschnittsalter von anfänglich 42 Jahren unterscheidet sich diese Studie deutlich von Studien mit Studierenden (siehe Kap. 4 volitionaler Persönlichkeitsentwicklung) und verdeutlicht, dass Persönlichkeitsänderungen auch im mittleren Erwachsenenalter möglich sind.

Als kleinen Wermutstropfen kann man sehen, dass sowohl die gecoachten Personen als auch die Coaches die Coaching- bzw. Studienziele kennen. Das heißt, es ist denkbar, dass Personen angeben, disziplinierter werden zu wollen und wenn sie in der 5. Sitzung bzw. nach Abschluss des Coachings bewerten wie gut es ihnen bislang gelungen ist, angeben disziplinierter geworden zu sein – unabhängig davon, ob es auf tatsächlichen Verhaltensänderungen beruht. Allerdings zeigen sich Veränderungen auch vier Jahre nach dem Coaching, wenn Personen vermutlich ihre damaligen Coachingziele nicht mehr erinnern. Zudem haben in anderen Studien auch Bekannte und Familienmitglieder die Veränderungen bemerkt [11].

In all den Studien zu Verhaltensänderungen durch Coachings gab es deutliche Unterschiede darin, wie sehr sich Personen änderten. Da liegt die Frage nahe: Gibt es besonders gute Coaches, die anderen Menschen besonders gut helfen können, ihre Ziele zu erreichen?

Gibt es besonders gute Coaches?

Anders als die Bezeichnung Psychotherapeut, welche nur ausgebildete Psychologen, Psychologinnen, Ärztinnen und Ärzte mit entsprechender Weiterbildung nutzen dürfen, ist der Begriff Coach nicht gesetzlich geschützt. Prinzipiell kann jede und jeder Life coach, Career coach oder Gesundheitscoach werden. Die bisherigen Berufserfahrungen von erfolgreichen Coaches sind sehr unterschiedlich und reichen von Leistungssportlern und Managern hin zu Journalisten, Pädagogen und Politikern (m/w/d). Eine Umfrage über verschiedene Berufsverbände von Coaches ergab 2019, dass Coaches im Durchschnitt Anfang 50 sind, und bevor sie als Coach tätig wurden, mehr als 16 Jahre in anderen Berufen gearbeitet und in 76 % aller Fälle Führungsverantwortung hatten [12]. Frühere dieser Umfragen berichteten weiter, dass die Personen durchschnittlich 200–300 Stunden Weiterbildung absolviert haben, bevor sie als Coach tätig wurden und sich auch während ihrer Tätigkeit kontinuierlich weiterbilden. Sobald Ernährungscoaches oder Personal Trainer angestellt sind oder mit Krankenkassen abrechnen, müssen oftmals auch zertifizierte Lizenzen nachgewiesen werden, die man innerhalb weniger Monate erwerben kann. Das heißt, die fachlichen Hintergründe von Coaches können durchaus heterogen sein, die meisten verfügen allerdings über umfangreiche Berufs- und Lebenserfahrung sowie solide Weiterbildungen.

Allerdings schlagen sich Berufserfahrung oder Eigenschaften von Coaches kaum im Erfolg des Coachings nieder [13]. Am meisten beeinflusst die Beziehung zwischen Coach und Coachee den Coachingerfolg [5]. Interessanterweise wird diese Beziehung nicht durch die Berufserfahrung, Persönlichkeit oder Ähnlichkeit zwischen Coach und Coachee vorhergesagt. Stattdessen war die Coach-Coachee-Beziehung umso besser, je mehr Coachees motiviert waren, sich zu ändern und je kompetenter sie ihren Coach einschätzen – unabhängig von tatsächlicher Berufserfahrung [13]. Beides verdeutlicht, dass gecoachte Personen maßgeblich dazu beitragen, ob ein Coaching gelingen kann.

Fragt man Personen nach einem Coaching, was aus ihrer Sicht besonders hilfreich war, werden oftmals folgende Punkte genannt [14, 15]:

* Die Gelegenheit und den Raum über die Probleme und die Lösungsmöglichkeiten nachzudenken.
* Die Unterstützung und Unvoreingenommenheit des Coaches.
* Der spürbare Fortschritt bereits während des Coachings.
* Spezifische Coaching-Techniken (z. B. Ziele visualisieren, Übungen).

Beispiel

Zu Beginn meiner wissenschaftlichen Arbeit als Doktorandin haben mir öffentliche Vorträge Herzklopfen bereitet, das beinah gesundheitsbedenkliche Ausmaße hatte. Denkbar ungünstig für eine wissenschaftliche Karriere in der man regelmäßig Vorlesungen und Vorträge hält. Mehrere Trainings, Coachings und natürlich praktische Erfahrung von hunderten Stunden Vorlesung und Vorträgen später, bewegen sich Herzschlag und Nervosität bei öffentlichen Vorträgen vor großer Zuhörerschaft im medizinisch unbedenklichen Bereich und es bereitet mir zunehmend Freude. Besonders hilfreich waren dabei Atemtechniken und kleine Tricks zur Körper- und Geisteshaltung (nein, nicht die üblichen Tricks- mein Publikum bleibt gedanklich angezogen) sowie mit jedem Vortrag wiederholtes Üben vor ganz unterschiedlichem Publikum. Übung ist dabei ein zentraler Baustein für viele Verhaltensweisen, wie beispielsweise Verhandlungen, Präsentationen oder Konfliktgespräche. Und sowohl durch gelungene als auch weniger gelungene Versuche entwickelt man sich weiter – wobei die gelungenen Auftritte mehr Freude bereiten.

10.2   Was passiert auf der Couch?

Seit Freud werden Psychiater und Psychotherapeuten mit einer Couch assoziiert. Es gibt sogar Bildbände zu den Behandlungszimmern von Psychotherapeuten [16]. Soviel sei verraten: in etlichen Zimmern stehen keine Couch und ein Behandlungszimmer hat sogar nur einen Klappstuhl. Während der ersten psychoanalytischen Therapien lagen die Patienten auf der Couch, um eine entspannte Haltung einzunehmen und ungestört Persönliches zu berichten, da sie den hinter ihnen sitzenden Therapeuten nicht anschauten. In den meisten Therapien sitzen sich Patient und Therapeutin mittlerweile gegenüber, gerade damit beide auch nonverbale Reaktionen im Gesicht oder Körperhaltung des anderen sehen können, wenn sie über Symptome, Belastungen und Lösungsmöglichkeiten sprechen. Hier ist nicht der Platz, um in die Tiefe zu gehen, wie Gesprächstherapie, (kognitive) Verhaltenstherapie, systemische Therapie oder integrative Therapieverfahren im Einzelnen wirken. Allerdings zeigen Kilometer an Forschung, welche Psychotherapien bei welchen psychischen Erkrankungen wirksam sind [17]. Spannend für uns ist jedoch, dass sich auch Persönlichkeitseigenschaften dabei etwas verändern [18].

Persönlichkeitsveränderung durch Psychotherapie?
Nachdem Roberts und Kollegen 2006 durch ihre erste Meta-Analyse die weitverbreitete Annahme, dass sich Persönlichkeitseigenschaften im Erwachsenenalter nicht mehr verändern, ins Wanken gebracht haben (siehe Kap. 5), haben er und (andere) Kollegen 2017 gezeigt, dass Veränderungen sogar durch relativ kurze Therapien möglich sind. In diese weitere Meta-Analyse sind Befunde aus 207 früheren Studien zu unterschiedlichen Therapien für Depressionen, Substanzmissbrauch (Alkohol, Drogen), Angst-, Ess- oder Persönlichkeitsstörungen eingegangen [18]. Über alle Studien und Therapieformen hinweg betrachtet, nahm bei den Patienten am stärksten Emotionale Stabilität zu (siehe Kap. 11, Abb. 11.1). Diese Veränderung entspricht ungefähr dem Anstieg in Emotionaler Stabilität, den man normalerweise zwischen 18 und Ende 30 beobachten kann [19]. Weiter nahmen Extraversion, Gewissenhaftigkeit, Verträglichkeit und Offenheit für Neues zu. Das heißt, die Patienten wurden im Durchschnitt auch etwas kontaktfreudiger, zuverlässiger, hilfsbereiter und aufgeschlossener. Und das nach durchschnittlich 24 Wochen Behandlung in einem Ausmaß, dass man bei diesen Eigenschaften typischerweise über vier Jahre (ohne Therapie oder Coaching) beobachtet [20].

In will Ihnen an dieser Stelle eine andere Studie nicht verschweigen, die scheinbar gegenteilige Befunde fand: Personen, die berichteten, in den letzten vier Jahren in psychotherapeutischer Behandlung gewesen zu sein, waren weniger emotional stabil und gewissenhaft als zum Zeitpunkt vor der Therapie [21]. Die Autoren spekulieren, dass ihre unerwarteten Ergebnisse möglicherweise dadurch zu erklären sind, dass nicht gefragt wurde, ob die Psychotherapie erfolgreich abgeschlossen wurde. Zudem fanden möglicherweise sowohl das Aufsuchen eines Therapeuten als auch die unerwarteten Persönlichkeitsänderungen aufgrund einen traumatischen Ereignisses statt. Dann wäre das Ereignis der Auslöser sowohl für die Therapie als auch die Persönlichkeitsänderungen und letztere nicht auf die Therapie zurückzuführen. Die Therapie könnte sogar verhindert haben, dass stärkere negative Veränderungen aufgetreten sind. Das bedeutet, im Allgemeinen tragen psychotherapeutische Interventionen zu gewünschten Persönlichkeitsänderungen bei, auch wenn in einzelnen Studien oder bei einzelnen Personen gegenläufige Veränderungen auftreten können.

Die Meta-Analyse von Roberts und Kollegen [18] hielt weitere unerwartete Befunde parat. Während spezifische psychotherapeutische Schulen oftmals davon ausgehen, dass ihre Therapieform für bestimmte Erkrankungen am besten geeignet sind, zeigte die Meta-Analyse, dass sich das Ausmaß an Eigenschaftsänderungen nach kognitiven Verhaltenstherapien, psychodynamischen Therapien und Humanistischen bzw. Gesprächstherapien sehr ähnelte. Sogar rein medikamentöse Therapien führten zu Eigenschaftsänderungen, wenn auch in etwas geringerem Ausmaß. Das lässt sich vermutlich darauf zurückführen, dass ein Großteil der untersuchten Personen an Depressionen und Angststörungen litt, die zum Teil mit angstlösenden und stimmungsaufhellenden Medikamenten behandelt wurden. Dementsprechend sieht man auch in diesen Therapien, dass Personen nach der Behandlung emotional stabiler sind (weniger Ängste, Niedergeschlagenheit u. a.) verspüren, was ihnen gegebenenfalls ermöglicht auch andere Verhaltensweisen wieder aufzugreifen, wie beispielsweise Freundschaften pflegen (Extraversion) und Berufstätigkeiten nachgehen (Gewissenhaftigkeit).

Im Durchschnitt gingen die Therapien über 24 Wochen, aber deutlich kürzere oder längere Therapien sind je nach Schwere der Erkrankung und Therapieform üblich. Die Meta-Analyse zeigte, dass 2–4-wöchige Therapien kleine Veränderungen auslösten, während sich bereits bei 6–8-wöchigen Therapien die zuvor berichteten Veränderungen zeigten. In Therapien, die länger als acht Wochen dauerten, fanden keine stärkeren Veränderungen statt als die,

die nach 6 bis 8-wöchigen Therapien beobachtet wurden. Interessant war, dass die Persönlichkeitsänderungen nicht direkt nach der Therapie, sondern sechs und 12 Monate später am stärksten ausgeprägt waren. Da Personen in Therapien auch Strategien an die Hand gegeben werden, wie sie die veränderten Verhaltensmuster im Alltag beibehalten, ist es durchaus denkbar, dass sich Personen damit auch noch nach dem Ende der Therapien weiterentwickelten.

Die Persönlichkeitsänderungen fanden in ähnlichem Maß für Männer und Frauen sowie Personen unterschiedlichen Alters statt (siehe Kap. 11) – wobei der Großteil der untersuchten Personen im jungen und mittleren Erwachsenenalter war, was sicher auch daran liegt, dass die meisten Erkrankungen in diesen Altersgruppen auftreten.

Zusammenfassend können wir sagen, Psychotherapien von bereits wenigen Wochen führen zu Persönlichkeitsänderungen, die auch noch 6 bis 12 Monate nach Therapieende sichtbar sind und die im Ausmaß Veränderungen entsprechen, die normalerweise über mehrere Jahre zu beobachten sind. Diese Veränderungen besonders in Emotionaler Stabilität und Gewissenhaftigkeit könnten sogar den weiteren Therapieerfolg festigen, weil Persönlichkeitseigenschaften auch Risiko- bzw. Schutzfaktoren für psychische Erkrankungen darstellen [21, 22]. D. h. mit einer Zunahme in Emotionaler Stabilität und Gewissenhaftigkeit sinkt das Risiko in Zukunft an Depressionen zu erkranken. Leider sind diese Art von Therapieeffekte noch nicht untersucht. Indirekte Hinweise gibt es dadurch, dass Emotionale Stabilität und Gewissenhaftigkeit mit dem Lebensalter ansteigen [19], während gleichzeitig das Risiko für Depressionen und Angststörungen kontinuierlich abnimmt [23].

„Tiefere" Veränderungen abseits von Fragebögen

Viele Menschen gehen davon aus, dass man in Psychotherapien über die Probleme und wie es dazu kam redet, man dadurch die Probleme besser versteht und die Probleme danach nicht mehr so schwerwiegend sind. Das ist jedoch nur ein (kleiner) Teil von Therapien und konkrete Strategien zur Änderung von Verhaltens- und Betrachtungsweisen stehen oft im Zentrum einer Therapie.

Nichtsdestotrotz wird in vielen Therapien die Biografie des Einzelnen beleuchtet, und dabei besonders auf bisherige kritische Ereignisse sowie persönliche (z. B. Optimismus) und soziale Ressourcen (z. B. unterstützende Partnerschaft) geschaut. Dieser Teil nimmt je nach Therapierichtung unterschiedlich viel Raum ein und gibt Hinweise, um die Erkrankung besser zu verstehen und um hilfreiche Ressourcen zu identifizieren. Gleichzeitig führt oftmals bereits ein Beschreiben der Probleme und Ereignisse zu einer gewissen Verbesserung, sodass die „narrative Therapie" in den USA als eigene Therapieströmung entstanden ist [24]. In dieser Form der Therapie beschreiben Personen die belastenden Ereignisse, versuchen, ihre Gefühle auszudrücken, sowie die Auswirkungen der Ereignisse und mögliche positive Konsequenzen in die eigene Lebensgeschichte zu integrieren.

Therapeuten und Therapeutinnen, die narrative Therapien anwenden, gehen davon aus, dass das wiederholte Aufschreiben zum einen die Ereignisse sortiert, damit verständlich und weniger konfus macht und erlaubt die Geschehnisse in die eigene Biografie zu integrieren. Zudem mildern sich negative Emotionen beim Aufschreiben oftmals ab, weil Personen einen anderen Blick auf die Geschehnisse erhalten und rationaler über die Geschehnisse nachdenken statt sie erneut ausschließlich nachzufühlen [25].

Der Nutzen des Aufschreibens hängt jedoch fundamental davon ab, „wie die Geschichte erzählt wird". Ein Teil der Persönlichkeitspsychologischen Forschung geht davon aus, dass die persönliche Geschichte, d. h., wie Menschen sich selbst beschreiben und wie sie zu dem Menschen geworden sind, der sie sind, ebenfalls ein zentraler Teil der menschlichen Persönlichkeit ist und die Identität eines Menschen ausmacht. Diese Geschichten können ganz unterschiedlich erzählt werden, indem Menschen z. B. etwas Schlimmes widerfahren ist und sie daran gewachsen sind oder ihr Leben, salopp gesagt, „danach den Bach runtergegangen ist".

Psychotherapien können nun helfen, kritische Ereignisse und Probleme zu reflektieren, anders zu bewerten und positiv in die eigene Lebensgeschichte zu integrieren. Eine sehr aufwändige Studie hat untersucht, wie sich im Therapieverlauf die Art und Weise ändert, wie Menschen ihre Geschichte beschreiben [26]. Die Menschen, die aufgrund sehr unterschiedlicher Probleme (Scheidung, Depression, Essstörung) Therapeuten aufgesucht haben, beschrieben nach jeder Therapiesitzung, wie sich die Therapie auf ihr Leben auswirkt.

Der Wissenschaftler Jon Adler (meines Wissens nicht mit Alfred Adler aus Kap. 2 verwandt), der diese Studie durchgeführt hat, hat bei der Auswertung der wöchentlichen Beschreibungen besonders auf zwei Aspekte fokussiert: Der erste zentrale Aspekt „Handlungsfähigkeit" meint, wie sehr die Personen Handlungsmöglichkeiten sehen, das Gefühl haben, die Dinge und ihr Leben unter Kontrolle zu haben oder Zufall und externen Einflüssen ausgeliefert zu sein. Der zweite zentrale Aspekt „Kohärenz" beinhaltet, wie sehr die Beschreibung eine stimmige Struktur und zeitliche Abfolge hat, sowie die einzelnen Ereignisse und Empfindungen in das „Größere", die Lebensgeschichte integriert. Diese Integration ist aus Sicht der Forscher zentral, da daraus ein Identitätsgefühl entsteht. Die guten und schlechten Erlebnisse stehen nicht nur irgendwie fragmentarisch nebeneinander, sondern „gehören" zur eigenen Geschichte, ergeben vielleicht sogar einen Sinn. Ein vereinfachtes Beispiel wäre, wenn jemand oftmals egoistisch und angeberisch gehandelt hat, was zur Kündigung oder Scheidung beigetragen hat. Wenn in der Geschichte nun beschrieben wird, dass dieses Ereignis zur Erkenntnis und Besserung der negativen Eigenschaften und dann zum aktuellen Job oder Partnerschaft geführt hat, die deutlich besser laufen, dann wäre es eine kohärente Beschreibung. Die Studie von Adler [26] zeigte, dass sich die Kohärenz der Beschreibungen im Verlauf der Therapie nicht systematisch veränderte, Patienten jedoch zunehmend mehr Handlungsfähigkeit gewannen. Und je mehr die Handlungsfähigkeit der Patienten im Verlauf der Therapie anstieg, desto stärker besserte sich ihre psychische Gesundheit.

> **Praxistipp**
>
> *Schreiben Sie nach einem belastenden Ereignis, z. B. Streit, einmal auf, was Ihnen durch den Kopf geht. Am nächsten Tag beschreiben die das Ereignis noch einmal ohne die ersten Notizen anzusehen, und versuchen besonders darauf zu fokussieren, wie es dazu kam, warum es belastend war, und wie es weitergehen könnte. Vergleichen Sie dann die beiden Geschichten. Sehen Sie einen Unterschied und fühlen Sie sich nach der 2. Geschichte schon etwas besser?*
>
> *Diese kurze Anregung für Ihren Alltag finden Sie auch als Podcast zu diesem Kapitel (Abb. 10.4).*

 Tipp für den Alltag - 10

Abb. 10.4   Tipp für den Alltag (▶ https://doi.org/10.1007/000-7cx)

10.3 Was wirkt denn nun (am besten)?

Haben Sie schon einmal versucht, ein bestimmtes Verhalten an sich zu ändern? Z. B. in Konflikten besonnener zu reagieren? Unliebsame Aufgaben nicht so lange hinauszuschieben? Sich gesünder zu ernähren oder das Rauchen aufzugeben? Ich vermute, es war nicht so einfach und vielleicht sind Sie nach einiger Zeit wieder „in alte Verhaltensmuster" zurückgefallen. Kein Grund sich schlecht zu fühlen – ich spreche aus eigener Erfahrung. Mich hat es anfangs überrascht, wie schwer es mir gefallen ist, bestimmte gesündere Verhaltensweisen aufzunehmen – eigentlich habe ich doch jede Menge „Insiderwissen". Dieses Insiderwissen, um das es hier im Abschnitt gehen soll, kommt Ihnen wahrscheinlich (in Teilen) bekannt vor. Eine wichtige Erkenntnis ist, dass alle Aspekte ineinandergreifen müssen, damit Veränderungen gelingen können. Sobald ein Aspekt fehlt, wird das ganze Unterfangen schwer.

In der Psychologie beschäftigen sich viele Subdisziplinen, wie Gesundheits-, Arbeits-, Pädagogische und Klinische Psychologie damit, wie sich Veränderungen im Erleben und Verhalten am besten erreichen lassen. Beispielsweise um beruflichen Ziele zu erreichen, gesund zu leben oder psychische Erkrankungen erfolgreich zu behandeln. In diesen unterschiedlichen Bereichen werden immer wieder ähnliche Aspekte genannt, die ich Ihnen im Folgenden beschreiben möchte – Abb. 10.5 nennt die Aspekte im Überblick. Ich gehe dabei auf die aus meiner Sicht am besten belegten Aspekte ein. Wenn Sie z. B. sportlich aktiver sein möchten, probieren Sie es gern aus. Wichtig ist, dass diese Übersicht keine Anleitung für eine „Selbsttherapie" oder Selbstcoaching sein kann – dazu ist der Überblick zu kurz und für viele Aspekte ist Expertenhilfe wichtig. Wenn Sie den Eindruck haben, Ihren Alltag nicht mehr gut bewältigen zu können, dann ziehen Sie bitte psychologische Unterstützung in Erwägung, beispielsweise über psychotherapeutische Ambulanzen in Ihrer Nähe. Auch Beratungsstellen und die Telefonseelsorge können oftmals geeignete Ansprechpartner sein oder vermitteln.

Ziele setzen

Erfolgreiche Coachings und Therapien beginnen damit, dass Klienten bzw. Patienten einen Veränderungswunsch und die Bereitschaft haben, etwas zu ändern. Beides wird in Coachings und Therapien gründlich beleuchtet, gestärkt und oftmals sogar in einem Vertrag festgehalten. Deshalb bringt es meist wenig, wenn versucht wird, Menschen gegen ihren Willen, in eine Therapie z. B. bei Suchterkrankungen oder Essstörungen zu schicken. Solange Menschen nicht selbst das Ziel haben, etwas zu ändern, sind therapeutische Bemühungen wenig aussichtsreich. Gleichzeitig reicht es nicht aus, wenn die

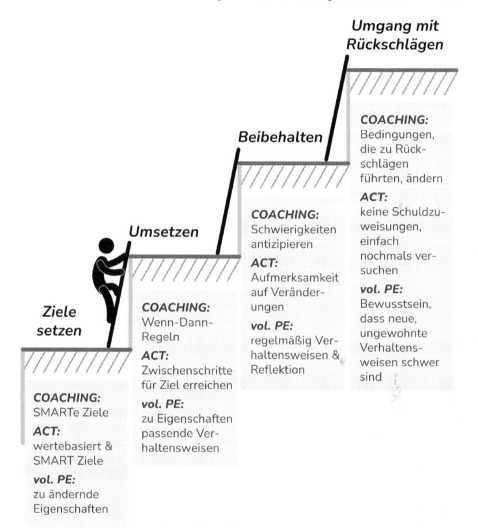

Umgang mit Rückschlägen

COACHING:
Bedingungen, die zu Rückschlägen führten, ändern

ACT:
keine Schuldzuweisungen, einfach nochmals versuchen

vol. PE:
Bewusstsein, dass neue, ungewohnte Verhaltensweisen schwer sind

Beibehalten

COACHING:
Schwierigkeiten antizipieren

ACT:
Aufmerksamkeit auf Veränderungen

vol. PE:
regelmäßig Verhaltensweisen & Reflektion

Umsetzen

COACHING:
Wenn-Dann-Regeln

ACT:
Zwischenschritte für Ziel erreichen

vol. PE:
zu Eigenschaften passende Verhaltensweisen

Ziele setzen

COACHING:
SMARTe Ziele

ACT:
wertebasiert & SMART Ziele

vol. PE:
zu ändernde Eigenschaften

Abb. 10.5 Überblick über zentrale Aspekte von Coachings, Acceptance-Commitment-Therapie (ACT) und volitionaler Persönlichkeitsentwicklung (PE). Erläuterungen im Text

Ziele „Mir soll es besser gehen" oder „Ich will beruflich erfolgreicher sein" lauten, weil solche Ziele zu unkonkret sind.

Haben Sie im beruflichen oder anderem Kontext schon einmal davon gehört, dass Ziele SMART [1] sein müssen?

* **S**pezifisch
* **M**essbar
* **A**ttainable (für mich erreichbar)

* **R**ealistisch
* **T**erminiert

Das heißt „Ich möchte mehr Sport machen" ist nicht SMART genug, wohingegen „Ich möchte diesen Monat einmal pro Woche 30 Minuten Joggen gehen" sowohl spezifisch (was möchte ich genau machen) als auch messbar, erreichbar, realistisch und terminiert ist. Gleich mit fünf 20km-Runden pro Woche zu starten, wäre zwar auch ein realistisches und messbares Ziel, jedoch zumindest für mich nicht erreichbar. Und Erreichbarkeit ist ein kniffliger Aspekt von Zielen, weil Menschen dazu tendieren, sich zu hohe Ziele zu setzen. Nicht mehr mit dem Partner/den Kindern streiten (nie wieder?!), den Mount Everest besteigen (oder das berufliche Äquivalent dazu) – muss man das? Es sind sowieso schon zu viele Menschen dort [27]. Nicht, dass ich Sie von großen Zielen abhalten möchte, aber wie sagt man so schön „Wer rennen möchte, muss erst einmal laufen lernen." Das heißt kleinere Zwischenziele, wie zum Beispiel in diesem Monat zwei kleinere Projekte oder Teile davon abschließen, sind oft erreichbarer als gleich das größere Karriereziel oder Umstrukturierungsziel im Kopf zu haben. Und wenn man die Zwischenziele erreicht hat, kann man von da aus weiter planen.

Aber selbst wenn man ein SMARTes Ziel hat, kann es sein, dass man ihm nicht näherkommt. Möglicherweise liegt es an der Umsetzung, dazu gleich mehr, oder daran, dass es das „falsche" Ziel ist. Falsch bedeutet hier, dass es nicht genug mit den eigenen Werten übereinstimmt und daher nicht genug Impuls oder Motivation entstehen kann. Sowohl Coachings als auch Therapien arbeiten oftmals „Werteorientiert". Interessant ist, dass das selbe Verhalten durch unterschiedliche Werte befeuert werden kann. Beispielsweise kann man das Ziel haben, in 1–2 Jahren eine bestimmte berufliche Position zu erreichen, weil man (a) sich damit einen gewissen gesellschaftlichen und finanziellen Stand verspricht (Wert: Status), (b) damit seine Familie absichern kann (Wert: Familienwohlergehen), (c) etwas bewirken und verändern kann (Wert: Macht/Einflussnahme), (d) Neues dazu lernt (Wert: Persönliches Wachstum) – und es gibt noch weitere Gründe bzw. Werte, aus denen man dieses spezielle Ziel verfolgen kann. Ebenso verhält es sich mit den meisten anderen Zielen. Möchte man Sport treiben, um gesund zu bleiben, einen Ausgleich zur Arbeit zu haben oder als Partner bzw. Partnerin attraktiv zu bleiben? Letztere lassen sich vielleicht auch mit anderen Zielen erreichen, die enger mit den eigenen Werten zusammenhängen. Das heißt, Ziele sind auf konkrete Ergebnisse und Verhaltensweisen ausgerichtet und könnten unterschiedlichen Werten entspringen; gleichzeitig kann die selbe Werthaltung

(z. B. Fürsorge und Liebe) in unterschiedlichen Zielen und Verhaltensweisen zum Ausdruck kommen (z. B. erfüllte Partnerschaft, enge Freundschaften, oder enge Familienbeziehungen pflegen). Darum sollte man sich beim Setzen von Zielen ehrlich hinterfragen aus welchen Gründen man das Ziel verfolgt und ob diese Gründe das sind, was einem wirklich wichtig im Leben ist, (d. h. was die eigenen Werte sind). Erst wenn die Ziele und Verhaltensweisen mit den eigenen Werten übereinstimmen, fällt es leichter auf diese Ziele hinzuwirken, weil sie es dann „wert sind".

Ziele umsetzen

Ziele müssen nicht nur SMART, also u. a. spezifisch und messbar sein, sondern gedanklich auch an konkrete (Auslöse-)Situationen gebunden sein. In der Psychologie heißen diese Implementierungintentionen, also Absichten, wie man seine Ziele umsetzt, und das gelingt am besten mit Wenn-Dann-Regeln: Wenn es Samstag ist, dann gehe ich Joggen. Ihnen ist hier vielleicht aufgefallen, dass in dieser Wenn-Dann-Regel nichts von Sonnenschein oder Lust aufs Joggen steht. Und genau das ist der Trick. Das Joggen ist nicht daran geknüpft und wenn ich vorher mit mir verabredet habe, „wenn Samstagmorgen ist, gehe ich joggen", dann braucht keine weitere Bedingung erfüllt sein. Es geht soweit, dass man sich Samstagmorgen im Nieselregen gar nicht fragt, ob man Joggen gehen möchte, da die Entscheidung ja schon getroffen wurde. Zugegeben bin ich auch eher ein Schönwetter-Jogger, sodass ich in der Wettervorhersage lese, ob es zu einer bestimmten Zeit vielleicht mal eine halbe Stunde aufhört zu regnen und dann gehe ich. Aber Sie sehen, der Regen bestimmt nicht, **ob** ich joggen gehe oder nicht, sondern nur **wann** und an den meisten Samstagmorgen ist es irgendwann einmal trocken.

Solche Wenn-dann-Regeln sind für Verhaltensänderungen zentral, da einerseits sehr konkrete Verhaltensweisen spezifiziert sind und andererseits nicht jedes Mal die Entscheidung neu getroffen werden muss, ob man ein bestimmtes Verhalten umsetzt. Das zeigte auch eine Studie von Hudson und Fraley [28]: Während eine Gruppe von Personen, die konkrete Wenn-Dann-Regeln für ihre Veränderungsziele spezifizierte (z. B., wenn ich auf neue Leute treffe, dann spreche ich wenigsten eine Person davon an), über vier Monate bedeutsam in den beabsichtigten Eigenschaften zunahm, zeigte eine andere Gruppe mit unkonkreten Plänen (z. B., mich kontaktfreudiger verhalten) ebenso wenig Veränderung wie eine Kontrollgruppe ohne Pläne. Auf den ersten Blick sind die Absichten „mich kontaktfreudiger verhalten" und „Wenn ich auf neue Leute treffe, dann spreche ich wenigsten eine Person davon an" recht ähnlich. Allerdings ist „kontaktfreudiger verhalten" nicht konkret genug und Personen müssten in jeder Situation neu entscheiden, ob das eine geeignete Situation ist, während in der zweiten Regel die Situation recht genau beschrieben ist.

Wenn-Dann-Regeln scheinen sehr eng und kleinteilig, sind jedoch für vielfältige Bereiche und Situationen einsetzbar und sehr wirkungsvoll, solange sie nicht zu unkonkret werden [29, 30]. Wenn Personen beispielsweise das Ziel haben zielgerichteter und effizienter Projekte oder Aufgaben zu erledigen, weniger aufzuschieben, können sie folgende Regel formulieren: Wenn ich morgens mit der Arbeit beginne, dann wähle ich die wichtigste Aufgabe und lege ein (Zwischen-)Ziel fest, bis wann ich welche Schritte erledigt haben möchte. Diese Wenn-Dann-Regel können sie auf eine kleinere Aufgabe, wie ein Angebot, einen Bericht, oder eine Recherche anwenden, oder auch auf größere Projekte.

Selbstredend nützen Wenn-Dann-Regeln nichts, wenn man das gewünschte Verhalten nicht umsetzt. Hudson und Kollegen [31] stellten jungen Studierenden wöchentlich über vier Monate Aufgaben, die zu den gewünschten Veränderungszielen passten, z. B. waren „Räume deinen Handy bzw. Computer-Desktop auf" und „Melde dich freiwillig, eine Veranstaltung zu organisieren" leichte bzw. schwere Aufgaben im Bereich Ordnung/Gewissenhaftigkeit. Je öfter Aufgaben tatsächlich erledigt wurden, desto mehr nahmen die entsprechenden Eigenschaften bei den Studierenden zu. Wenn die Studierenden die Aufgaben nur akzeptierten, d. h. auf ihre Zu-erledigen-Liste setzten, aber nicht durchführten, zeigten sich keine Auswirkungen auf Persönlichkeitsänderungen.

Generell zeigte sich über mehrere Studien, dass es nicht ausreicht, wenn man das Ziel hat sich zu ändern, weil diese Ziele ohne konkrete Umsetzungspläne nicht automatisch zu Änderungen im Alltagsverhalten führen [28, 31, 32]. Im Gegenteil war es eher so, dass je stärker ein bestimmtes Änderungsziel ausgeprägt war (kontaktfreudiger werden), desto weniger zeigten Personen entsprechendes Verhalten im Alltag – vermutlich, weil diese Eigenschaft zunächst niedrig ausgeprägt war, was es schwer machte, entsprechendes Verhalten ohne weitere Strategien im Alltag zu aktivieren [28, 32].

Solches „kontratypisches" Verhalten wird als anstrengender und schwerer umsetzbar empfunden als „eigenschaftstypisches Verhalten" [33]. Daher arbeiten die meisten Coachings und Interventionen „ressourcenorientiert", d. h. man schaut, was Personen bereits können bzw. welche Stärken und Ressourcen sie besitzen und baut darauf auf [30]. Wenn man es beispielsweise nicht schafft am Wochenende zu joggen, aber regelmäßig früh zum Bäcker geht, dann könnte man das nutzen, systematisch den Weg verlängern und die Geschwindigkeit erhöhen bis man irgendwann vor dem Bäcker eine halbe Stunde joggt.

Stieger und Kollegen haben das Wissen um erfolgreiche Verhaltensinterventionen in einer hochinteressanten Studie umgesetzt: Ein Team mit Personen aus Psychologie, Psychotherapie, Informatik und Marketing hat eine zehnwöchige Intervention PEACH (PErsonality coACH) entwickelt, die Wenn-Dann-Regeln, personalisierte Aufgaben, Reflektion und Feedback in einer interaktiven App integriert hat [11, 30]. Über 1500 Personen haben diese App genutzt, Bereiche ausgewählt, die sie ändern wollten und über mehrere Monate an der Intervention sowie den anschließenden Befragungen teilgenommen. Die Hauptergebnisse zeigten, dass die Personen in der Interventionsgruppe deutlich stärkere Veränderungen in den von ihnen gewünschten, und nur den gewünschten, Eigenschaften zeigten (meist gelassener, produktiver/ordentlicher oder kontaktfreudiger werden) als die Kontrollgruppe. Die Veränderungen waren auch noch drei Monate nach der Intervention messbar, die Eigenschaften Offenheit und Emotionale Stabilität hatten sogar weiter zugenommen. Auch Bekannte sahen die Zunahmen, wenn auch etwas abgeschwächt. Und das alles „nur" über eine App und ohne persönlichen Coach.

Beibehalten

Die PEACH Intervention zeigte, dass auch drei Monate nach Ende des 10-wöchigen Coachings Persönlichkeitsveränderungen noch sichtbar waren; Offenheit für Neues und Emotionale Stabilität sogar weiter zunahmen. Das ist beachtlich, da in diesem Zeitraum die meisten Personen in alte Verhaltensmuster zurückfallen. Neben der Personalisierung der gewünschten Veränderungen sowie der täglichen Aufgaben stellen Reflektion und der Umgang mit Rückschlägen eine wichtige Strategie für das Beibehalten von Änderungen dar [8, 30].

Reflektion meint ganz allgemein jegliches Nachdenken über das eigene Verhalten und Erleben und die Einbettung der Ergebnisse des Nachdenkens in das Bild über die eigene Person. Anders ausgedrückt: Entsprach mein Verhalten dem was ich zum Ziel habe? Falls ja, bedeutet es, dass ich mich schon etwas in Richtung der gewünschten Eigenschaft verändert habe? Ungünstig wäre es hier das Verhalten nur den Umständen zuzuschreiben. Und falls nein, bedeutet es hoffentlich nicht, versagt zu haben. Diese Aspekte sind auch im therapeutischen Kontext zentral. Besonders, dass ungewolltes Verhalten kein

Scheitern, sondern die Normalität in Veränderungsprozessen darstellt. Der Coach bzw. Achtsamkeitslehrer, Joseph Goldstein, bringt es auf den Punkt: You lose track? Start again. You lose track again? Just start again! Frei übersetzt: Es geht daneben? Fang noch mal an. Es geht noch einmal daneben? Fang einfach noch einmal an! Aus meiner Sicht eine ziemlich angenehme Haltung. Dabei ist man zu sich selbst so nett wie zu anderen, denen man ja auch ohne Weiteres zugestehen würde, dass Änderungen nicht auf Anhieb und ohne Rückschläge möglich sind.

Rückschläge einzuplanen und wie man damit umgeht, zeichnet nachhaltige Interventionen aus. Dabei sind Personen angehalten, immer mal wieder zu überprüfen, ob sie ihre Ziele erreicht haben und was sie verbessern können. Und dazu gehört auch der Umgang mit Rückschlägen, da sie Informationen bieten, was man noch ändern könnte. War das Ziel zu hoch gesetzt? Gab es Umstände, die erschwerend wirkten? Oder war man einfach „mal aus der Spur" und beim nächsten Mal geht es schon wieder besser?

Sie fragen sich jetzt vielleicht, ob ich denn nun regelmäßig Sport treibe, geradlinig alle meine Ziele verfolge und nie die Geduld mit meinen Mitmenschen verliere … Sagen wir es mal so, zumindest klappt der regelmäßige Sport ganz gut. Darüber hinaus gibt es sicher Verhaltensweisen, die ich oder andere suboptimal finden, zum Teil haben diese Verhaltensweisen aber auch positive Aspekte oder gehören zu mir und ich nehme sie manchmal amüsiert zur Kenntnis (siehe Kap. 12. „Müssen wir uns alle verändern?")

Persönlich oder über Web & App?

Ich hatte von der beeindruckenden Interventionsstudie berichtet, bei der über 1500 Personen über 10 Wochen an einem intensiven Persönlichkeit-Coaching PEACH teilgenommen haben [11]. Spannend war daran auch, dass die Instruktionen und das Feedback allein über eine App kommuniziert wurden. Werden damit jetzt jede Menge Coaches und Therapeutinnen arbeitslos?

Internetbasierte Coachings und Therapien umfassen einen breiten Bereich von Interventionen und reichen von vollständig automatisierten Programmen, wie z. B. einige Rauchentwöhnungs- oder Stressprogramme von Krankenkassen hin zu Online-Coachings- oder -Therapien per E-Mail/Chat mit ausgebildeten Coaches bzw. Therapeutinnen [34]. Sie gibt es seit mehr als 15 Jahren, sodass mittlerweile einige Zusammenfassungen und Überblicksartikel zur Wirksamkeit, Vor- und Nachteilen entstanden sind. Als Vorteile werden genannt, dass Menschen schnell und nahezu unabhängig von Ort und Zeit Unterstützung erhalten können [34]. Außerdem ist die Hemmschwelle z. B. bei Alkoholproblemen oder Depressionen Hilfe zu suchen, oftmals geringer, sodass mehr Menschen Hilfe erhalten [34]. Zwei mögliche Nachteile werden immer wieder diskutiert: Unter Umständen ist es (für einige Menschen) schwerer eine Beziehung, die „working alliance", mit Coach bzw. Therapeut herzustellen, die als wichtiger Faktor für die Beendigung und den Erfolg von Coaching und Therapie gilt [35]. Zusätzlich stellt die Sensibilität der ausgetauschten Informationen (berufliche Probleme, Krankheitssymptome) Herausforderungen für die Wahrung der Vertraulichkeit dar, die nur zum Teil durch technische Lösungen aufgefangen werden können.

Eine geringere oder fehlende Beziehung könnte sich dahingehend auswirken, dass internetbasierte Interventionen nicht oder schlechter wirksam sind. Dem widersprechen mittlerweile etliche Studien. Eine erste Meta-Analyse zu Gesundheitsinterventionen zeigte, dass besonders Programme zu körperlicher Aktivität und Ernährung wirksam sind und umso mehr, wenn sie die zuvor genannten Aspekte erfolgreicher Interventionen berücksichtigen (Zielsetzung, Zielerreichung, Umgang mit Rückfällen) [36]. Automatisches Feedback und Nachrichten hatten im Gegensatz zu Kontakt mit Beratern oder Gleichgesinnten keinen Nutzen [36], was möglicherweise aber an qualitativen Mängeln früher automatischer Funktionen oder der zu der Zeit geringen Verbreitung liegt – die meisten von uns werden mittlerweile bereits das Vergnügen gehabt haben, mit Chatbots zu kommunizieren. Eine aktuelle Meta-Analyse zu Coaching im Arbeitskontext zeigte eine ähnliche Wirksamkeit von Programmen mit persönlichem Kontakt im Vergleich zu teilweisem oder ausschließlichem digitalen Kontakt [37]. Ebenfalls keine Unterschiede zwischen persönlichem und digitalem Kontakt zwischen Patient und Therapeut fand eine Meta-Analyse zur Behandlung von Depressionen [38], wobei beide Formen wirksamer waren als Selbsthilfe-Interventionen ohne jeglichen therapeutischen Kontakt.

Für mich bedeutet das, dass digitale und persönliche Interventionen als gegenseitig ergänzend gesehen werden können. Digitale Interventionen ermöglichen einen niedrigschwelligen Zugang und erste Hilfe. Gute digitale Programme haben sich durchaus als wirksam erwiesen und gleichzeitig gibt es oftmals einen zusätzlichen Nutzen von (digitalem) Kontakt mit Coach oder Therapeut. Auch wenn gesundheitsbezogene Interventionen zu Ernährung, körperlicher Aktivität, Rauchen, Stress oder Depressionen nur einen kleinen Ausschnitt von Eigenschaften betreffen, haben die Verhaltensänderungen Bezüge zu Persönlichkeitsänderungen (siehe Kapitelanfang). Zusammen mit großangelegten App-basierten Coachings im Bereich Persönlichkeitsentwicklung verdeutlichen diese Ergebnisse den möglichen Nutzen internetbasierter Programme ohne Coaches und Therapeuten obsolet zu machen.

Fazit

Persönlichkeitseigenschaften lassen sich (in Maßen) gewollt und bewusst durch Coachings oder Psychotherapien verändern, indem Verhaltens- und Erlebensweisen schrittweise und kontinuierlich geändert werden, die die Eigenschaften ausmachen. Während Coachings sich oft auf den beruflichen Kontext beziehen und zum Ziel haben, dass Personen (Berufs-)Aufgaben besser meistern, finden Psychotherapien zumeist bei psychischen Belastungen und Erkrankungen statt und sollen diese Erkrankungen bessern sowie Menschen ermöglichen, ihr Leben zu bewältigen. Darüber hinaus gab es in den letzten Jahren einige Studien, die spezifisch die Wirksamkeit von Persönlichkeits-Coachings zeigten. Wirksame Coachings und Therapien beinhalten oftmals ähnliche Aspekte: Die richtigen Ziele setzen und spezifizieren, die kluge Umsetzung der Ziele, Strategien zum Beibehalten von Verhaltensänderungen und zum Umgang mit Rückschlägen. Darüber hinaus ist die Beziehung zu Coach oder Therapeut ein wichtiger Faktor, die aber auch durch digitalen Kontakt ermöglicht werden kann.

Literatur

1. Blickle, G. (2019). Personalentwicklung. In F. W. Nerdinger, G. Blickle, & N. Schaper (Hrsg.), *Arbeits-und Organisationspsychologie* (S. 119–134). Springer.
2. Margraf, J., & Schneider, S. (2009). *Lehrbuch der Verhaltenstherapie* (Bd. 1). Springer.
3. Wiese, B. S., & Stertz, A. M. (2019). *Arbeits-und Organisationspsychologie*. Springer.
4. Martin, L. S., Oades, L. G., & Caputi, P. (2012). What is personality change coaching and why is it important? *International Coaching Psychology Review, 7*(2), 185–193.
5. Fillery-Travis, A., & Passmore, J. (2011). A critical review of executive coaching-research: a decade of progress and what's to come. *Coaching: An International Journal of Theory, Research and Practice, 4*(2), 70–88.
6. Theeboom, T., Beersma, B., & van Vianen, A. E. (2014). Does coaching work? A meta-analysis on the effects of coaching on individual level outcomes in an organizational context. *The Journal of Positive Psychology, 9*(1), 1–18. https://doi.org/10.1080/17439760.2013.837499
7. Kraft, M. A., Blazar, D., & Hogan, D. (2018). The effect of teacher coaching on instruction and achievement: A meta-analysis of the causal evidence. *Review of educational research, 88*(4), 547–588.
8. Martin, L. S., Oades, L. G., & Caputi, P. (2014). A step-wise process of intentional personality change coaching. *International Coaching Psychology Review, 9*(2), 181–195.
9. Allan, J., Leeson, P., De Fruyt, F., & Martin, S. (2018). Application of a 10 week coaching program designed to facilitate volitional personality change: Overall effects on personality and the impact of targeting. *International Journal of Evidence Based Coaching and Mentoring, 16*(1), 80–94.

10. Martin-Allan, J., Leeson, P., & Martin, L. S. (2019). Intentional personality change coaching: A four-year longitudinal study. *International Coaching Psychology Review, 14*(2), 44–56.
11. Stieger, M., Flückiger, C., Rüegger, D., Kowatsch, T., Roberts, B. W., & Allemand, M. (2021). Changing personality traits with the help of a digital personality change intervention. *Proceedings of the National Academy of Sciences, 118*(8), e2017548118.
12. Middendorf, J. (2020). Coaching-Umfrage Deutschland. https://www. roundtable-coaching.eu/wp-content/uploads/2020/10/2020-10-01-RTC-online-Middendorf_Coaching-Umfrage-2019_RTC.pdf. Zugegriffen am 19.05.2022
13. Graßmann, C., & Schermuly, C. C. (2020). Understanding what drives the coaching working alliance: A systematic literature review and meta-analytic examination. *International Coaching Psychology Review, 15*(2), 99–118.
14. Martin, L. S., Oades, L. G., & Caputi, P. (2015). Clients' experiences of intentional personality change coaching. *International Coaching Psychology Review, 10*(1), 94–108.
15. Timson, S. (2015). Exploring what clients find helpful in a brief resilience coaching programme: A qualitative study. *Coaching Psychologist, 11*(2), 81–88.
16. Zimmermann, S. (2019). *Fifty Shrinks*. Laufersweiler.
17. Rief, W., Schramm, E., & Strauß, B. (2021). *Psychotherapie: Ein kompetenzorientiertes Lehrbuch*. Elsevier.
18. Roberts, B. W., Luo, J., Briley, D. A., Chow, P. I., Su, R., & Hill, P. L. (2017). A systematic review of personality trait change through intervention. *Psychological Bulletin, 143*, 117–141. https://doi.org/10.1037/bul0000088
19. Roberts, B. W., Walton, K. E., & Viechtbauer, W. (2006). Patterns of mean-level change in personality traits across the life course: A meta-analysis of longitudinal studies. *Psychological Bulletin, 132*, 1–25.
20. Specht, J., Egloff, B., & Schmukle, S. C. (2011). Stability and change of personality across the life course: The impact of age and major life events on mean-level and rank-order stability of the Big Five. *Journal of Personality and Social Psychology, 101*, 462–482.
21. Chow, P. I., Wagner, J., Lüdtke, O., Trautwein, U., & Roberts, B. W. (2017). Therapy experience in naturalistic observational studies is associated with negative changes in personality. *Journal of Research in Personality.* https://doi.org/10.1016/j.jrp.2017.02.002
22. Ozer, D. J., & Benet-Martinez, V. (2006). Personality and the prediction of consequential outcomes. *Annual Review of Psychology, 57*, 401–421.
23. Barry, L. C., & Byers, A. L. (2016). Risk factors and prevention strategies for late-life mood and anxiety disorders. In Schaie & Willis (Hrsg.), *Handbook of the psychology of aging* (S. 409–427). Elsevier.
24. White, M. K. (2007). *Maps of narrative practice*. WW Norton.
25. Pennebaker, J. W., Mehl, M. R., & Niederhoffer, K. G. (2003). Psychological aspects of natural language use: Our words, our selves. *Annual Review of Psychology, 54*, 547–577.

26. Adler, J. M. (2012). Living into the story: Agency and coherence in a longitudinal study of narrative identity development and mental health over the course of psychotherapy. *Journal of Personality and Social Psychology, 102*(2), 367–389. https://doi.org/10.1037/a0025289

27. National Geographic. (2019). https://www.nationalgeographic.com/adventure/article/everest-season-deaths-controversy-crowding-perpetual-planet. Zugegriffen am 19.05.2022

28. Hudson, N. W., & Fraley, R. C. (2015). Volitional personality trait change: Can people choose to change their personality traits? *Journal of Personality and Social Psychology, 109*, 490–507. https://doi.org/10.1037/pspp0000021

29. Gollwitzer, P. M., & Brandstätter, V. (1997). Implementation intentions and effective goal pursuit. *Journal of Personality and Social Psychology, 73*(1), 186–199. https://doi.org/10.1037/0022-3514.73.1.186

30. Stieger, M., Nißen, M., Rüegger, D., Kowatsch, T., Flückiger, C., & Allemand, M. (2018). PEACH, a smartphone-and conversational agent-based coaching intervention for intentional personality change: study protocol of a randomized, wait-list controlled trial. *BMC psychology, 6*(1), 43.

31. Hudson, N. W., Briley, D. A., Chopik, W. J., & Derringer, J. (2019). You have to follow through: Attaining behavioral change goals predicts volitional personality change. *Journal of Personality and Social Psychology, 117*, 839–857. https://doi.org/10.1037/pspp0000221

32. Lücke, A. J., Quintus, M., Egloff, B., & Wrzus, C. (2021). You can't always get what you want: The role of change goal importance, goal feasibility and momentary experiences for volitional personality development. *European Journal of Personality.* https://doi.org/10.1177/0890207020962332

33. Gallagher, P., Fleeson, W., & Hoyle, R. H. (2011). A self-regulatory mechanism for personality trait stability: Contra-trait effort. *Social Psychological and Personality Science, 2*, 335–342. https://doi.org/10.1177/1948550610390701

34. Richards, D. (2009). Features and benefits of online counselling: Trinity College online mental health community. *British Journal of Guidance & Counselling, 37*(3), 231–242.

35. Lambert, M. J., & Barley, D. E. (2001). Research summary on the therapeutic relationship and psychotherapy outcome. *Psychotherapy, 38*, 357–361.

36. Webb, T., Joseph, J., Yardley, L., & Michie, S. (2010). Using the internet to promote health behavior change: a systematic review and meta-analysis of the impact of theoretical basis, use of behavior change techniques, and mode of delivery on efficacy. *Journal of medical Internet research, 12*(1), e4.

37. Jones, R. J., Woods, S. A., & Guillaume, Y. R. (2016). The effectiveness of workplace coaching: A meta-analysis of learning and performance outcomes from coaching. *Journal of Occupational and Organizational Psychology, 89*(2), 249–277.

38. Moshe, I., Terhorst, Y., Philippi, P., Domhardt, M., Cuijpers, P., Cristea, I., … Sander, L. B. (2021). Digital interventions for the treatment of depression: A meta-analytic review. *Psychological Bulletin, 147*(8), 749-786. https://doi.org/10.1037/bul0000334

11

Was Hänschen nicht lernt …

> **Was Sie erwartet**
>
> Dieses Kapitel betrachtet Altersunterschiede in der Persönlichkeitsentwicklung. Zunächst wird beschrieben, wie stabil oder veränderbar Eigenschaften im Laufe des Lebens sind und welche Auswirkungen (in-)stabile Lebenskontexte haben. Der zweite Teil beleuchtet, wie sehr sich Menschen unterschiedlichen Alters ändern wollen. Abschließend werden Ergebnisse zur Wirksamkeit von Coachings und Psychotherapien bei jüngeren und älteren Menschen berichtet.

Sicher kennen Sie das Sprichwort „Was Hänschen nicht lernt, lernt Hans nimmermehr." Damit ist gemeint, dass Kinder und junge Menschen im Allgemeinen neue Dinge und Verhaltensweisen leicht erlernen und sich weiterentwickeln, es aber danach schwieriger wird sich Neues anzueignen und sich zu verändern. Aber stimmt das so generell für Erwachsene, also Hans, und was ist mit Opa Hans?

Im Kap. 5 *Wie entwickeln sich Menschen im Durchschnitt* war beschrieben, dass die stärksten Persönlichkeitsveränderungen im jungen Erwachsenenalter, d. h. bis circa Mitte 30 auftreten und im mittleren Erwachsenenalter vergleichsweise wenig Veränderungen zu sehen sind. Nun stellt sich die Frage,

Ergänzende Information Die elektronische Version dieses Kapitels enthält Zusatzmaterial, auf das über folgenden Link zugegriffen werden kann [https://doi.org/10.1007/978-3-662-65183-4_11]. Die Videos lassen sich durch Anklicken des DOI Links in der Legende einer entsprechenden Abbildung abspielen, oder indem Sie diesen Link mit der SN More Media App scannen.

liegt das daran, dass nur Hänschen lernen und sich verändern kann und Hans „eingefahren" ist, oder vielleicht daran, dass Hänschen und Hans unterschiedliche Dinge erleben? Und welche Rolle spielt es, ob und wie stark sich Hänschen und Hans verändern **wollen**?

11.1 „Er iss' halt so": Stabilere Eigenschaften oder stabilerer Kontext?

Die Zitate „Er iss' halt so" und „Sie ändert sich eh nicht mehr" stammen aus meinen Studien zu Persönlichkeitsentwicklung im höheren Erwachsenenalter. Die zitierten Personen waren älter als 60 Jahre und bezogen sich auf ihre (Ehe-)Partner bzw. Freunde. Viele Studien haben die Zitate bestätigt und gezeigt, dass sich Menschen im jungen Erwachsenenalter stärker in ihren Eigenschaften verändern als im mittleren und höheren Erwachsenenalter. Als mögliche Gründe werden zum einen ein zunehmend stabiles Selbstbild, größere Person-Umwelt-Passung sowie stabilere Lebenskontexte diskutiert. Dröseln wir das doch einmal anhand von Beispielen auf und prüfen, ob diese Annahmen wissenschaftliche Untermauerung finden.

Klarheit des Selbstbilds
Jugendliche und junge Erwachsene sind sich über sich selbst oft noch nicht gut im Klaren - manche Mittfünfziger auch nicht, aber das ist ein anderes Thema. Viele Jugendliche fragen sich, ob sie eher draufgängerisch oder umsichtig sind, lieber allein oder unter Menschen sind, und wieviel ihres Verhaltens von außen beeinflusst wird oder wirklich aus ihnen heraus entstammt. Dementsprechend schwanken sie stärker in ihren Selbstbeschreibungen als ältere Erwachsene. Das heißt, wenn man ihre Selbstsicht auf ihre Eigenschaften wiederholt mit Hilfe von Fragebögen erfasst, unterscheiden sich ihre Antworten stärker über die Zeit als es bei älteren Erwachsenen der Fall ist [1]. Je älter Personen werden, desto stabiler werden ihre Angaben über sich selbst, woraus man den Schluss ziehen kann, dass das Selbstbild der Personen mit zunehmendem Alter immer stabiler wird [1, 2].

Denkbar wäre, dass das stabilere Selbstbild daran liegt, dass sich Personen ihren stabilen, angelegten Eigenschaften mit zunehmendem Alter verstärkt bewusst werden. Überspitzt formuliert, würde eine Person, die entsprechend ihrer genetischen Veranlagung konstant risikofreudiger als andere Personen ist, sich konsistent risikofreudig verhalten, und dieses Verhalten an sich zunehmend wahrnehmen und in Fragebögen, die Sozialwissenschaftler gern nutzen, angeben. Damit würden Eigenschaften über das ganze Leben hinweg stabil sein, die Selbstwahrnehmung der Eigenschaften würde jedoch mit dem Alter zunehmend stabiler werden.

Für das Jugendalter findet sich anhand von Fragebogenstudien mit ein- und zweieiigen Zwillingen tatsächlich ein größerer Einfluss genetischer Faktoren auf (die Selbstwahrnehmung der) Persönlichkeitseigenschaften im Vergleich zum Grundschulalter, welcher besonders auf neu aktivierte Gene zurückführbar scheint [3]. Im weiteren Verlauf des Erwachsenenalters zeigen Studien jedoch übereinstimmend, dass der Einfluss von genetischen Faktoren mit zunehmendem Lebensalter eine immer kleinere Rolle für Ausprägungen von Persönlichkeitseigenschaften spielen, während Umwelteinflüsse bedeutsamer werden [4, 5]. Eine interessante Ausnahme ist Negative Emotionalität. Hier bleibt der geschätzte Einfluss genetischer Faktoren über die gesamte Lebensspanne stabil, während der Einfluss der Gene für alle anderen Eigenschaften abnimmt – bereits ab dem Jugendalter für Gewissenhaftigkeit und Ehrlichkeit, später im Leben für Extraversion, Verträglichkeit und Offenheit für Neues [5].

Zunehmend stabile Umwelteinflüsse

Nicht nur Gene können Unterschiede in Persönlichkeitseigenschaften stabilisieren. Auch ein größerer Einfluss von Umweltfaktoren kann zu stabileren Eigenschaften beitragen, wenn Personen ihre Umwelt verstärkt gemäß ihrer Anlagen, d. h. Eigenschaften gestalten. In diesem Fall spricht man von Person-Kontext-Passung. Das heißt beispielsweise, das eine eher extravierte Person vielleicht einen Beruf wählt, in dem sie viel Geld verdient, aber wenig Kontakt mit Menschen hat—was eine eher schlechte Passung für eine extravertierte Person ist. Möglicherweise erlebt sich die eher extravertierte Person im kontaktarmen Beruf als wenig sozial, im Privatleben dagegen schon, was dann zu Schwankungen im Selbstbild führen kann. Wenn diese extravertierte Person älter wird und in einen Beruf mit mehr sozialem Kontakt wechselt, d. h., eine bessere Person-Umwelt-Passung erzeugt, kann das dazu führen, dass sich ihr Selbstbild eine gesellige, extravertierte Person zu sein, stabilisiert. Den Einfluss von genetischen und Umweltfaktoren aus Fragebogenantworten von ein- und zweieiigen Zwillingen zu schätzen, ist nicht ganz einfach, die zentralen Ergebnisse zusammenzufassen dagegen schon: Je älter

Menschen werden, desto stabiler werden ihre Eigenschaften und Verhaltensweisen. Das scheint hauptsächlich auf Umwelteinflüsse, d. h., Lebens-
kontexten und -erfahrungen, zurückführbar zu sein und weniger darauf, dass
Gene Persönlichkeitseigenschaften beeinflussen. Nur um nicht missver-
standen zu werden: Gene beeinflussen Persönlichkeitseigenschaften über die
gesamte Lebensspanne, nur zunehmend weniger je älter wir werden. Während also junge Erwachsene für eventuelle Charakterschwächen noch ihre
genetische Ausstattung (mit-)verantwortlich machen können, verliert diese
Begründung für mich zunehmend an Plausibilität. Eigenschaften unterliegen
zunehmend stärker, wenn auch nicht einzig den (selbstgewählten) Lebens-
kontexten und -erfahrungen.

> **Praxistipp**
>
> *Denken Sie an eine Person Mitte 50 oder älter – Sie selbst oder jemand, den
> Sie gut kennen. Überlegen Sie wie oft diese Person in den letzten 10 Jahren
> umgezogen ist, den Job gewechselt hat und eine neue Partnerschaft begonnen
> hat. Vielleicht einmal oder keinmal? Nun zählen Sie nach, wie oft die Per-
> son zwischen dem Schulabschluss und ca. 30 eine neue Wohnung, einen
> neuen Job, und eine neue Partnerschaft begonnen hat. In den meisten Fällen
> wird das viel häufiger gewesen sein und verdeutlicht, dass auch Lebens-
> kontexte immer stabiler werden, je älter Menschen werden.*
>
> *Diese kurze Anregung für Ihren Alltag finden Sie auch als Podcast zu
> diesem Kapitel (Abb. 11.1).*

In einem Projekt mit Kollegen haben wir direkt geprüft, ob der Kontext zunehmend wichtiger für die Entwicklung von Persönlichkeitseigenschaften
wird. Dazu haben wir ältere Erwachsene, die im Durchschnitt 68 Jahre alt
waren und entweder berentet waren oder ein (Teilzeit-)Studium begonnen
haben, über einen Zeitraum von zwei Jahren begleitet. Dabei haben wir wiederholt ihre Persönlichkeitseigenschaften durch Fragebögen, Einschätzungen von

 Tipp für den Alltag - 11

Abb. 11.1 Tipp für den Alltag (▶ https://doi.org/10.1007/000-7cy)

Freunden und Partnern und indirekte Tests gemessen. Wir haben bewusst ältere Studierende und Nicht-Studierende ausgewählt, weil man aus Studien mit jungen Erwachsenen weiß, dass die Erfahrungen im Studium Veränderungen in Extraversion und Offenheit für Neues hervorrufen [6, 7]. Auch haben wir darauf geachtet, dass die Personen im Alter und ihrer Schulbildung vergleichbar waren. Über die zwei Jahre zeigte sich, dass die älteren Nicht-Studierenden weniger offen für Neues wurden, während die Studierenden ihr Ausgangsniveau hielten. Zum Vergleich untersuchten wir in der Studie ebenfalls junge Studierende aus denselben Fächern, die im Durchschnitt 21 Jahre alt waren. Diese jungen Studierenden wurden im Studienzeitraum wie erwartet offener. Überraschend war, dass alle drei Gruppen, d. h. ältere Nicht-Studierende, jüngere und ältere Studierende, etwas extravertierter wurden, was möglicherweise an der Teilnahme an der Studie lag. Auch wenn das Ergebnismuster nicht ganz eindeutig ist, bedeutet das für uns, dass Veränderungen im Lebenskontext auch im höheren Erwachsenenalter noch mit (etwas kleineren) Persönlichkeitsveränderungen einhergehen – nur suchen sich die meisten älteren Menschen meist keine so drastischen Veränderungen, wie noch einmal ein (Teilzeit-)Studium zu beginnen. Kann es vielleicht sein, dass sich Menschen im höheren Erwachsenenalter gar nicht mehr so sehr verändern wollen?

11.2   Will sich Hans noch ändern?

Jedes Jahr um den 31. Dezember nehmen sich Millionen Menschen vor, regelmäßiger Sport zu machen, sich gesünder zu ernähren, ordentlicher zu sein oder gelassener auf Konflikte oder Stress zu reagieren. Die beiden letzten Beispiele beschreiben dabei den Wunsch, etwas an seinen Eigenschaften zu ändern. Meist sagen junge Erwachsene etwas häufiger, dass sie für das neue Jahr Vorsätze zu haben [8] Ebenso berichten Personen umso mehr, dass sie etwas an ihrem Verhalten und ihren Eigenschaften ändern wollen, je jünger sie sind [9, 10]. Am stärksten unterscheiden sich jüngere und ältere Erwachsene darin, wie sehr sie ordentlicher und zuverlässiger, d. h. gewissenhafter werden wollen. Junge Erwachsene Anfang 20 sind weniger ordentlich und zuverlässig als durchschnittliche Erwachsene um die 60. Entsprechend berichten junge Erwachsene stärker den Wunsch gewissenhafter werden zu wollen [9, 10]. Ähnlich ist es für Extraversion, Offenheit für Neues und Emotionaler Stabilität: hier wollen Menschen auch umso mehr etwas ändern, je jünger sie sind. Einzig für die Eigenschaft Verträglichkeit gibt es geringe Altersunterschiede: Sowohl junge als auch ältere Erwachsene wünschen sich etwas rücksichtsvoller mit anderen umzugehen und leichter verzeihen zu können.

In Kap. 4 war beschrieben, dass Menschen sich umso mehr wünschen extravertierter oder gelassener zu sein, je weniger sie es aktuell sind. Das erklärt zum Teil, warum ältere Menschen weniger stark den Wunsch äußern ordentlicher oder gelassener zu werden—sie sind es bereits [9, 11]. Auf der anderen Seite sind Menschen mit zunehmendem Alter rücksichtsvoller mit anderen und verzeihen eher. Trotzdem wünschen sie sich in diesem Bereich noch Veränderungen, was womöglich auch an unseren gesellschaftlichen Normen liegt. Wieder bleibt die Frage offen: sagen Menschen nur, dass sie sich in einer bestimmten Weise verhalten und ändern wollen oder tun sie es auch? Antwort darauf liefern uns Studien, die untersuchen wer sich coachen lässt und in gewissem Rahmen auch, wie gut Psychotherapien bei Menschen unterschiedlichen Alters wirken.

> **Beispiel**
>
> *Für dieses Kapitel war es schwierig ein Beispiel aus Biografien auszuwählen, weil die Menschen in den Biografien zumeist ihr ganzes Leben von Gestaltungs- und Veränderungswünschen erfüllt waren. Ich denke an Irvin Yalom, Psychiater und Autor, oder Jane Goodall, Verhaltensforscherin und Umweltaktivistin, die kontinuierlich den Wunsch verspüren, sich weiterzuentwickeln. Vermutlich ist das bei vielen Menschen so, die für eine bestimmte Sache brennen und versuchen damit Größtmögliches zu erreichen. Sie wenden sich immer wieder neuen Aufgaben und Zielen zu und entwickeln sich damit weiter. Beeindruckend ist beispielsweise, wie Jane Goodall im letzten Kapitel ihrer Autobiografie mit 65 Jahren über ihre Ziele für die Zukunft schreibt. Stagnation oder Aufhören kommen darin nicht vor. Nachdem sie in den 20 Jahren zuvor hunderte Vortragsreisen unternommen und einige Organisationen (mit-)begründet hat, sind Jugendarbeit, wissenschaftliche Veröffentlichungen und ein Roman nur einige ihrer Zukunftsvorhaben. Auch wenn dieses Beispiel nicht der durchschnittlichen Entwicklung über die Lebensspanne entspricht oder vielleicht nicht einmal typisch für ältere Menschen ist, so verdeutlicht es das Potenzial der menschlichen Entwicklung: sich durch Aufgaben und Ziele in seiner Person weiterentwickeln solange Gesundheit und Fähigkeiten es zulassen.*

11.3 „Wirken" Coaching oder Therapie im Alter genauso?

Die Mehrzahl der Coachings findet im beruflichen Rahmen statt und zielt darauf ab, Führungskompetenzen auf- und auszubauen [12]. Darüber hinaus geben die befragen Coaches an, dass oft auch Stressmanagement (d. h. emotionale Stabilität), Arbeitsstil und Selbstmanagement (d. h. Gewissenhaftig-

keit) und Konfliktmanagement (d. h., Verträglichkeit) im Fokus des Coachings stehen. Obwohl Merkmale des Coachings und das Alter der Coaches
oft in Bezug auf die Wirksamkeit der Coachings verglichen wurden, untersuchten nur wenige Studien wie sich das Alter der gecoachten Personen auf
den Lernerfolg bzw. die Verhaltensänderungen ausgewirkt haben. Und noch
seltener wird gemessen, ob sich durch ein Coaching langfristig bestimmte
Aspekte der Persönlichkeit, wie z. B. emotionale Stabilität oder Organisations-
fähigkeit, in die gewünschte Richtung verändert haben. Die wenigen Studien
fanden dabei keine nennenswerten Altersunterschiede in der (selbst-
berichteten) Kritikfähigkeit/Offenheit für Feedback, Berufsleistung oder
Zielerreichung [13, 14]. Möglicherweise liegt das zum einen daran, dass oftmals keine objektiven Indikatoren für Verhaltens- oder Leistungsänderung
erhoben werden, sondern die Personen den Coaching-Erfolg selbst einschätzen. Und vermutlich sehen die meisten Personen nach einem auf-
wändigen Coaching einen gewissen Erfolg. Auf der anderen Seite ist es
genauso möglich, dass Personen unabhängig von ihrem Alter im (Individual-)
Coaching oftmals sehr motiviert sind und daher nach dem Coaching tatsächlich gleichermaßen Lernerfolge und Veränderungen zeigen.

Ein ähnliches Bild ergibt sich in Bezug auf Psychotherapien. Therapieerfolg
von Psychotherapien wird oftmals daran festgemacht, dass die Symptome,
wie beispielsweise Ängste bei einer Angststörung nach der Therapie niedriger
sind als zu Beginn der Therapie. Die Interviews, Fragebögen und Symptom-
checklisten lassen auch Rückschlüsse auf Persönlichkeitsänderungen zu. Diesen Umstand hat sich eine Meta-Analyse zu Nutze gemacht und die Ergebnisse Dutzender anderer Studien zu Persönlichkeitsänderungen nach
Psychotherapien zusammengefasst [15]. Ängste, Traurigkeit, Antriebslosig-
keit im Fall von Angststörungen oder Depressionen sind auch indikativ für
Emotionale (In-)Stabilität; Ordnungszwänge im Fall von Zwangsstörungen
lassen sich der Eigenschaft Gewissenhaftigkeit als extreme Ausprägung zuordnen. Interpersonelle Probleme, wie sie bei einigen psychischen Erkrankungen vorkommen, fallen in den Bereich von Verträglichkeit oder
Extraversion/Soziabilität. Roberts und Kollegen [15] haben 207 Studien in
ihre Meta-Analyse eingeschlossen und konnten zeigen, dass Personen nach
einer Psychotherapie im Durchschnitt deutlich emotional stabiler sowie etwas
sozial aufgeschlossener (d. h., extravertierter), zuverlässiger und verträglicher
waren (Abb. 11.2). Wichtig dabei ist, dass diese Veränderungen stärker ausgeprägt waren als bei Vergleichs- d. h. Kontrollgruppen (Abb. 11.2), sodass
die Veränderungen bei den Patienten nicht nur daran liegen können, dass
Zeit vergangen ist bzw. sie älter geworden sind. Die meisten Therapien (oder
Studien) wurden im Zusammenhang mit Depressionen, (sozialen) Ängsten,

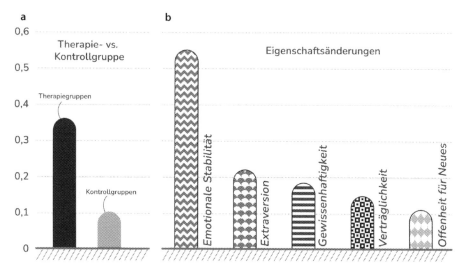

Abb. 11.2 Durchschnittliche Veränderung in Persönlichkeitseigenschaften in Therapie-vs. Kontrollgruppen (**a**) und für unterschiedliche Persönlichkeitseigenschaften (**b**)

Ess- oder Substanzstörung (Alkohol-/Drogenmissbrauch) durchgeführt und dauerten im Schnitt 3–6 Monate an. Besonders spannend finde ich die Ergebnisse, dass die Art der Psychotherapie, wie beispielsweise kognitive Verhaltenstherapie, Psychoanalyse, Gesprächstherapie, keinen Unterschied für die Persönlichkeitsänderungen machte. Patienten, die nur Medikamente erhielten oder nur im Krankenhaus waren ohne Therapie zeigten jedoch deutlich geringere Änderungen [15]. Weitere Ergebnisse sind in Kap. 10 „Coach oder Couch? Änderung in Persönlichkeitseigenschaften durch professionelle Interventionen" dargestellt.

Die uns hier interessierende Frage ist jedoch, ob sich junge Erwachsene stärker durch Psychotherapien verändern als ältere Menschen. Obwohl die Studien sehr breite Altersbereiche einschlossen, fand sich keinerlei Beleg für diese Annahme. Ebenfalls gab es keine Geschlechtsunterschiede: Frauen und Männer profitierten gleichermaßen von den Therapien, auch wenn sie oftmals aufgrund unterschiedlicher Erkrankungen Psychotherapien erhielten. Die Ergebnisse in Bezug auf das Alter der Patienten sind also klar, die Interpretation leider weniger. Es ist nach wie vor denkbar, dass ältere Erwachsene besonders motiviert waren, sich zu verändern, oder „leichtere Fälle" darstellten und daher genauso viel Veränderungen wie junge Erwachsene zeigen. Auf der anderen Seite gibt es unter den älteren Patienten einige Personen, die wiederholt in Behandlung sind und ihre Krankheitshistorie die Behandlung eher erschwert. Man muss also ehrlicherweise sagen, dass wir auch anhand dieser

Studien nicht wissen, ob sich ältere Menschen per se genauso viel ändern wie jüngere oder ob die beobachteten ähnlichen Veränderungen an unterschiedlichen Startbedingungen oder weiteren Faktoren liegen. Eine Möglichkeit dem Ausmaß der Veränderbarkeit doch noch auf die Spur zu kommen, bietet uns die Forschung zu kognitivem Altern mit dem „testing the limits"-Paradigma – also dem Versuch, die Grenzen der Veränderbarkeit oder Plastizität des Gedächtnisses zu testen.

Exkurs: Grenzen testen

In diesem kurzen Exkurs, sind es nicht Kinder, die ihre Grenzen austesten, sondern Forschende testen die Grenzen von jüngeren und älteren Menschen beim Lernen. Es ist den meisten bekannt, dass mit zunehmendem Alter mehr Wiederholungen notwendig sind, wenn man z. B. eine Fremdsprache oder die Bedienung eines neuen Gerätes lernt. Falls es Ihnen auch so geht, verzagen Sie nicht. Es trifft auch mich mit Anfang 40, wenn mein Sohn Gedichte für die Grundschule auswendig lernen soll. Nach drei Wiederholungen sitzt das Gedicht bei ihm, während ich froh bin, die ersten zwei Zeilen korrekt zu behalten und beim Abfragen nicht ständig auf das Blatt schauen zu müssen.

Wissenschaffende haben nun ein ähnliches Vorgehen gewählt, nur lassen sie jüngere und ältere Menschen zusammenhangslose Wortlisten statt ästhetisch ansprechender Gedichte lernen. Im Gegensatz zu Gedichten hat das den Vorteil, dass keiner die Wortfolgen bereits vorher kennt. Den Studienteilnehmenden werden außerdem Strategien beigebracht, wie sie sich die Wortlisten besser merken können—über Eselsbrücken und z. B. die sogenannte Loci-Methode, bei der die neuen Wörter mit einem gedanklichen Rundgang durch einen bekannten Ort verknüpft werden [16]. Über viele Sitzungen werden nun die Strategien und immer wieder neue Wortlisten geübt und gemessen, wie viele Wörter sich Personen maximal merken können, wo also die Grenze ist.

Ein typischer Befund dieser Studien ist vereinfacht in Abb. 11.3 dargestellt. Anfangs und ohne funktionierende Strategie können sich junge und ältere Personen um die fünf Wörter merken. Der Unterschied zwischen jüngeren und älteren Personen ist dabei vernachlässigbar. Über die Zeit steigt die Merkfähigkeit in beiden Altersgruppen, nur bei den älteren Personen weniger stark als bei den jüngeren, sodass sie unterschiedliche Grenzen zeigen (Abb. 11.3). Nach 15 Sitzungen können sich jüngere Erwachsene im Durchschnitt über 20 Wörter von Wortlisten merken, während es bei den älteren Erwachsenen ungefähr 10 Wörter sind. Im weiteren Trainingsverlauf nimmt die Anzahl der gemerkten Wörter bei den älteren Personen noch etwas zu, wobei sie auch nach 30 Sitzungen nicht das Niveau der jungen Erwachsenen erreichen und wie die jungen

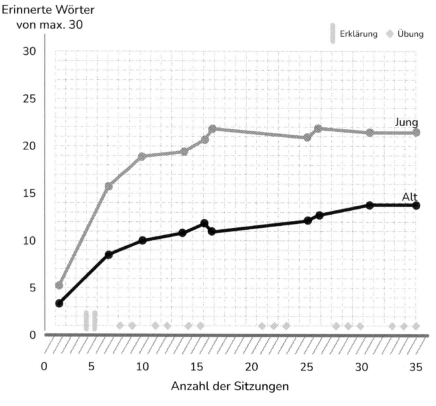

Abb. 11.3 Veränderung in der maximalen Länge von Wortlisten von jüngeren (20–30 Jahre) und älteren (66–80 Jahre) Erwachsenen. Nach [16]

Erwachsenen nun ein Plateau, d. h. eine Grenze erreicht haben. Man konnte in der Studie aber auch beobachten, dass es unter den Älteren einzelne Personen gab, die sich genauso viele Wörter merken konnten wie einige jüngere Personen.

Fazit

Was haben wir also nun über Hänschen und Hans gelernt? Je älter Hänschen wird, desto weniger spielen genetische Faktoren für die Persönlichkeitseigenschaften eine Rolle; wobei der genetische Einfluss zeitlebens erhalten bleibt, aber Kontexteinflüsse, d. h. Lebenserfahrungen zunehmend wichtiger werden. Gleichzeitig wollen sich Menschen weniger verändern, je älter sie sind – möglicherweise, weil sie in den sozial erwünschten Eigenschaften bereits höhere Werte erreichen. Ob Veränderungen in Persönlichkeitseigenschaften gleichermaßen im jungen und höheren Erwachsenenalter möglich sind, bleibt offen und wird in der aktuellen Forschung weiterhin untersucht. Bislang zeigen Therapie- oder Weiterbildungsangebote keine bedeutsamen Unterschiede zwischen jüngeren und älteren Erwachsenen in Bezug auf Persönlichkeitsänderungen.

Literatur

1. Roberts, B. W., & DelVecchio, W. F. (2000). The rank-order consistency of personality traits from childhood to old age: A quantitative review of longitudinal studies. *Psychological Bulletin, 126,* 3–25.
2. Lucas, R. E., & Donnellan, M. B. (2011). Personality development across the life span: Longitudinal analyses with a national sample from Germany. *Journal of Personality and Social Psychology, 101*(4), 847–861. https://doi.org/10.1037/a0024298
3. Kandler, C., Waaktaar, T., Mõttus, R., Riemann, R., & Torgersen, S. (2019). Unravelling the interplay between genetic and environmental contributions in the unfolding of personality differences from early adolescence to young adulthood. *European Journal of Personality.* https://doi.org/10.1002/per.2189
4. Briley, D. A., & Tucker-Drob, E. M. (2015). Comparing the developmental genetics of cognition and personality over the life span. *Journal of Personality.* https://doi.org/10.1111/jopy.12186
5. Kandler, C., Bratko, D., Butković, A., Hlupić, T. V., Tybur, J. M., Wesseldijk, L. W., … Lewis, G. J. (2020). How genetic and environmental variance in personality traits shift across the life span: Evidence from a cross-national twin study. *Journal of Personality and Social Psychology.* https://doi.org/10.1037/pspp0000366
6. Asendorpf, J. B., & Wilpers, S. (1998). Personality effects on social relationships. *Journal of Personality and Social Psychology, 74,* 1531–1544.
7. Lüdtke, O., Roberts, B. W., Trautwein, U., & Nagy, G. (2011). A random walk down university avenue: Life paths, life events, and personality trait change at the transition to university life. *Journal of Personality and Social Psychology, 101*(3), 620–637.
8. Neujahrsvorsätze. https://www.statista.com/statistics/952321/new-years-resolutions-by-age/. Zugegriffen am 20.05.2022
9. Hudson, N. W., & Fraley, R. C. (2016). Do people's desires to change their personality traits vary with age? An examination of trait change goals across adulthood. *Social Psychological and Personality Science, 7*(8), 847–856. https://doi.org/10.1177/1948550616657598
10. Quintus, M., Egloff, B., & Wrzus, C. (2017). Predictors of volitional personality change in younger and older adults: Response surface analyses signify the complementary perspectives of the self and knowledgeable others. *Journal of Research in Personality, 70,* 214–228. https://doi.org/10.1016/j.jrp.2017.08.001
11. Roberts, B. W., Walton, K. E., & Viechtbauer, W. (2006). Patterns of mean-level change in personality traits across the life course: A meta-analysis of longitudinal studies. *Psychological Bulletin, 132,* 1–25.
12. Middendorf, J. (2018). Coaching-Umfrage Deutschland. https://coachingumfrage.files.wordpress.com/2018/06/ergebnisbericht-coaching-umfrage-2017.pdf

13. Bozer, G., & Joo, B.-K. (2015). The effects of coachee characteristics and coaching relationships on feedback receptivity and self-awareness in executive coaching. *International Leadership Journal, 7*(3), 36–58.

14. Burt, D., & Talati, Z. (2017). The unsolved value of executive coaching: A meta-analysis of outcomes using randomised control trial studies. *International Journal of Evidence Based Coaching and Mentoring, 15*(2), 17–24.

15. Roberts, B. W., Luo, J., Briley, D. A., Chow, P. I., Su, R., & Hill, P. L. (2017). A systematic review of personality trait change through intervention. *Psychological Bulletin, 143*, 117–141. https://doi.org/10.1037/bul0000088

16. Baltes, P. B., & Kliegl, R. (1992). Further testing of limits of cognitive plasticity: Negative age differences in a mnemonic skill are robust. *Developmental Psychology, 28*, 121–125.

12

Müssen wir uns alle verändern?

Was Sie erwartet

In diesem Kapitel erfolgt eine kritische Reflektion, dass Persönlichkeitsentwicklung von Selbstoptimierung zu unterscheiden ist und welche Risiken Persönlichkeitsinterventionen beinhalten. Das Abwägen zwischen Selbstverwirklichung, Weiterentwicklung und Selbstakzeptanz sowie die Adaptivität von Eigenschaften in unterschiedlichen Kontexten werden betrachtet. Daraus wird abgeleitet, dass das Finden und Schaffen von passenden Kontexten ebenso wie Persönlichkeitsentwicklung dazu beitragen kann, mit den Eigenschaften (und Eigenarten) der eigenen Persönlichkeit sowie anderer zufrieden zu sein.

12.1 „Ich gehe davon aus, dass graduelle Veränderungen möglich sind – sonst wäre ich falsch in meinem Forschungsfeld"

„Müssen wir uns alle ändern?" – Ehrlich gesagt möchte ich Ihnen auf diese Frage gar keine direkte Antwort geben. Vielleicht regen Sie die Überlegungen in diesem Kapitel dazu an, für sich selbst eine Antwort zu finden. Und wenn Sie Änderungen befürworten, unterstützen die Überlegungen vielleicht dabei zu überlegen, was Sie ändern möchten und womit Sie in Zukunft zufriedener

---

Ergänzende Information Die elektronische Version dieses Kapitels enthält Zusatzmaterial, auf das über folgenden Link zugegriffen werden kann [https://doi.org/10.1007/978-3-662-65183-4_12]. Die Videos lassen sich durch Anklicken des DOI Links in der Legende einer entsprechenden Abbildung abspielen, oder indem Sie diesen Link mit der SN More Media App scannen.

sein wollen. Prinzipiell gehe ich davon aus, dass graduelle Veränderungen auch in Eigenschaften möglich sind, die von vielen als feststehend angesehen werden – sonst wäre ich auch falsch in meinem Forschungsfeld.

Diese Änderungen passieren nicht immer durch bewusste Anstrengungen wie Coachings, Therapien und Vorsätze, sondern oftmals „ganz automatisch", indem wir neue Aufgaben und Rollen übernehmen. Zum Teil können wir das Übernehmen neuer Aufgaben auch etwas steuern. Zugegeben sind die Änderungen nicht riesig. Selbst was in der Psychologie bedeutsame Effekte sind (eine halbe bis eine Standardabweichung, siehe Kap. 4), ist im alltäglichen Verhalten eher ein Unterschied von „schrecklich nervös" hin zu „sehr nervös" oder von „extrem pingelig" zu „sehr akkurat". Nichtsdestotrotz können solche Veränderungen für Menschen selbst oder ihr Umfeld wahrnehmbar und vorteilhaft sein. Fallen solche Veränderungen schon unter das mittlerweile oft kritisierte „Selbstoptimierungs-Dogma" [1]?

Selbstoptimierung, Selbstverwirklichung und Selbstakzeptanz

In den letzten Jahren wird zunehmend kritisiert, dass Menschen unter immensem Druck stehen, sich ständig zu verbessern, d. h. zu optimieren [1]. Besser aussehen, erfolgreicher im Beruf und zufriedener in der Partnerschaft zu sein, was gelingen soll, wenn man nur gelassener, kreativer, öfter offline ist – schauen Sie einmal in Buchhandlungen, was Ihnen ins Auge fällt. Und wenn man das erst einmal geschafft hat, dann ist man glücklich(er). Ich stimme der Kritik am Dogma der Selbstoptimierung weitestgehend zu, weil meines Erachtens Menschen nicht „optimal" sein müssen – Menschen haben und machen Fehler bzw. Schwächen. Das möchte ich noch nicht mal (als gut) werten, sondern einfach als Fakt anerkennen, so wie die Tatsache, dass Wasser aus H_2O besteht. Gleichzeitig kann ich dem Wunsch nach Veränderung und Verbesserung etwas abgewinnen, wenn er dem humanistischen Gedanken der Selbstverwirklichung entspringt.

Selbstverwirklichung wird in den letzten Jahren wieder oft diskutiert und besitzt dabei eine lange Geschichte von mehr als 2000 Jahren, während derer Philosophen wie Sokrates, Platon, und Montaigne sowie Psychologen des 20. Jahrhunderts über die richtige Lebensweise und das daraus resultierende Glück nachgedacht haben (siehe Kap. 2 Geschichte). Interessant dabei ist, dass einige humanistische Psychologen, wie beispielsweise Maslow davon ausgingen, dass Selbstverwirklichung nur wenige Menschen anstreben, wenn ihre Grundbedürfnisse wie Sicherheit und Zugehörigkeit erfüllt sind [2]. Andere, wie Carl Rogers oder Victor Frankl nahmen hingegen an, dass Menschen auch unter den widrigsten Bedingungen danach streben, sich zu verwirklichen [3]. Charlotte Bühler nahm eine Art Mittelposition ein und sah Selbstverwirklichung als möglich an, wenn die eigenen Bedürfnisse und Vorstellungen mit Gegebenheiten wie Talent und situative, gesellschaftliche Rahmenbedingungen in Einklang gebracht werden können [3].

Sich selbst so zu akzeptieren und zu lieben wird oft als Gegenentwurf zur Selbstoptimierung verstanden [4]. Gerade im momentanen „Achtsamkeits-Tsunami" [5] werden Selbstliebe und Selbstmitgefühl als zentral angesehen und sie entstehen, wenn man sich so nimmt, wie man ist. Aus meiner Sicht ist das eine falsche Dichotomie zwischen Veränderungswunsch und Selbstakzeptanz. Möglicherweise resultiert die Dichotomisierung daraus, dass Personen, die besonders kritisch auf sich blicken und vieles ändern möchten, eine positivere Einstellung zu sich guttun würde. In meinen Augen ist die Bewertung, die auch in Selbstliebe steckt, fragwürdig, weil es Personen, Eigenschaften, Dinge direkt in gut und schlecht einteilt. Selbstakzeptanz hingegen nimmt eine neutrale Haltung ein, quasi ein Erkennen oder Wahrnehmen ohne Bewerten, während auch positive Wertungen unerwünschte Folgen haben können.

Dieser Neutralitätsgedanke wurde auch von der „Body-Positivity"-Bewegung aufgegriffen und in Body-Neutrality umgewandelt. Body-Positivity-Bewegungen (z. B. in der Werbung) waren eigentlich entstanden, um dem Optimierungsdruck beim Aussehen zu entkommen – verkürzt gesagt, zielt Body-Positivity darauf ab, dass alle Körper, dünn, dick, faltig, muskulös und alles mehr, schön sind. Damit wird jedoch wieder auf Äußerliches fokussiert und lässt außer Acht, dass Menschen noch mehr interessante Dinge als ihre Körper besitzen: Esprit, einen klugen Geist, zwischenmenschliche Wärme, Kreativität. Im besten Fall sind unsere Körper ganz gemäß Plato das Gefäß, das uns erlaubt, diese Eigenschaften in Taten zu verwandeln. Und daher scheint Body-Neutrality, also den Fokus weniger auf das Äußere zu legen [6], ein sinnvolles Konzept.

Akzeptanz, wie in der acceptance-commitment therapy (ACT, 7) hat ebenfalls viel mit Neutralität zu tun. Hier bedeutet Akzeptanz eine neutrale, offene, neugierige Haltung gegenüber eigenen Gefühlen, Verhalten und Erlebnissen. Man erkennt an, dass sie existieren ohne sie gleich zu bewerten. Im Abschn. 12.2 „Wie entscheide ich, was ich angehe und was ich annehme?" wird ACT etwas ausführlicher beschrieben. Wichtig ist, dass Akzeptanz in

ACT nie Passivität oder Aufgeben bedeutet. Also kein „Ich bin halt so", was ich salopp als faule Zufriedenheit oder Resignation bezeichnen würde. Tatsächlich sind Zufriedenheit sowie sich (zufrieden) zurücklehnen und nichts tun eng verbunden, genauso wie Unzufriedenheit und der Wunsch etwas zu verändern. Studien zeigen, dass Menschen umso mehr den Wunsch und das Ziel haben, etwas an sich zu ändern, je unzufriedener sie sind [8, 9].

Unzufriedenheit ist ein Indikator, dass etwas noch nicht so ist, wie es sein soll – technisch gesprochen eine Abweichung des Ist-Zustand vom Soll-Zustand und die Unzufriedenheit über die Abweichung bringt uns dazu, die Diskrepanz zu beseitigen [4, 10]. In anschaulicheren Worten könnte man es so beschreiben: einige der ersten Homo Sapiens waren vielleicht unzufrieden, immer nur Wurzeln und Beeren zu suchen sowie Tiere zu jagen. Wenn sie nichts fanden, blieben sie hungrig. Jemand von ihnen war vermutlich unzufrieden damit und überlegte, wie man das ändern könnte. So kam ihnen vielleicht die Idee, Pflanzen anzupflanzen und Tiere beim Lager zu halten und zu züchten. Ohne die Unzufriedenen, die auf neue Lösungen kamen, würden Sie und ich heute noch Wurzeln oder Tieren nachjagen statt Bücher zu schreiben und zu lesen. Deswegen hat Unzufriedenheit für mich auch positive Aspekte – so unangenehm sie sich auch anfühlt, und nur, wenn sie im überschaubaren Rahmen bleibt sowie produktiv oder kreativ macht. Behalten Sie also im Hinterkopf, dass unser Ziel gar nicht sein muss, immer glücklich und zufrieden zu sein, da eine gewisse Unzufriedenheit auch ein Motor für Veränderungen sein kann. Selbstakzeptanz heißt also auch nicht, dass man mit allem zufrieden ist. Man erkennt zunächst erst einmal (an): „So bin ich bzw. ist es im Moment." Und ob man dann etwas ändert oder nicht, ist noch offen.

Risiken und Nebenwirkungen von Interventionen

Ich habe mich ja schon kritisch zur Selbstoptimierung geäußert. Diese Kritik bezieht sich auf das Ziel des „Optimums". Man kann Selbstoptimierung aber auch deshalb hinterfragen, weil der Nutzen vielleicht nicht immer gegeben ist und Coachings, Therapien oder Selbstversuche ggf. auch Risiken und Nebenwirkungen beinhalten.

Nebenwirkungen und Verschlechterungen durch Psychotherapien werden bereits seit den 1960 Jahren erforscht, nachdem durch systematische Evaluation von Psychotherapien deutlich wurde, dass sie zwar einem Großteil der Patienten helfen, aber bei ca. 5–10 % (unterschiedlich je nach Erkrankung) auch eine dauerhafte Verschlechterung der Probleme und Symptome auftreten [11]. Neben Verschlechterungen können auch bei erfolgreichen Therapien Nebenwirklungen im beruflichen oder privaten Umfeld auftreten [12], wenn Personen z. B. vermehrt ihre Bedürfnisse äußern und durchsetzen. Das kann ggf. zu einer Verschlechterung der (Arbeits-)Beziehungen und im drastischsten Fall zu Kündigung bzw. Scheidung/Trennung führen.

Während die Wirksamkeit von Coachings recht gut untersucht und belegt ist, wird immer noch selten auf ausbleibende Veränderungen oder Nebenwirkungen von Coachings geschaut [13]. Die Autoren argumentieren, wenn „nur" 84 % der Teilnehmenden positive Auswirkungen von Coachings berichten, müssen bis zu 16 % keine Zugewinne oder sogar Verschlechterungen erlebt haben. Aus ihrer eigenen Untersuchung mit 123 Coaches berichten die Autoren zudem, dass in 57 % aller untersuchten Coachings mindestens eine negative Auswirkung beobachtet wurde, wenngleich diese sehr mild und oft kurzfristig war. Diese negativen Wirkungen waren z. B., dass größere Probleme angestoßen wurden (26 %), sich die Beziehung zu Vorgesetzten verschlechterte (14 %), die Arbeits- oder Lebenszufriedenheit sank (13 % bzw. 10 %) – möglicherweise, weil Diskrepanzen zwischen aktuellem und gewünschten Zuständen deutlich wurden.

Sowohl in Coachings als auch Therapien können die Ursachen für Verschlechterungen und Nebenwirkungen beim Klienten (z. B. fehlende Mitarbeit, unrealistische Erwartungen), Coach bzw. Therapeuten (z. B. unzureichende Diagnose, mangelhafte Behandlung), externen Einflüssen (z. B. Unfall) oder deren Zusammenwirken liegen [12, 13]. Asendorpf [4] warnt recht ausdrücklich vor Persönlichkeitsveränderung mittels Selbsthilfe. Er befürchtet, dass Selbstversuche sogar größere Nachteile mit sich bringen können, weil keine geschulte Person hilfreich eingreifen kann. Selbsthilfeliteratur und Apps machen zwar die Diskrepanz zwischen aktuellen und gewünschten Eigenschaftsausprägungen deutlich, helfen aber unzureichend diese Diskrepanz zu beseitigen. Das wurde auch in einer Studie mit Studierenden sichtbar: Je stärker Personen gewissenhafter oder offener werden wollten, desto mehr sanken Lebenszufriedenheit und positive Emotionen über die vier Monate der Studie - vermutlich weil die erreichten Veränderungen noch stark von den ursprünlichen Zielen abwichen [14]. Bei Personen, die sich über die Zeit als offener, gewissenhafter oder extravertierter sahen, stiegen zwar Lebenszufriedenheit und positive Emotionen – im Umkehrschluss bedeuteten die Ergebnisse aber auch, dass Personen, die diese Änderungen bei sich nicht wahrnahmen, Lebenszufriedenheit und positive Emotionen sanken [14]. Das verdeutlicht die Warnung, dass erfolglose Selbstveränderungsversuche auch nachteilige Effekte haben können.

Rückblick: Nutzen von Stabilität und Persönlichkeitsunterschieden

Ein weiterer hilfreicher Gedanke zur Akzeptanz der eigenen Persönlichkeits-züge ist die Adaptivität bzw. der Nutzen verschiedener Eigenschaftsaus-prägungen. Wie zu Anfang erklärt, sind Eigenschaften relativ stabile Ver-haltens- und Erlebensmuster und nur innerhalb eines mehr oder weniger schmalen Bandes veränderbar. Das ist sogar vorteilhaft, da diese Kontinuität des Verhaltens und Erlebens wichtig ist, um ein Gefühl von Identität zu haben: *Das bin ich* bzw. *So bin ich.* Starke Schwankungen im Verhalten oder der eigenen Selbstsicht, erst schüchtern, am nächsten Tag draufgängerisch und selbstbewusst, dann wieder stark zurückgezogen, sind oftmals ein An-zeichen von psychischen Erkrankungen (Schizophrenie, Borderline, [15]). Das heißt schon aus diesem Grund ist eine gewisse Stabilität in den eigenen Eigenschaften wünschenswert und vorteilhaft.

In Kap. 3 habe ich ausführlich beschrieben, warum unterschiedliche Eigen-schaften sinnvoll und nützlich sein könnten. Kurz noch einmal zusammen-gefasst: Je nach Situation, Lebensumständen, und auch Kultur können ver-schiedene Ausprägungen von Eigenschaften vorteilhaft sein. Menschen, die Ordnung und Struktur mögen, sind in Berufen, die das erfordern, und in Ländern, die zumeist pünktliche Bahnen, feste Öffnungszeiten und klare Re-gelungen haben, besser aufgehoben als in Berufen mit unregelmäßigen Arbeitszeiten und unklaren Aufgaben. Auch habe ich mir erzählen lassen, dass sich diese Menschen damit schwertun, wenn im Fernurlaub Busfahrzeiten mit „vormittags" oder „dienstags" angegeben werden und man in Ämtern Dinge aushandelt statt nach fixen Regeln erledigt. Und über alle Menschen hinweg betrachtet sind Unterschiede zwischen Menschen sinnvoll, weil zum einen somit ein „Verhaltensreservoire" besteht, falls sich die Lebensbedingungen für alle Menschen einmal drastisch ändern würden und damit auf einen Schlag alle „sehr gewissenhaften Menschen" schlecht an die neuen Bedingungen an-gepasst wären. Auch ohne, dass jemand aussterben muss, ist Vielfalt vorteil-haft, weil nicht alle Menschen im Controlling, der Unternehmensführung oder Wissenschaft arbeiten wollen. Ebenso wenig wie alle Menschen Kunst machen, etwas verkaufen und lehren wollen. Das heißt, wenn unterschied-liche Eigenschaften jeweils auch unterschiedlichen Nutzen haben können, muss jeder Mensch nur die passende Nische finden und dann passt es, oder?

In Summe, ganz unterschiedliche Ausprägungen können je nach Situation oder Umfeld passend und vorteilhaft sein. Auch ist eine gewisse Stabilität, was nicht mit Rigidität verwechselt werden darf, wichtig für die eigene Identität und damit die psychische Gesundheit. Zusätzlich können Coachings und Therapien auch unerwünschte (Neben-)Effekte haben. Alles gute Gründe,

nicht zu viel an sich zu ändern. Aber wie entscheidet man dann, was man an-
nimmt und was man versucht zu ändern

12.2 Wie entscheide ich, was ich angehe und was ich annehme?

Wenn ich jemandem einen Rat geben müsste, ob diese Person in einer bestimmten Eigenschaft an sich arbeiten sollte oder nicht, würde ich zwei Sachen erfragen bzw. zur Entscheidungsgrundlage machen: Leidensdruck und
Werte [7]. Leidensdruck bedeutet hier: wenn die Eigenschaft bzw. Verhaltensweisen für die Person selbst oder andere Bereiche, wie Beruf, Beziehungen
oder Gesundheit, große Schwierigkeiten bereitet, würde ich überlegen, etwas
zu ändern. Ein Faible für Vampirgeschichten mag vielleicht kitschig sein, ich
kann mir aber kaum negative Konsequenzen vorstellen – es sei denn man ist
Literaturkritiker. Stark cholerisches Verhalten dagegen hat vermutlich negative berufliche und private Konsequenzen. Dann könnte man versuchen, Änderungen anzustreben, die realistisch gesehen moderat sein werden.

Es bleibt wichtig, zu hinterfragen, warum man etwas ändern möchte, also
was das Wichtige bzw. die Werthaltung ist, die durch die Änderung gestärkt
wird. Beispielsweise könnte es sein, dass man die Personen, die einem wichtig
sind, nicht verletzen bzw. die Beziehung gefährden möchte. Oder man möchte
sich selbst in bestimmter Weise sehen, das heißt, es wäre einem wichtig, ein
respektvoller und umgänglicher Mensch zu sein. Zu wissen, was einem selbst
wichtig ist (d. h. was die eigenen Werte sind) und dass man sich deswegen
verändern möchte, ist ein wichtiger Ausgangspunkt, um aktiv zu werden, wie
z. B. in Acceptance Commitment Therapy (ACT, siehe auch Kap. 10).

Ihnen ist vielleicht direkt aufgefallen, dass ACT „handeln" bedeutet. Eine
ganz schön clevere Abkürzung, weil „handeln" (act) das Zentrale in ACT ist.
Und nicht irgendeine Form des Handelns, sondern das zu tun, was individuell wichtig ist „Do what matters" [7]: bestimmten Interessen nachzugehen,
sich liebevoll um andere zu kümmern, eigene Ziele und Träume zu verwirklichen. Wenn uns ständiges Aufschieben daran hindert, endlich den eigenen
Laden, Firma oder Verein zu eröffnen, dann ist das Aufschieben ärgerlich oder
geht anderen auf die Nerven. Das wird aber nicht ausreichen, um aktiv zu
werden. Erst wenn deutlich wird, welcher Werthaltung der Wunsch nach dem
eigenen Laden oder Verein entspricht, z. B. etwas Sinnvolles zur Gesellschaft
beizutragen, dann fällt das Handeln leichter und notwendige Dinge werden
nicht mehr so lange aufgeschoben.

ACT hat nicht zum Ziel, dass alle immer glücklich sind [7]. ACT-Therapeuten und -Therapeutinnen tragen keine rosarote Brille. Stattdessen gehen sie realistisch davon aus, dass im Leben immer wieder unangenehme, schmerzliche, und schlimme Dinge passieren, die sozusagen Teil der Conditio Humana sind. Allerdings soll uns das nicht davon abhalten, mit diesen Dingen zurecht zu kommen und dann trotzdem das zu tun, was uns wichtig ist und dadurch zufrieden (und ggf. auch glücklich) zu sein. Das hat sicher auch viel mit (buddhistischer) Philosophie zu tun – aber dafür ist hier zu wenig Platz und es gibt viel bessere Expertise an anderer Stelle [16]. Worin ich aber Expertise besitze, ist das ganze aus Sicht der Persönlichkeitsentwicklung zu betrachten und das wollen wir jetzt tun.

Für sich selbst die passende Nische finden

Die Wünsche und Ziele, sich zu verändern, sind erstaunlich ähnlich: die meisten Menschen wollen zuverlässiger, emotional stabiler und kontaktfreudiger werden (siehe Kap. 4). Ein kleinerer Teil möchte weniger gewissenhaft und weniger hilfsbereit und nett sein [17]. Vermutlich deshalb, weil sie bereits sehr hohe Ausprägungen in diesen Eigenschaften haben [8] und sich selbst als zu pedantisch wahrnehmen oder ihre zu große Hilfsbereitschaft durch andere ausgenutzt wird. In beiden Richtungen wäre zu hinterfragen, wie die angestrebten Änderungen mit den eigenen Werten im Einklang stehen. Wie schon im Kap. 10 zu Interventionen beschrieben, bieten Werte die Orientierung und gleichzeitig den Motor (d. h. Motivation) für Veränderungen. Wenn man das tun will, „was zählt", dann geben Werte an, was für jemanden zählt.

Obwohl viele Werte in den meisten Kulturen anzutreffen und damit relativ universal sind (Frieden, Mitmenschlichkeit, Erfolg, Gesundheit, Umweltschutz), hat jeder Mensch jedoch seine individuelle Reihenfolge, ob z. B. Erfolg wichtiger oder weniger wichtig als Gesundheit ist. Diese individuelle Reihenfolge ist oft schwer zu begründen und es ist ganz normal, dass einigen Menschen Erfolg wichtiger ist und anderen Menschen Umweltschutz – ggf. lassen sich diese beiden Werte (oder andere) in einem Ziel kombinieren, wie beispielsweise eine große Umweltschutzorganisation o. ä. zu leiten.

Individuelle Unterschiede in Werten sind für Gruppen oder Gesellschaften vorteilhaft. Ohne Menschen, denen Kunst wichtig ist, gebe es keine Bilder, Musik oder Geschichten. Ohne Menschen, denen Erfolg oder Einfluss wichtig ist, gebe es vermutlich keine großen Firmen und keiner würde sich der Mammutaufgabe stellen, eine Universität, einen Konzern oder ein Land zu leiten. Weil die Wichtigkeit bestimmter Werte für Menschen so unterschiedlich sind und Werte keine allgemeingültige Rangreihe haben [18], kann und muss jede Person für sich entscheiden, aber nicht rechtfertigen, was sie im Leben leitet und motiviert. Das heißt, man muss Ziele und Verhaltensweisen finden, die zu den eigenen Werten passen.

Passung zwischen eigenen Werten und Verhaltensweisen ist aus Sicht vieler Psychologen erstrebenswerter als eine Verhaltensänderung, die man aufgrund gesellschaftlicher oder äußerer Erwartungen wünscht. Ist jemandem z. B. Ordnung und Pünktlichkeit selbst nicht wichtig, ist eine starke Verhaltensänderung schwierig – ich rede hier nicht davon zivilisatorische Mindeststandards aufzugeben. Stattdessen wäre es günstig eine passende Berufstätigkeit zu finden, die zeitliche Flexibilität und wenig Ordnung oder Bürokratie erfordert. Psychologen sprechen hier von Person-Kontext-Passung. Beispielsweise konnte gezeigt werden, dass Personen beruflich am unzufriedensten waren, wenn die Möglichkeiten im Beruf hinsichtlich Entscheidungsspielraum oder Projektorganisation von ihren Wünschen abwichen [19]. Dabei waren Abweichungen in beide Richtung nachteilig: Personen waren unzufrieden, wenn sie weniger Entscheidungsspielraum hatten als sie wünschten, aber auch wenn sie mehr Spielraum hatten als gewünscht.

Ein weiteres Beispiel ist näher am Thema Persönlichkeitsveränderung. Suls und Kollegen untersuchten den Zusammenhang zwischen Konflikten im Alltag und der Eigenschaft Verträglichkeit, die sich durch Hilfsbereitschaft und Umgänglichkeit in Beziehung zu anderen Personen auszeichnet. Es zeigte sich, dass sich Personen, bei denen die Eigenschaft Verträglichkeit stärker ausgeprägt war, sich bei Konflikten unwohler fühlten als wenig umgängliche Personen [20]. Scheinbar machen zwischenmenschliche Konflikte Menschen, die viel Wert auf zwischenmenschliche Beziehungen legen, mehr aus als weniger verträglichen Menschen, sodass verträgliche Menschen möglicherweise sogar eher Konflikte vermeiden. Damit stellen sie eine Passung zwischen ihren Eigenschaften und den Situationen her, die sie erleben.

Die Frage nach der Passung zwischen Persönlichkeitseigenschaften und Kontext geht sogar so weit, dass eine Studie untersuchte, ob Menschen sich wohler fühlen, wenn sie in einer Stadt leben, die zu ihrer Persönlichkeit passt [21]. Die kurze Antwort bei über einer halben Million Studienteilnehmenden aus 860 US-amerikanischen Städten lautet, dass Menschen ein etwas höheres Selbstbewusstsein haben, wenn sie in einer Stadt wohnen, die hinsichtlich Gewissenhaftigkeit, Liberalität oder Freundlichkeit stärker der eigenen Persönlichkeit entspricht, was vermutlich am kulturellen Angebot und gesellschaftlichen Klima in der Stadt liegt. Wichtiger als die Passung war jedoch wie emotional stabil und extravertiert Personen für sich genommen waren, d. h., auch in einer Stadt mit vielen Neurotikern wie New York, ging es emotional stabilen Menschen besser als emotional wenig stabilen Personen. Nebenbei erwähnt: Santa Monica in Kalifornien war besonders liberal im Vergleich zu anderen Städten, Jackson, Tennessee besonders freundlich, und Beverly Hills, Kalifornien besonders unfreundlich [21].

Und wie schafft man die Passung, das heißt, wie findet man seine Nische? Durch auswählen, verändern oder erzeugen [22]. Wenn z. B. jemand sehr ordnungsliebend bis pedantisch ist, wäre es passend eine Berufstätigkeit zu wählen, in der diese Eigenschaft gebraucht wird (z. B. Controller). Gleichzeitig wäre es möglich, in einer Firma das eigene Tätigkeitsfeld zu verändern und z. B. freiwillig die Qualitätskontrolle zu übernehmen oder falls es so etwas noch nicht gibt, die Abteilung Qualitätssicherung aufzubauen (d. h., die passende Tätigkeit zu erzeugen). Zusammengefasst kann man sagen, Nischen sind keine (beruflichen) Eckchen, in die man sich zurückziehen soll, sondern das individuelle Plätzchen, was den eigenen Stärken entspricht. Dank der Pluralisierung von Lebensläufen [23], sind diese individuellen Lebensgestaltungen im europäischen bzw. westlichen Kulturraum auch zunehmend möglich.

Und wenn man seine Nische gefunden hat? Wie gelingt es, zu akzeptieren, dass man eher extravertiert ist und öfter unüberlegt mit Gedanken herausplatzt oder im Gegenteil eher schüchtern ist und sich ärgert, nicht schlagfertiger zu sein? Es gibt wenig Forschung zu Akzeptanz von Eigenschaften im „Normalbereich", weil Coachings und Therapien immer einen Veränderungswunsch voraussetzen und auf Veränderungen abzielen (siehe Kap. 10). Allerdings wird Akzeptanz auch im Rahmen von Therapie (z. B. ACT, [7] eingesetzt. Hierbei werden spezielle Übungen genutzt, die darauf abzielen, unerwünschte (und schöne) Gefühle, Erfahrungen und Gedanken zuzulassen und nicht dagegen anzukämpfen. Das kann z. B. durch einfaches Benennen („Ich bin also der schüchternere Typ") oder Normalisierung („Anderen geht es auch so") geschehen (weitere Übungen siehe [7]). Die Idee dahinter ist, dass durch das Zulassen und nicht mehr Ankämpfen Energie frei wird, das zu tun, was den eigenen Werten entspricht. Wenn man beispielsweise die eigene Schüchternheit akzeptiert, ärgert man sich weniger, nicht gut für öffentliche Auftritte geeignet zu sein, sondern sucht nach anderen Wegen, die eigene Haltung und Ideen publik zu machen - vielleicht durch Blogs und Zeitschriftenartikel. Hinterfragt man zudem noch, woher der Veränderungswunsch und die hohen Ansprüche an sich selbst kommen, und vergegenwärtigt man sich die Vorteile bestimmter Eigenschaften sowie von Individualität (siehe Kap. 3), dann ist es meist leicht(er), sich so zu akzeptieren, wie man ist.

> **Beispiel**
>
> *Dan Harris, US-amerikanischer TV-Reporter berichtet in seiner Autobiografie von seinen Neurosen und seiner Geltungssucht, die zwar wohl einerseits zur Branche dazugehören, ihn aber auch unbeliebt machten und selbst quälten. Er hat für sich einen Weg gefunden, durch Meditation und Reflektion seine Sorgen und emotionalen Tumult deutlich zu reduzieren. Zugleich ist er nach wie vor ein „Arbeitstier", ihm sind gute Reportagen extrem wichtig und er lässt sich manche seiner Neurosen „auf der Zunge zergehen" wie einen exotischen Nachtisch. Man bekommt beim Lesen seines Buchs den Eindruck, er hat sich in einigen Dingen etwas verändert, aber auch insgesamt Kernaspekte seiner Persönlichkeit, seine Ambitionen und gewisse Emotionalität als zu ihm gehörend akzeptiert.*

Anderen ihre Nische und Eigenarten (=Eigenschaften) lassen

Ein geflügeltes Wort besagt: *Frauen beginnen eine Beziehung und hoffen, dass sich die andere Person ändert. Männer beginnen eine Beziehung und hoffen, dass sie sich nicht ändert.* Vielleicht liegt es zum Teil daran, dass Frauen auch stärkere Erwartungen an Partner haben: Basierend auf Angaben von Personen in einer Online-Partnervermittlung wünschen sich sowohl Männer als auch Frauen Attraktivität, Status und Warmherzigkeit von ihrem Partner bzw. Partnerin – dabei haben Frauen die höheren Erwartungen und ihnen ist der Status und auch die Warmherzigkeit des Partners wichtiger als Männern [24]. Attraktivität ist beiden nahezu gleich wichtig.

Wenn Partner nun eine Diskrepanz zwischen den gewünschten und den tatsächlichen Eigenschaften des anderen wahrnehmen, leidet die Qualität der Beziehung [25]. Zudem wünschen sich Personen, dass ihre Partner ihnen in Interessen und Eigenschaften ähnlich sind [26]. Das mag vielleicht für Essen und Kultur noch halbwegs funktionieren, aber bei Fussball und Schuhen hört es wahrscheinlich in den meisten Partnerschaften auf. Tatsächlich sind sich Paare zwar relativ ähnlich in Alter und Bildung, aber im Durchschnitt nur wenig ähnlich in Eigenschaften, Einstellungen und Interessen und werden es über die Zeit auch kaum [27, 28]. Zum Glück ist das auch nicht wichtig für die Partnerschaften. Eine große Studie mit Daten von mehr als zehntausend Paaren aus Deutschland, Großbritannien und Australien zeigte, dass Paare sich im Durchschnitt in ihren Persönlichkeitseigenschaften nur wenig ähnlich waren, das Ausmaß an Ähnlichkeit jedoch keine große Rolle für die Zufriedenheit in der Partnerschaft spielte [29]. Möglicherweise ist es auch je nach Paar vorteilhaft in bestimmten Eigenschaften ähnlich und in anderen komplementär zu sein: So waren in einer anderen Studie Paare am glücklichsten, die zwar ähnlich warmherzig, aber unterschiedlich dominant waren [26]. Zusammen legt das nahe, dass der Wunsch nach Ähnlichkeit in Partnerschaften meist unrealistisch und unnötig ist – da erscheint es wenig sinnvoll, den anderen an sich anpassen zu wollen.

Ich vermute, dass Sie sich ungern von Ihrem Partner/Ihrer Partnerin oder Ihren Kindern (oder anderen) umkrempeln lassen würden. So schließt sich die Frage an, warum wir das andererseits bei ihnen machen wollen. Nur um sicher zu gehen: Ich stelle nicht die Erziehung von Kindern in Frage – es hat schon Vorteile Kindern gewisse zwischenmenschliche und kulturelle Errungenschaften wie Kooperation, Körperpflege, Konfliktfähigkeit und anderes ohne K am Anfang, z. B. Rücksichtnahme nahezubringen. Eher meine ich Bemühungen aus Kindern oder Partnern, die klassische Musik oder Sport nicht mögen, Klassikliebhaber oder Sportskanonen zu machen. Oder anders herum, jemandem dem Fußball oder klassische Musik sehr wichtig sind, diese Faibles auszureden. Hier gilt wie für uns selbst: wenn niemand und kein anderer Lebensbereich darunter leidet, dann gibt es keinen Änderungsbedarf.

Und was ist, wenn man selbst unter dem Fußball-Faible, der Pedanterie oder der Unordnung des anderen leidet? Diskrepanzen zwischen gewünschtem und tatsächlichen Verhalten des anderen lässt sich über zwei Wege auflösen. Während uns meist nur einfällt, den anderen ändern zu wollen, könnten wir auch an unseren Wünschen bzw. Erwartungen arbeiten.

> **Praxistipp**
>
> *Wenn Sie sich dabei ertappen, eine Person umändern zu wollen: (1) Hinterfragen Sie, wie die Beziehung aussehen soll, die Sie mit der anderen Person haben. Soll Ihre Beziehung hauptsächlich auf Gleichberechtigung, Freiraum, Unterstützung oder anderem beruhen? Damit definieren Sie die Werte, die der Beziehung zugrunde liegen sollen. (2) Prüfen Sie, was Nörgeln, Ultimaten, Manipulationen, um die andere Person zu ändern, bislang gebracht haben und ob das Ihren Werten entspricht. Vermutlich nicht und so haben Sie stattdessen die Möglichkeit, zu entdecken, ob die Eigenschaften, die Sie am Anderen stören, vielleicht ansonsten positive Auswirkungen haben und Sie andere positive Eigenschaften (wieder) entdecken.*
>
> *Diese kurze Anregung für Ihren Alltag finden Sie auch als Podcast zu diesem Kapitel (Abb. 12.1).*

Tipp für den Alltag - 12

Abb. 12.1 Tipp für den Alltag (▶ https://doi.org/10.1007/000-7cz)

Mein persönlicher Wunsch ist ein eher aufgeräumtes Zuhause. Diejenigen unter ihnen, die Kinder haben, werden jetzt herzlich lachen, weil Kinder Meister der Entropie sind. Spielzeug, Fundstücke von Ausflügen und Kleidungsstücke neigen dazu, sich über alle Räume besonders in Bodennähe auszubreiten. Nach nun etlichen Jahren „Expositionstherapie mit Unordnung" ist mir der verwegene Gedanke gekommen, dass man auch in einem Zuhause gut leben kann, in dem an verschiedenen Stellen öfter etwas herumliegt und komme mittlerweile damit zurecht, wenn nicht jedes Zimmer so aufgeräumt ist als würden gleich die Schwiegereltern zum Kaffee kommen.

Aber um fair zu bleiben, während das Zimmer unseres Sohnes wie vermutlich die meisten Kinderzimmer öfter chaotisch ist, kümmert er sich sehr pflichtbewusst um seine Schulsachen. Das gehört auch dazu, wenn man den anderen ihre Nischen und Eigenarten lässt: zu sehen, wo sie Stärken haben und vielleicht die Eigenschaften und Verhaltensweisen schon besitzen, die wir uns wünschen. Oder andere Eigenschaften, die wir noch gar nicht wahrgenommen haben, weil wir so darauf geachtet haben, wo sie noch nicht unseren Wünschen entsprechen, wir also Diskrepanzen wahrnehmen.

Fazit

Müssen wir uns alle ändern? Sowohl zwanghafte Selbstoptimierung als auch ein achselzuckende „Ich bin halt so" sind Extrempositionen und können nachteilig sein: Optimierungsversuche können das eigene Wohlbefinden und Beziehungen zu anderen beeinträchtigen, besonders, wenn die andere Person geändert werden soll. Wenn man sich vor Augen führt, dass verschiedene Eigenschaftsausprägungen in jeweils unterschiedlichen Situationen und Gegebenheiten vorteilhaft sind, dann muss „nur" die passende Nische für sich selbst gefunden werden. Nische ist nicht als Abstellraum verstanden, sondern meint die Passung zwischen Eigenschaften und Beruf, Partnerschaft, generell Lebensführung. Die humanistische Sicht, die schon griechische Philosophen vertraten, ist mir persönlich am sympathischsten: Jeder Mensch besitzt individuelle Ressourcen und Stärken, die er und sie zum Wohle der Gemeinschaft einbringt und gleichzeitig hat jeder Mensch das Potenzial zur Weiterentwicklung.

Literatur

1. Prophet, i. (2019). *Wie gut soll ich denn noch werden?! Schluss mit übertriebenen Ansprüchen an uns selbst.* Goldmann.
2. Maslow, A. H. (1954). *Motivation and personality.* Harper & Row.
3. Lück, H. E. (2018). *Die psychologische Hintertreppe: Die bedeutenden Psychologinnen und Psychologen in Leben und Werk.* Herder GmbH.
4. Asendorpf, J. (2019). *Persönlichkeit: Was uns ausmacht und warum.* Springer.
5. Van Dam, N. T., Van Vugt, M. K., Vago, D. R., Schmalzl, L., Saron, C. D., Olendzki, A., … Gorchov, J. (2018). Mind the hype: A critical evaluation and prescriptive agenda for research on mindfulness and meditation. *Perspectives on Psychological Science, 13*(1), 36–61. https://doi.org/10.1177/1745691617709589
6. "Lizzo criticized body positivity. Here's what you need to know about body neutrality." *USA Today* 2021, April 22 Retrieved from https://eu.usatoday.com/story/life/health-wellness/2021/04/22/lizzo-criticized-body-positivity-what-body-neutrality/7317015002/. Zugegriffen am 19.05.2022
7. Harris, R. (2019). *ACT made simple: An easy-to-read primer on acceptance and commitment therapy.* New Harbinger Publications. S. 254–269.
8. Hudson, N. W., & Roberts, B. W. (2014). Goals to change personality traits: Concurrent links between personality traits, daily behavior, and goals to change oneself. *Journal of Research in Personality, 53*, 68–83. https://doi.org/10.1016/j.jrp.2014.08.008
9. Quintus, M., Egloff, B., & Wrzus, C. (2017). Predictors of volitional personality change in younger and older adults: Response surface analyses signify the complementary perspectives of the self and knowledgeable others. *Journal of Research in Personality, 70*, 214–228. https://doi.org/10.1016/j.jrp.2017.08.001
10. Carver, C. S., & Scheier, M. F. (1982). Control theory: A useful conceptual framework for personality–social, clinical, and health psychology. *Psychological Bulletin, 92*(1), 111–135.
11. Lambert, M. J., & Ogles, B. M. (2004). The efficacy and effectiveness of psychotherapy. In M. J. Lambert (Hrsg.), *Bergin & Garfield's handbook of psychotherapy and behavior change* (S. 139–193). Wiley & Sons.
12. Hoffmann, S. O., Rudolf, G., & G., & Strauß, B. (2008). Unerwünschte und schädliche Wirkungen von Psychotherapie. *Psychotherapeut, 53*(1), 4–16.
13. Schermuly, C. C., et al. (2014). Zu Risiken und Nebenwirkungen lesen Sie …– Negative Effekte von Coaching. *Zeitschrift für Arbeits-und Organisationspsychologie A&O, 58*(1), 17–33.
14. Hudson, N., & Fraley, R. (2016). Changing for the better? Longitudinal associations between volitional personality change and psychological well-being. *Personality and Social Psychology Bulletin, 42*, 603–615. https://doi.org/10.1177/0146167216637840
15. Fritzsche, K., Wirsching, M., & (Eds.). (2006). *Psychosomatische Medizin und Psychotherapie.* Springer.

16. Williams, J. M., & Kabat-Zinn, J. (2013). *Mindfulness: Diverse perspectives on its meaning, origins and applications.* Routledge.
17. Stieger, M., Flückiger, C., Rüegger, D., Kowatsch, T., Roberts, B. W., & Allemand, M. (2021). Changing personality traits with the help of a digital personality change intervention. *Proceedings of the National Academy of Sciences, 118*(8), e2017548118.
18. Bilsky, W., & Schwartz, S. H. (1994). Values and personality. *European Journal of Personality, 8*(3), 163–181. https://doi.org/10.1002/per.2410080303
19. Edwards, J. R. (1994). The study of congruence in organizational behavior research: Critique and a proposed alternative. *Organizational Behavior & Human Decision Processes, 58*(1), 51–100.
20. Suls, J., Martin, R., & David, J. P. (1998). Person-environment fit and its limits: Agreeableness, neuroticism, and emotional reactivity to interpersonal conflict. *Personality and Social Psychology Bulletin, 24*, 88–98.
21. Bleidorn, W., Schönbrodt, F. D., Gebauer, J., Rentfrow, P. J., Potter, J., & Gosling, S. D. (2016). To live among like-minded others: Exploring the links between person-city personality fit and self-esteem. *Psychological Science, 27*, 419–427. https://doi.org/10.1177/0956797615627133
22. Buss, D. M. (1987). Selection, evocation, and manipulation. *Journal of Personality and Social Psychology, 53*, 1214–1221.
23. Infurna, F. J., Gerstorf, D., & Lachman, M. E. (2020). Midlife in the 2020s: Opportunities and challenges. *American Psychologist, 75*(4), 470–485. https://doi.org/10.1037/amp0000591
24. Gebauer, J. E., Leary, M. R., & Neberich, W. (2012). Big Two personality and Big Three mate preferences: Similarity attracts, but country-level mate preferences crucially matter. *Personality and Social Psychology Bulletin, 38*(12), 1579–1593.
25. Li, T., Fung, H. H., & Isaacowitz, D. M. (2011). The role of dispositional reappraisal in the age-related positivity effect. *The Journals of Gerontology: Series B: Psychological Sciences and Social Sciences, 1*(1), 56–60. https://doi.org/10.1093/geronb/gbq074
26. Markey, P. M., & Markey, C. N. (2007). Romantic ideals, romantic obtainment, and relationship experiences: The complementarity of interpersonal traits among romantic partners. *Journal of Social and Personal Relationships, 24*(4), 517–533.
27. Caspi, A., Herbener, E. S., & Ozer, D. J. (1992). Shared experiences and the similarity of personalities: A longitudinal study of married couples. *Journal of Personality and Social Psychology, 62*, 281–291.
28. Gonzaga, G. C., Campos, B., & Bradbury, T. (2007). Similarity, convergence, and relationship satisfaction in dating and married couples. *Journal of Personality and Social Psychology, 93*(1), 34–48.
29. Dyrenforth, P. S., Kashy, D. A., Donnellan, M. B., & Lucas, R. E. (2010). Predicting relationship and life satisfaction from personality in nationally representative samples from three countries: The relative importance of actor, partner, and similarity effects. *Journal of Personality and Social Psychology, 99*(4), 690–702. https://doi.org/10.1037/a0020385

Stichwortverzeichnis

© Springer-Verlag GmbH Deutschland, ein Teil von Springer Nature 2022
C. Wrzus, *Werden, wer ich bin*, https://doi.org/10.1007/978-3-662-65183-4

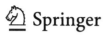
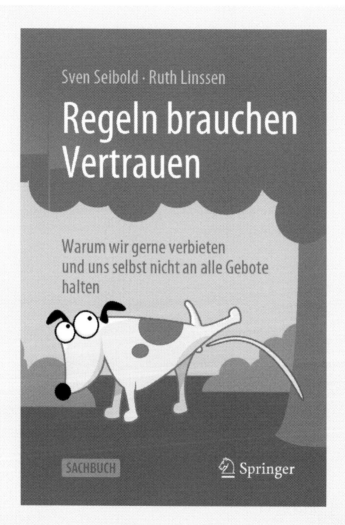

Printed in the United States
by Baker & Taylor Publisher Services